Aus Wissenschaft und Forschung - Verständliche Medizin

Was Sie schon immer über MS wissen wollten

Antworten auf die häufigsten Fragen zur Multiplen Sklerose

von Dr. med. Wolfgang Weihe

Weihe, Wolfgang:
1. Auflage.
Printed in Germany 2003
Druck und Bindung: Strube, Felsberg

ISBN 3 - 933378 - 03 – 6

Danksagung

Dieses Buch wäre ohne Regine von Staden und Werner Faber nicht entstanden. Ich hatte viel zu lange daran gesessen, mir viel zu viele Meinungen angehört und erdrückend hohe Maßstäbe gesetzt, so dass ich keine Lust und keinen Mut mehr hatte, das fast fertige Manuskript einer letzten Überarbeitung zu unterziehen. So lag es ein halbes Jahr unberührt in einer Ecke meines Arbeitszimmers und verstaubte. Als mich Frau von Staden im Sommer diesen Jahres nach einem Vortrag in Aachen auf das Buch ansprach, wusste ich zunächst überhaupt nicht, was sie meinte, so sehr hatte ich es aus meinem Denken gestrichen. Dann rief sie mich einige Tage später an und machte mir das großzügige Angebot, dass ich ihr das Manuskript so wie es sei zuschicken solle; sie und ihr Mann wären gern bereit, es für den Druck vorzubereiten. Tatsächlich war dann nur noch eine einzige Redaktionssitzung erforderlich, in der wir die letzten Korrekturen besprachen. Sie haben nicht nur meine undisziplinierte Art, Kommas zu setzen, berichtigt, sondern auch übertriebene Äußerungen ausgemerzt und mich auf Fehler und Unverständliches hingewiesen. Vor allem aber haben sie mich mit viel Taktgefühl daran gehindert, alles, was ich für wichtig halte, wie ein amerikanischer Wanderprediger dreimal zu wiederholen. Weiterer Dank gilt den vielen und wertvollen Anregungen von Bettina Rode, Sebastian Trapp, Christine Wagener-Thiele, Wolfgang Hosang, Barbara Zaruba, Günther Hinz, Günter-Heinz Best, Frithjof, Peter, Yasmin und Katrin – und natürlich auch meiner Frau, die sich in langen Nachtstunden durch die erste noch ungeschliffene Fassung des Manuskripts gearbeitet, mich auf stilistische Brüche und logische Widersprüche hingewiesen und dem Buch die Form gegeben hat, in der es nun vorliegt.

Vorwort

In guter Tradition pflegt man das Vorwort erst dann zu schreiben, wenn das ganze Buch fertig ist, obwohl es dann eigentlich zu spät ist, sich darüber Gedanken zu machen, warum man es überhaupt geschrieben hat. Warum ist dieses Buch geschrieben worden? Eigentlich ist es wie von selbst aus den hundert und aberhundert Fragen entstanden, die mir MS-Betroffene in meinem MS-Forum (www.klinik-dr-evers.de), im BLICKPUNKT[1], in den oft sehr anregenden Diskussionen nach meinen Vorträgen, in Briefen oder in meiner Sprechstunde gestellt haben. Ich hatte anfänglich geglaubt, mit den 100 häufigsten Fragen das Wichtigste zur MS zusammenfassen zu können. Leider hat sich das als ein Irrtum herausgestellt. Es gehört zum Wesen dieser Krankheit, dass sie Fragen über Fragen aufwirft und keine einzige davon einfach zu beantworten ist. Darum haben sich die Vorarbeiten auch so lange hingezogen.

An erster Stelle stand, es müsse ein praktisches Buch sein. Praktisch, indem es Sie schnell und umfassend über alle Fragen, die Ihnen am Herzen liegen, informieren will. Hierfür zwei Beispiele.

Nehmen wir einmal an, Ihr Neurologe hätte Ihnen eine Kontrolle der Kernspintomographie empfohlen. Sie haben aber eine panische Angst vor dieser Untersuchung, und man hat Sie schon beim ersten Mal mit einer Valiumspritze ruhigstellen müssen. Deshalb schauen Sie im Stichwortverzeichnis unter „Kernspintomographie“ nach und finden dort eine Reihe von Fragen, unter anderem auch: „Kernspintomographie – Wann ist eine Kontrolle sinnvoll?“.

Oder: Sie haben beim Friseur in einer Frauenzeitschrift gelesen, dass jemand jahrelang unter der Diagnose MS lief, in Wirklichkeit aber eine Borreliose nach Zeckenbiss hatte. Sie möchten Genaueres über MS und Borreliose wissen und finden unter „Diagnose“ die Frage: „MS und Zeckenbiss – Habe ich eine Borreliose?“.

---

[1] Das ist die viermal im Jahr erscheinende Zeitschrift der Initiative Multipler Sklerose Kranker, auch kurz M.S.K. genannt.

Ebenfalls um der Praxisnähe und der Lebendigkeit willen habe ich (wo immer es ging) die besprochenen Probleme mit Originalfragen von MS-Betroffenen eingeleitet. Damit die Antworten in sich abgeschlossen und für sich allein verständlich sind, habe ich Wiederholungen in Kauf genommen.

Lehrbücher ohne Bilder sind wie Häuser ohne Fenster, sagt man, darum habe ich schwierigere Gedankengänge durch einfache Skizzen oder NMR-Bilder erläutert. Die Verweise auf andere Fragen haben nicht zuletzt die Absicht, Sie neugierig zu machen.

Obwohl ich mich um eine ausgewogene und sachliche Darstellung bemüht habe, ist nicht zu bestreiten, dass es sich um ein persönliches Buch handelt. Gerade bei einer immer noch so rätselhaften Erkrankung wie der MS gibt es die widersprüchlichsten Ansichten, die von extremen Befürwortern aggressiver Medikamente bis hin zu extremen Vertretern von Außenseitermethoden reichen. Darum ist es eine Frage der Aufrichtigkeit, gleich zu Beginn Farbe zu bekennen, welche Grundüberzeugungen zur MS ich in diesem Buch vertrete, und wie ich zur MS gekommen bin.

Als junger Arzt hatte ich mich eine Zeitlang enttäuscht von der Schulmedizin abgewendet und eine Alternative bei der Homöopathie und Naturheilkunde gesucht. Ich habe dort viel gelernt, aber vieles stieß mich auch ab - vor allem das undisziplinierte Denken und die unscharfe Abgrenzung von der Scharlatanerie. Im dritten Anlauf begann ich eine Psychotherapieausbildung. Aber auch hier fühlte ich mich auf Dauer nicht wohl, wobei es insbesondere die Einseitigkeit war, die mich störte, indem der Seele zu viel, dem Körper jedoch zu wenig Aufmerksamkeit geschenkt wurde.

Gerade als ich mich in einer neuen Krise der Orientierungslosigkeit befand, schaffte sich die Klinik, in der ich damals arbeitete, als eine der ersten in Deutschland einen Kernspintomographen an. Das war damals eine sehr kostspielige Angelegenheit und selbst für Universitätskliniken kaum erschwinglich. Für uns junge Ärzte bedeuteten die bildgebenden Verfahren eine Revolution in der Medizin. Zum ersten Mal war es möglich, einen Blick in den lebendigen Körper zu werfen, wie es zuvor nur dem Chirurgen vergönnt gewesen war, und viele der Krankheiten, die man früher nur aufgrund von umständlichen klinischen Untersuchungen erahnen konnte, für das bloße Auge sichtbar zu machen. Das traf für den Hirntumor in gleicher Weise zu wie für den Bandscheibenvorfall - und natürlich auch für die geheimnisvollste neurologische Krankheit, die MS. Die MS hatte sozusagen ein Gesicht bekommen, das mit den vielen weißen Punkten einem Sternenhimmel glich. So kam ich zur Neurologie und lange Zeit erlag ich der Versuchung, das Bild der MS im Kernspintomogramm mit der MS selbst gleichzusetzen. Aber es liegen Welten dazwischen, und es soll in diesem Buch auch darum gehen, das nüchterne Bild der Forschung durch das lebendige Bild des wirklichen MS-Kranken zu ersetzen.

Wie es mein Weg als Arzt nahe legt, ist es für mich zum Lebensinhalt geworden, zwischen den Fronten zu vermitteln (man kann auch sagen, zwischen den Stühlen zu sitzen).

Warum sollte es nicht möglich sein, aus der Schulmedizin, der Naturheilkunde und der Psychotherapie das Gute zu nehmen und miteinander zu vermeiden? Mein Ideal ist ein Arzt oder eine Ärztin, der oder die sich ebenso gut in der Interpretation von Kernspinbildern wie in der Interpretation einer Lebensgeschichte auskennt - und gleichzeitig Respekt vor der Weisheit der Natur hat.

Ich hoffe, dass das Buch Ihnen Mut macht und Ihnen hilft, besser mit Ihrer Krankheit zu leben.

Inhaltsverzeichnis

(☝ = wichtig für Neubetroffene)

Wichtiges, das nicht in die üblichen Schubladen passt...... 333

Die Klinik der MS (Symptome / Diagnose / Verlauf)

1 Das Wesen der MS

1.1 ☝ Was muss ich über die MS wissen?

Seit einer Woche weiß ich, dass ich eine MS habe. Ich habe alles gelesen, was mir darüber in die Finger gekommen ist. Nun dreht sich alles in meinem Kopf wie ein Mühlrad. Was muss ich wirklich wissen? Was ist gesichert? Muss ich das Schlimmste fürchten, oder kann ich Hoffnung haben?

Wenn ich das Wichtigste zur MS in einem Satz zusammenfassen müsste, dann würde ich sagen: Die MS ist eine Krankheit, die zwar einen schrecklichen Ruf in der öffentlichen Meinung hat, in den meisten Fällen jedoch gutartig verläuft, die Lebenserwartung nicht verkürzt und nicht ansteckend ist. Aber etwas mehr sollte man doch darüber wissen.

Die MS ist bei jungen Erwachsenen die häufigste Erkrankung des Gehirns und des Rückenmarks. In Deutschland sind etwa 120.000 Menschen betroffen. Frauen erkranken doppelt so häufig wie Männer. Die Erkrankung beginnt typischerweise zwischen dem 20. und 40. Lebensjahr, bei 5% jedoch schon vor dem 15. Geburtstag.[2] Klinisch ist sie durch einen schubförmigen Verlauf und die bunte Symptomatik mit Augensymptomen, Taubheitsgefühlen, Lähmungen und Gleichgewichtsstörungen gekennzeichnet.

Den vielfältigen Beschwerden liegen kleine Entzündungsherde zugrunde, die anscheinend wahllos über das Gehirn und das Rückenmark verstreut sind *(⇨ 3.1 ☝ Wie sieht ein MS-Herd aus?)*. Sie sind im Kernspintomogramm als weiße Flecken nachweisbar *(⇨ 6.2 ☝ Sind die weißen Punkte beweisend für eine MS?)*.

Die Ursache der Erkrankung bleibt trotz aller Anstrengungen weiter im Dunkeln. Vermutet wird ein viraler Infekt in der Kindheit, der erst Jahre später zu einer Autoaggressionskrankheit mit Zerstörung der weißen Hirnsubstanz führt *(⇨ 14.11 Gibt es nun einen MS-Erreger oder nicht?* und *15.1 ☝ Ist die MS eine Autoaggressionskrankheit?)*.

---

[2] Pohl, D., Hahnefeld, F.: Akt. Neurol. 2001;28:8-11

Heftig umstritten ist die Frage, ob die MS durch seelische Erschütterungen ausgelöst und unterhalten wird *(⇨ 16.4 ✍ Wie wirken sich seelische Belastungen auf das Immunsystem aus?).*

Leider wird die MS in den Medien immer noch als eine unheilbare, chronische Krankheit dargestellt, die im Laufe von Jahren zu schwersten Behinderungen führt. Diese Charakterisierung ist längst überholt. Heutzutage kann davon ausgegangen werden, dass die MS in mehr als zwei Drittel der Fälle einen milden Verlauf nimmt, also zu keiner oder nur einer unwesentlichen Behinderung führt. In vielen Fällen ist es sogar schon in den ersten Jahren möglich, den Verlauf der Erkrankung zuverlässig vorauszusagen *(⇨ 12.2 ✍ Wie lauten die 10 Prognoseregeln zur MS?).*

Trotz der Kernspintomographie ist die Diagnose nach wie vor schwierig und bedarf langjähriger Erfahrung *(⇨ 5.1 ✍ Wie wird eine MS diagnostiziert?).* Die Frühdiagnose ist nicht zuletzt deswegen wichtig, weil es in vielen Fällen gelingt, den Verlauf der Erkrankung durch eine konsequente Umstellung der Lebensweise günstig zu beeinflusssen *(⇨ 31.1 ✍ Je mehr ich über die MS weiß, desto besser kann ich sie in den Griff bekommen).*

1.2 ✍ Multiple Sklerose oder Encephalomyelitis disseminata?

In keinem meiner Arztberichte taucht die Diagnose MS auf. Dort steht immer nur Encephalomyelitis disseminata oder ED. Mein Hausarzt sagt, das sei nur ein anderes Wort für MS. Ich habe aber gehört, die Diagnose ED werde für eine harmlosere Unterform der MS gebraucht. Was stimmt nun?

Der Name Multiple Sklerose leitet sich einerseits von den *multiplen* (= vielzähligen) Herden im Gehirn und im Rückenmark ab, andererseits davon, dass die Herde, wenn sie abheilen, *sklerosieren*, das heißt vernarben.

Ein anderer gebräuchlicher Name ist *E*ncephalomyelitis *d*isseminata (ED). *Encephalon* ist das griechische Wort für Gehirn, *Myelon* das für Rückenmark. Die Endung *-itis* bedeutet im medizinischen Sprachgebrauch immer eine Entzündung. *Disseminiert* heißt, dass die Veränderungen verstreut auftreten. Somit bedeutet der Name: eine verstreute Entzündung, die das Gehirn und das Rückenmark betrifft.

Die Bezeichnung Encephalomyelitis disseminata ist also vielsagender, deswegen wurde sie auch lange Zeit von den deutschen Neurologen, denen ja schon immer ein Hang zur Gründlichkeit nachgesagt wurde, bevorzugt. Allerdings ist diese Bezeichnung umständlich und klingt auch etwas wichtigtuerisch. Darum hat sich der Name Multiple Sklerose bzw. MS weltweit durchgesetzt.

Leider wird der Name ED heute immer noch als Deckname für die MS benutzt, um Patienten nicht zu verschrecken. Das mag eventuell angehen, solange es sich noch um eine Verdachtsdiagnose handelt, ist aber schwer zu rechtfertigen, wenn die Diagnose wahrscheinlich oder sicher ist *(⇨ 35.7 ☝ Immer die Wahrheit?)*.

1.3 ☝ Ist MS ansteckend?

Ich weiß seit zwei Wochen, dass ich eine MS habe und habe auch ganz offen mit meinem Freund darüber gesprochen. Es hat ihm nichts ausgemacht, darüber war ich sehr erleichtert. Aber in den letzten Tagen ist er so komisch gewesen. Erst wollte er nicht mit der Sprache heraus, dann hat er mir aber gesagt, dass seine Mutter meint, MS könne ansteckend sein.

Es gibt wenige Aussagen über die MS, die so sicher sind wie diese: Die MS ist nicht ansteckend! Das beweist eine groß angelegte Untersuchung aus England, die gezeigt hat, dass Ehepartner von MS-Kranken etwas seltener an MS erkranken als die Normalbevölkerung. Warum sogar seltener, das konnte allerdings niemand erklären.

1.4 ☝ Verkürzt die MS die Lebenserwartung?

Stimmt es, dass MS-Kranke früher sterben?

Nein. Fast alle MS-Betroffenen haben eine normale Lebenserwartung. Natürlich kann es auch schwere Verläufe der Erkrankung geben, welche die Lebenserwartung durch eine Lungenentzündung oder durch aufsteigende Harnwegsinfekte verkürzen, aber sie sind selten.[3]

1.5 ☝ Panik ohne Ende - Was andere mir so über MS erzählen!

Ich habe vor einer Woche erfahren, dass ich eine MS habe. Es war, als hätte man mir den Boden unter den Füßen weggerissen. Ich weiß nicht viel über diese Krankheit, nur, dass eine Patentante daran erkrankte. Sie war ein ganz besonderer Mensch, hatte ein kleines Haus in der Provence und verbrachte dort den größten Teil des Jahres. Sie malte und lebte ganz gut vom Verkauf ihrer Bilder. Meine Mutter und ich haben sie einmal besucht. Es war wie im Paradies. Dann kam die MS und zerstörte alles. Ihr langjähriger Lebenspartner verließ sie, sie wurde rollstuhlabhängig und starb schließlich in einem Pflegeheim. Ich kann den Gedanken nicht ertragen, dass mir dasselbe Schicksal droht.

Das ist das große Problem bei der MS: Man kennt immer die tragischen Fälle, weil sie ins Auge springen und sich unauslöschlich in unser Gedächtnis einprägen. Darum ist es so wichtig, sich immer wieder klar zu machen, dass auf jeden MS-Betroffenen, den wir kennen, drei oder vier kommen, denen wir ihre Krankheit nicht ansehen und bei denen wir nicht im Traum daran denken würden, sie könnten eine so „schreckliche" Krankheit haben.

Die Angaben dazu, wie häufig die MS gutartig verläuft, also weder zu einer Verkürzung der Lebenserwartung noch zu einer Gehbehinderung führt, gehen auseinander, obwohl eine breite Übereinstimmung darüber existiert, dass es sich um mindestens zwei Drittel aller Betroffenen handelt; andere gehen sogar von mehr als 80% aus *(⇨ 12.8 ☝ Was ist eine „gutartige" MS?)*.

---

[3] Nach neuesten Erhebungen aus den USA verkürzt die MS die Lebenserwartung um 12 Jahre (M.J. Olek: JAMA 1999;99:574-88). Diese Zahlen sind jedoch irreführend, da sie die extremen Verläufe mit einbeziehen. Bei mehr als 80% aller MS-Betroffenen ist die Lebenserwartung nicht verringert.

2 Die MS-Symptome

2.1 ☝ Was wird unter einer bunten Symptomatik verstanden?

Ich kann mir unter dem Begriff „bunte Symptomatik" nichts Richtiges vorstellen. Was ist damit gemeint?

Der Herzinfarkt hat den Herzschmerz, die Hepatitis die Gelbfärbung und die Grippe den Husten als Leitsymptom. Ein Leitsymptom bei der MS gibt es nicht. Weil die Symptome so unterschiedlich sein können, spricht man von einer „bunten" Symptomatik. Ich möchte das an drei Beispielen zeigen.

Die Krankheit kann damit beginnen, dass man auf einem Auge wie durch Milchglas sieht, ein halbes Jahr später das Gefühl hat, die linke Hand sei in einem zu engen Handschuh eingezwängt, und als nächstes ein elektrisierendes Kribbeln in der Wirbelsäule auftritt, wenn man den Kopf nach vorne beugt.

Sie kann sich aber auch beim ersten Auftreten durch Schwindel und Gleichgewichtsstörungen bemerkbar machen, dann zu Doppelbildern führen und schließlich zu einem bleiartigen Schweregefühl in den Beinen.

Bei einem anderen steht jahrelang eine unerklärbare Müdigkeit im Vordergrund, dann kommt es zu einem „befehlenden" Harndrang (wenn man einen Druck auf der Blase verspürt, muss man gleich zur Toilette rennen, weil man das Wasser nicht lange halten kann), und als drittes Symptom zu einer Ungeschicklichkeit der linken oder rechten Hand.

Das „Bunte" der Symptomatik ist Ausdruck der über das Gehirn und Rückenmark verteilten Herde und gehört zusammen mit den Schüben zu den wichtigsten diagnostischen Kriterien *(⇨ 5.1 ☝ Wie wird eine MS diagnostiziert?)*.

2.2 ☝ Gibt es typische MS-Symptome?

Meine MS hat mit „Stromstößen" im Nacken begonnen, wenn ich den Kopf zu tief nach unten beugte, und gleichzeitig mit dem Gefühl, als stecke meine rechte Hand in einem zu engen Handschuh. Der Neurologe meinte damals gleich, noch bevor er mich zur Kernspintomographie geschickt hat, das seien typische MS-Symptome. Gibt es das, dass man eine MS allein anhand der Symptomatik diagnostizieren kann?

Ja. Auch wenn es kein Leitsymptom für die MS gibt, finden sich unter den „bunten" MS-Beschwerden tatsächlich einige, die fast beweisend für eine MS sind. Dazu gehören die

- die Sehnervenentzündung;
- das Lhermittesche Zeichen und
- das Korsettgefühl.

Symptome, die hochgradig verdächtig sind für eine MS

- Sehnervenentzündung (Optikusneuritis)
- Lhermittesches Zeichen
- Korsettgefühl

Symptome, die häufig bei der MS vorkommen

- tanzende Augen (Nystagmus) und Doppelbilder
- Taubheitsgefühle z.B. eines Arms oder beider Beine
- Schwäche oder Ungeschicklichkeit einer Hand
- Gleichgewichtsstörungen („wie betrunken")
- Schweregefühl in den Beinen („wie Blei")
- ständige Müdigkeit

Symptome, die selten oder nie bei der MS auftreten

- Schmerzen (viele Ausnahmen: Trigeminusneuralgie, Korsettgefühl, Muskelkrämpfe, schmerzhafte Gefühlsstörungen)
- epileptische Anfälle
- Hörverlust und Aphasien (zentral bedingte Sprachstörungen)

2.3 ✍ Was ist eine Sehnervenentzündung?

Nach der Untersuchung der visuell evozierten Potentiale hat meine Neurologin gesagt, ich müsste schon einmal eine Sehnervenentzündung gehabt haben. Woran hätte ich das merken können?

Das Leitsymptom der Sehnervenentzündung ist das Verschwommensehen auf einem Auge. Manche Patienten beschreiben die Sehstörung als Schleiersehen oder „Sehen wie durch eine Milchglasscheibe". Meistens entwickelt sich die Sehnervenentzündung schmerzlos und kommt über Nacht. Gelegentlich wird sie von Schmerzen begleitet, die hinter dem Augapfel (retrobulbär) lokalisiert sind. Selten taucht deshalb auch noch der Name Retrobulbärneuritis auf.

Fast immer ist nur ein Auge betroffen. Dem betroffenen Auge selbst sieht man von außen nichts an. Selbst wenn der Augenarzt mit dem Augenspiegel den Augenhintergrund untersucht, findet er bei der frischen Entzündung keinen auffälligen Befund. Darum lautet ein alter Neurologen-Spruch: „Der Patient sieht [fast] nichts, und der Arzt sieht auch nichts." Erst Wochen und Monate später, wenn sich das Sehen schön längst wieder normalisiert hat, kann man in einigen Fällen eine Abblassung der Sehnervenpapille (Eintritt des Sehnerven in den Augenhintergrund) nachweisen. Als beste Methode, eine Sehnervenentzündung zu diagnostizieren, hat sich die der visuell evozierten Potentiale (VEP) herausgestellt. Dabei wird die Geschwindigkeit gemessen, mit der Lichtreize von der Netzhaut zur Sehrinde geleitet werden *(⇨ 9.1 ✍ Was sind die visuell evozierten Potentiale (VEP)?)*. Die VEP können auch dann verlangsamt sein, wenn man von der Sehnervenentzündung sonst nichts bemerkt hat.

2.4 Warum ist die Sehnervenentzündung bei der MS so häufig?

Ich habe vor drei Jahren eine Sehnervenentzündung auf dem linken Auge gehabt und jetzt auf dem rechten. Damals war ich mitten in den Prüfungsvorbereitungen für das Abitur. Jetzt bereite ich mich gerade auf die Abschlussprüfung als Bankkauffrau vor, muss viel lesen und sitze auch viel vor dem Computer. Kann es sein, dass ich meine Augen überanstrenge?

Es ist tatsächlich bemerkenswert, dass Sehnervenentzündungen gehäuft während des Abiturs oder bei anderen Prüfungsvorbereitungen auftreten. Soweit ich weiß, hat aber bisher niemand einen Zusammenhang zwischen einer Sehnervenentzündung und einer vermehrten Belastung der Augen hergestellt. Ganz von der Hand zu weisen ist das jedoch nicht *(⇨ 3.8 ✍ Haben die MS-Herde Vorzugslokalisationen?* und *3.10 Was ist die „Tintenklecks-Hypothese"?).*

2.5 Ist die Sehnervenentzündung immer ein MS-Symptom?

Ich bin völlig verwirrt. Der Nervenarzt hat bei mir eine Sehnervenentzündung festgestellt und mich ins Krankenhaus eingewiesen. Obwohl nur die Untersuchung mit dem Schachbrettmuster eine Verzögerung der Nervenleitung ergeben hat, und das Kernspin und das Rückenmarkswasser normal waren, hat mir der Chefarzt gesagt, es bestehe der Verdacht auf eine MS. Mein Neurologe meint jedoch, das wäre Unsinn. Eine Sehnervenentzündung könne auch ganz unabhängig von einer MS auftreten. Wer hat denn nun recht?

Ob es eine isolierte Sehnervenentzündung gibt, gehört zu den klassischen Streitfragen der Neurologie. Aus Langzeitbeobachtungen weiß man, dass sich bei 45 bis 80% aller Patienten mit einer Sehnervenentzündung innerhalb von 15 Jahren eine klinisch sichere MS entwickelt.

Die Zahlen gehen also weit auseinander. Unstrittig ist jedoch, dass es Sehnervenentzündungen gibt, die anscheinend nie in eine MS münden. Die einen sagen: Das beweist die Existenz einer Sehnervenentzündung unabhängig von der MS. Die anderen halten dagegen: Auch wenn keine weiteren Symptome auftreten, handelt es sich dennoch um eine MS, und zwar eine, die monosymptomatisch verläuft, das heißt, nach einem Schub zum Stillstand kommt.

In der ungeklärten Situation scheint es mir vernünftig zu sein, die Entscheidung vom Ergebnis der Kernspintomographie des Gehirns abhängig zu machen. Falls dort keine MS-verdächtigen weißen Flecke nachweisbar sind, ist es vertretbar, von einer isolierten, vermutlich harmlosen Sehnervenentzündung zu sprechen, findet sich jedoch ein Befund, der auf das Vorliegen einer MS hinweist, muss dies mit dem Patienten bzw. der Patientin ausführlich besprochen werden *(⇨ 35.7 ✐ Immer die Wahrheit?)*.

2.6 Was ist das Lhermittesche Zeichen?

Ich hatte vor drei Wochen merkwürdige Missempfindungen, wenn ich den Kopf nach vorn beugte. Es war, als ob Stromstöße die Wirbelsäule hinab ausstrahlten. Der Neurologe hat von einem Lhermitteschen Zeichen gesprochen. Das sei typisch für MS. Aber das Kernspintomogramm des Kopfes war normal. Deshalb soll nächste Woche mein Rückenmarkswasser untersucht werden. Was ist das Lhermittesche Zeichen und was bedeutet es?

Dabei handelt es sich um elektrisierende Schmerzen in der Halswirbelsäule, die durch das Beugen des Kopfes nach vorn provoziert werden können. Ursache ist in aller Regel ein Entzündungsherd im Halsmark, wobei der entzündliche Prozess die Rückenmarkshaut mitbeteiligt. Diese wird beim Vornüberbeugen des Kopfes etwas gespannt und reagiert mit stromstoßartigen Schmerzen. Da die Liquorpunktion im Frühstadium der MS oft noch keinen pathologischen Befund ergibt *(⇨ 8.5 ✐ Muss bei Verdacht auf MS immer punktiert werden?)*, sollte der nächste diagnostische Schritt die Kernspintomographie der Halswirbelsäule sein *(⇨ 6.3 Wann sollte auch die Wirbelsäule mituntersucht werden?)*.

2.7 Woher kommt das Korsettgefühl?

Seit ein paar Tagen habe ich das Gefühl, als sei mein ganzer Unterkörper in ein viel zu enges Korsett eingezwängt, und ich schaffe auch die Treppe zu meiner Wohnung nicht mehr. Woher kommt das?

Es gibt ein sehr typisches MS-Symptom, das von den einen als „zu enges Korsett“, anderen als „Reifen um die Brust“ beschrieben wird. Oft betrifft es nur eine Körperhälfte. Um dasselbe Phänomen handelt es sich, wenn berichtet wird, der Unterschenkel sei „wie in einem Schraubstock“ eingezwängt, oder eine Hand stecke in einem unsichtbaren Handschuh, der zu klein sei.

In jedem Fall beruhen diese Missempfindungen auf einem Herd im Rückenmark. Wenn die Hand betroffen ist, liegt er im Halsmark (und ist dann oft auch von dem Lhermitteschen Zeichen begleitet), wenn sich der „Ring“ in Höhe des Bauchnabels befindet, im Brustmark, und wenn die Haut des Unterschenkels zu eng zu sein scheint, im Lendenmark.

Sowohl das Lhermittesche Zeichen *(⇨ 2.6 Was ist das Lhermittesche Zeichen?)* als auch das „Korsettgefühl“ sind Symptome des frischen Schubes, halten in der Regel nicht länger als Tage oder wenige Wochen an und bilden sich praktisch ausnahmslos wieder zurück. Sie sind auf das Umgebungsödem zurückzuführen, das sich um den frischen Entzündungsherd herum ausgebildet hat *(⇨ 3.2 ✐ Was ist ein Umgebungsödem?)*.

2.8 Was ist das Besondere an Rückenmarksherden?

Ich habe mal ein Kribbeln in den Fingern, dann in den Füßen, mal ist es auf der rechten Seite betont, dann mehr links. Mein Neurologe sagt, das kommt alles von meinem Herd im Halsmark. Kann das wirklich sein?

Ja. Rückenmarksherde sind aus zwei Gründen problematisch:

1. Das Rückenmark ist nicht viel dicker als ein Finger. Wichtige Nervenbahnen sind hier auf engstem Raum zusammengedrängt. Darum kann auch eine kleine Läsion zu erheblichen Ausfällen führen („klein, aber gemein“).

2. Die MS-Herde im Halsmark sind spindelförmig und liegen oft genau an der Mittellinie. Sie sind sehr labil und neigen dazu, bei Wetterumschwung, Stressbelastungen oder aus unerfindlichen Gründen wieder aktiv zu werden *(⇨ 0 Was sind Reaktivierungen?)*. Das heißt, in dem vernarbten Herd befindet sich eine Rest-

entzündung, die ab und zu wieder aufflackert. Wenn sich dann erneut ein Umgebungsödem ausbildet, kann es in mehr oder weniger großem Ausmaß auf die Gegenseite übergreifen. In der Praxis bedeutet das, dass Herde im Halsmark mal Sensibilitätsstörungen in den Beinen, mal in den Händen, mal mehr links, mal mehr rechts bewirken können. Sogar eine Schwäche in beiden Beinen ist möglich. Man kann dann meinen, es handele sich jedesmal um Symptome, die auf einen neuentstandenen Herd zurückzuführen sind, während in Wirklichkeit nur ein alter Herd nicht zur Ruhe kommt.

2.9 Was ist ein imperativer Harndrang?

Ich traue mich kaum noch einzukaufen. Immer wenn ich meine Blase spüre, muss ich auch schon rennen - und wehe, wenn ich nicht sofort eine Toilette finde.

Der imperative (befehlende) Harndrang ist ebenfalls ein typisches und sehr lästiges MS-Symptom. Die Blase fasst etwa ½ Liter und meldet sich normalerweise erst, wenn sie zur Hälfte oder zwei Dritteln gefüllt ist. Die Entleerung wird über das Blasenzentrum im Sakralmark geregelt. Damit es dazu jedoch nicht automatisch (wie beim Säugling) in unpassenden Situationen kommt, gibt es ein zweites Blasenzentrum im Hirnstamm (pontines Blasenzentrum). Dieses hemmt das sakrale Blasenzentrum und gibt es erst frei, wenn die Umstände für eine Urinentleerung günstig sind.

Ursache des imperativen Harndrangs ist eine Schädigung von Rückenmarksfasern, die beide Blasenzentren miteinander verbinden. Schon bei geringem Füllungsdruck entsteht das Gefühl des Harndrangs, und wenn man ihm nicht sofort Folge leistet, ist es zu spät *(⇨ 29.4 Ich kann mein Wasser nicht richtig halten. Was kann ich dagegen tun?)*.

2.10 ☝ Was ist das Uhthoff-Phänomen?

Immer wenn ich gebadet oder geduscht habe, nehmen meine Gefühlsstörungen in der linken Körperhälfte zu. Besteht da ein Zusammenhang?

Ja. Als Faustregel gilt, dass die MS keine Hitze verträgt. Dies geht auf Beobachtungen zurück, die schon am Ende des 19. Jahrhunderts gemacht wurden. Man spricht von einem Uhthoff-Phänomen. Zu Unrecht übrigens, denn der Neurologe Uhthoff hat 1890 die vorübergehende Verstärkung von MS-Symptomen durch Hitze übersehen und auf körperliche Überanstrengungen zurückgeführt, obwohl ihm eine seiner Patientinnen berichtete, dass sie dieselbe Verschlimmerung bemerke, wenn sie vor einem heißen Ofen sitze.

Als Erklärung wurde zunächst vermutet, es wäre wie mit allen Entzündungen, bei denen es ja bekanntlich nachts durch Wärme zu einer Zunahme der Beschwerden kommt. Experimentell konnte jedoch gezeigt werden, dass demyelinisierte Nervenfasern (Nervenfasern, die ihre Markscheide verloren haben) extrem empfindlich auf Temperaturschwankungen reagieren. Eine Erhöhung von nicht mehr als 0,5 Grad kann die elektrische Fortleitung in einigen Fasern blockieren.

Die durch Wärme ausgelösten Verschlechterungen sind natürlich nicht als Schübe zu werten *(⇨ 4.5 Was sind „Pseudoschübe"?)*. Allerdings kann eine zu lange und zu intensive Wärmezufuhr einen Schub provozieren *(⇨ 31.2 ✐ Darf ich in die Sauna?* und *31.3 ✐ Muss ich auf meinen Italienurlaub verzichten?)*.

2.11 Warum muss ich plötzlich ohne Grund weinen?

Bei den geringsten Anlässen muss ich weinen. Das ist mir sehr peinlich, weil die Leute mich dann trösten wollen, und ich ihnen sagen muss, dass ich gar nicht traurig bin und dieser Weinzwang ohne Grund über mich kommt. Ich fürchte, dass mich viele für verrückt halten. Ist das ein MS-Symptom?

Ja. Es ist nicht besonders häufig, aber es ist dennoch für die MS typisch. Man spricht auch von einem „Zwangsweinen". Dieses merkwürdige Symptom hat natürlich nichts mit einer Geisteskrankheit zu tun. Vermutlich beruht es auf einer Hirnstammschädigung. Bei den leichtesten Gemütsbewegungen brechen die Betroffenen in Tränen aus, obwohl sie überhaupt nicht traurig sind. Noch seltener, aber noch unangenehmer, sind unwillkürlich auftretende Lachattacken.

2.12 Kann die MS Schmerzen machen?

Ich habe sehr unangenehme Schmerzen im gesamten linken Oberschenkel. Es brennt wie Feuer. Manchmal ist es so schlimm, dass ich nicht einmal den Stoff einer Hose oder eines Rocks darauf ertrage. Dabei höre ich immer, dass MS keine Schmerzen macht. Sind Schmerzen wirklich die Ausnahme?

Die MS kann starke Schmerzen machen. Die drei häufigsten Gründe sind:

1. schmerzhafte Missempfindungen, wie sie in der einleitenden Frage geschildert werden. Sie werden oft als brennend geschildert, manchmal aber auch als ein Gefühl, „als ob die Haut zu eng sei";
2. schmerzhafte nächtliche Muskelverspannungen *(⇨ 27.1 Was ist eine „spastische" Lähmung?);* und
3. die Trigeminusneuralgie *(⇨ 29.2 Trigeminusneuralgie - Was kann ich gegen die Schmerzen tun?)*

Die häufig zu hörende Aussage, die MS mache keine Schmerzen, bezieht sich vermutlich darauf, dass die Herde im Gehirn und Rückenmark im Gegensatz zu Gelenkentzündungen schmerzlos entstehen. Man denkt immer, das Gehirn als Sitz der Gefühle müsse außerordentlich sensibel sein, tatsächlich ist es aber völlig schmerzunempfindlich, was schon Aristoteles so erstaunt hat, dass er den Sitz der Seele in das Herz verlagert hat.

2.13 Was ist die Charcotsche Trias?

Von Jean-Martin Charcot stammt die klassische Erstbeschreibung der MS aus dem Jahr 1868. Er war der Chef der berühmten Salpêtrière in Paris und der erste Star unter den Neurologen. Zu seinen Dienstagsvorlesungen, die er abends in seiner prunkvollen Villa am Boulevard St. Germain hielt, drängten sich neben Ärzten auch Politiker, Künstler und Damen der Gesellschaft.

Charcot hatte ein Dienstmädchen namens Luc. Sie klagte über ein Zittern der Hand, das zunächst nur leichtgradig ausgeprägt war, dann aber zunehmend schlechter wurde. Charcot glaubte zunächst, dass es sich um die Parkinsonsche Krankheit handele. Er bemerkte jedoch, dass ihr

Zittern im Gegensatz zu dem Zittern beim Parkinson nur bei willkürlichen Bewegungen und nicht in Ruhe auftrat (Intentionstremor). Im weiteren Verlauf verlor ihre Sprache den natürlichen Fluss; sie sprach abgehackt (skandierende Sprache). Hinzu trat ein Zittern der Augen (Nystagmus). Merkwürdigerweise schien ihr das langsame Fortschreiten der Erkrankung wenig auszumachen, sie war heiter, ja geradezu überschwänglich.

Als sie arbeitsunfähig wurde, wurde sie in der Salpêtrière, der Charcot als Chefarzt vorstand, aufgenommen, wo sie 1866 starb. Die Autopsie ergab, dass es sich um eine MS handelte. Die berühmte Charcotsche Trias (Intentionstremor - skandierende Sprache – Nystagmus) geht auf die Symptome zurück, die Charcot an seinem Dienstmädchen beobachtete. Später fügte er noch die seelische Auffälligkeit als MS-Euphorie hinzu *(⇨ 16.18 Gibt es eine MS-Euphorie?)*. Eine besondere Bedeutung hat die Charcotsche Trias heute nicht mehr, denn sie ist selten und kommt eher in den fortgeschrittenen Stadien der Erkrankung vor.

3 Die MS-Herde

3.1 Wie sieht ein MS-Herd aus?

Wenn ich das recht verstehe, sind die MS-Herde die Ursache für meine Symptome. Wie sieht so ein Herd eigentlich genau aus?

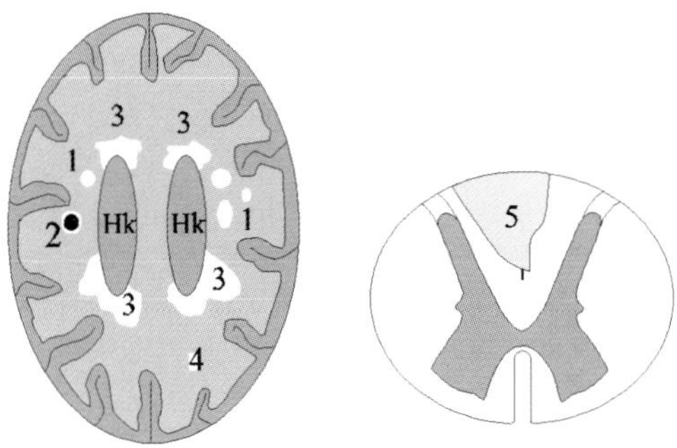

Abbildung 1: (1) typische rundliche oder ovale MS-Herde; (2) schwarzes Loch; (3) flächenhafte Herde an den Vorder- und Hinterhörnern der Hirnkammern (Hk); (4) frischer „Tennisball"-Herd und (5) dreiecksförmiger Herd im Rückenmark

Wenn man mit bloßem Auge auf einen Hirnschnitt schaut, stellen sich die MS-Herde als anscheinend wahllos über das Gehirn verteilte rundliche graurötliche Flecken dar, deren Größe zwischen der eines Stecknadelkopfes und einer Erbse schwankt. Unter dem Druck des Fingers erweisen sie sich als verhärtet und von gummiartig elastischer Konsistenz. Manchmal sind nur zwei oder drei solcher Plaques (frz. Verhärtung, Fleck) nachweisbar, es können aber auch mehrere Dutzend sein. Der typische MS-Herd ist in Hirnschnitten bzw. im Kernspintomogramm rund oder oval, und man ist leicht versucht, sich ihn als kleinere oder größere Kugel vorzustellen. In Wirklichkeit hat er jedoch die längliche Form einer kurzen Manschette oder einer Wurst, die eine Vene umschließt.

Dass im Zentrum eines jeden Herdes eine Vene liegt, die sog. perivenöse Lage der Herde, ist ein wichtiger Befund, auf den ich an anderer Stelle noch einmal zurückkomme *(⇨ 3.10 Was ist die „Tintenklecks-Hypothese"?)*.

Nicht alle Herde haben die oben beschriebene Form. Im Rückenmark sind sie häufig dreieckig, sitzen mit ihrer Basis der Außenseite des Rückenmarks auf und dringen mit der Spitze tief ins Rückenmark ein; und in der Umgebung der Hirnkammern, vor allem am Vorderhorn und am Hinterhorn der Seitenventrikel bilden sie oft symmetrische, bizarr geformte flächenhafte Veränderungen, die mit feinen Ausläufern in die weiße Hirnsubstanz ziehen. Es entsteht der Eindruck, dass hier viel kleine Herde zusammengeflossen sind.

Im Kernspintomogramm stellen sich die Entzündungsherde als weiße Flecken dar. Wenn sie frisch sind, nehmen sie Kontrastmittel (Gadolinium) auf und wirken aufgebläht. Daneben kommen aber auch dunkle Herde vor, die sogenannten „schwarzen Löcher" *(⇨ 3.18 Was sind „schwarze Löcher"?)*.

3.2 ☝ Was ist ein Umgebungsödem?

Gestern habe ich einen schönen Schrecken bekommen, als mir mein Neurologe meine neuen Kernspinbilder gezeigt hat. In der linken hinteren Hirnhälfte war ein Riesenherd zu sehen, kreisrund und an der Oberfläche etwas flauschig wie ein Tennisball. Aber er hat mich getröstet und gesagt, alle frischen Herde erschienen zehnmal größer, als sie in Wirklichkeit sind, weil es drum herum zu einer wässrigen Schwellung komme. Wenn man die Aufnahmen in einem Monat kontrollieren würde, sei der Herd vermutlich ganz winzig. Stimmt das, oder sagt er das nur, um mich zu beruhigen?

Es stimmt. Wenn ein MS-Herd entsteht, bildet sich um ihn herum eine entzündliche, wässerige Schwellung aus, ganz ähnlich wie bei einem Insektenstich. Man spricht auch von einem Umgebungsödem. Dieses lässt den Herd größer erscheinen, als er in Wirklichkeit ist. Hier entfaltet Cortison seine Hauptwirkung: ähnlich wie Löschpapier oder wie ein Schwamm saugt es das Wasser aus dem geschwollenen Gewebe, und es kommt zu einer raschen Besserung, weil der Druck auf die Nerven nachlässt *(⇨ 19.1 ☝ Einleitung: Wie wirkt Cortison?)*.

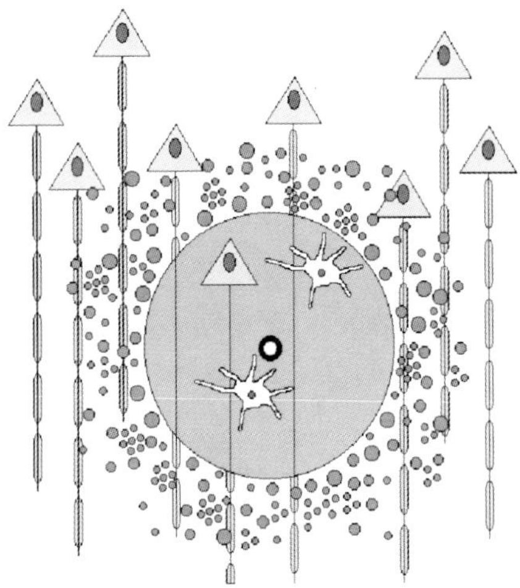

Abbildung 2: MS-Herd und Umgebungsödem

3.3 Was sind Dawsons Finger?

Der Radiologe hat mir bei einem meiner Herde fingerförmige Ausläufer gezeigt und gesagt, das bezeichne man als „Dawsons Finger". Ist das was Schlimmes?

Nein. Manchmal kommt es vor, dass ein Herd langgestreckte Ausläufer hat, die einer Vene folgen. Das ist besonders deutlich bei Herden zu beobachten, die an den Vorder- und Hinterhörnern der Seitenventrikel liegen.

Man spricht dann von den Dawson-Fingern. Dawson ist der Pathologe, der diese Veränderungen zum ersten Mal beschrieben hat. Sie werden von einigen MS-Forschern als Indiz gewertet, dass ein Entzündungsstoff aus dem Blut durch die Venenwand ins Gehirn eintritt und sich dort gewissermaßen tintenklecksartig ausbreitet. Aber auch das Gegenteil ist denkbar. Dass nämlich giftige Stoffwechselprodukte, die in sehr aktiven Hirnbezirken anfallen, zur Vene hin drainiert werden, sich hier konzentrieren und das Gewebe schädigen *(⇨ 3.10 Was ist die „Tintenklecks-Hypothese"?).*

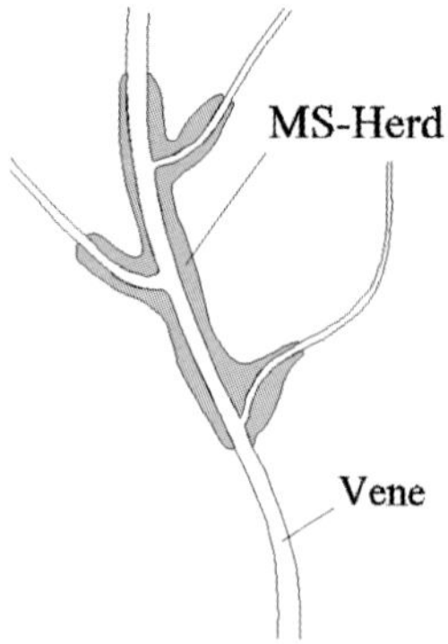

Abbildung 3: MS-Herd, der mit fingerförmigen Ausläufern den abzweigenden Venen folgt.

3.4 Sind alle MS-Herde gleich?

Nach der klassischen Einteilung gibt es vier Arten von MS-Herden:

1. frische Herde;
2. aktive chronische Herde;
3. inaktive chronische Herde und
4. Schattenherde.

Der frische Herd unterscheidet sich vom chronischen im wesentlichen durch drei Merkmale: Er ist wegen des Umgebungsödems aufgebläht und unscharf begrenzt, er ist reich an Entzündungszellen (Lymphozyten und Makrophagen), und die Makrophagen (Fresszellen) enthalten reichlich Myelintrümmer (phagozytierte weiße Hirnsubstanz).

Der aktive chronische Herd ist durch einen „Entzündungswall" gekennzeichnet. Im Zentrum des Herdes ist der Vernarbungsprozess weitgehend abgeschlossen, während sich an der Peripherie noch massenhaft Lymphozyten und Makrophagen befinden, also hier der Entzündungsprozess noch fortzuschreiten scheint. Man erkennt die aktiven chronischen Plaques an einem rosa Saum mit unscharfer Begrenzung zum gesunden Gewebe hin.

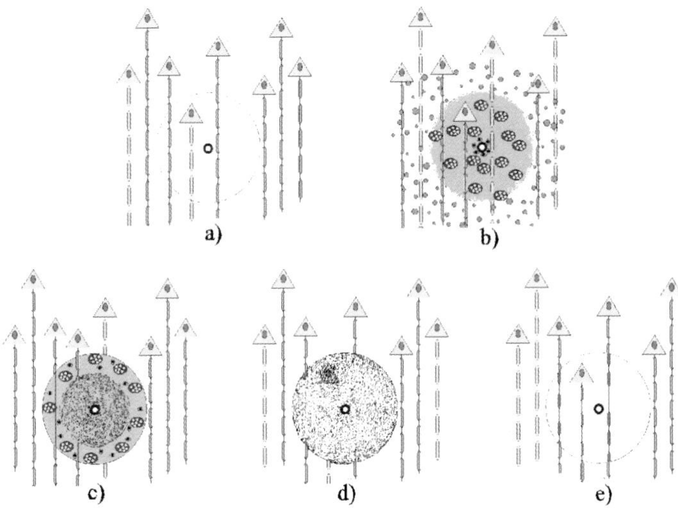

Abbildung 4: a) Situation vor der Herdentstehung; b) frischer Herd mit perivenöser Infiltration, Schaumzellen und Umgebungsödem; c) chronisch aktiver Herd mit mäßiggradiger perivenöser Infiltration und entzündlichem Randsaum; d) chronisch inaktiver Herd, der mit einem dichten Faserfilz „ausgestopft“ ist; e) Schattenherd mit weitgehender Remyelinisierung.

Im Gegensatz dazu sind die inaktiven chronischen Plaques scharf begrenzt, „wie ausgestanzt“. Abrupt kommt es beim Übergang vom normalen Gewebe in den Herd hinein zu einem Verlust aller Markscheiden und Oligodendrozyten. Die nackten Axone verlaufen durch ein dichtes Fasernetzwerk, das von Astrozyten gebildet wird. Entzündungszellen sind in diesen Herden nicht nachweisbar.

Mit dem bloßen Auge kaum zu sehen sind die „Schattenherde“. Hier scheint der Zerstörungsprozess glimpflich abgelaufen zu sein, so dass die verbliebenen oder leichter geschädigten Oligodendrozyten in der Lage waren, zugrundegegangene Markscheiden notdürftig zu ersetzen *(⇨ 3.17 Was sind Typ-1- und Typ-2-Herde?)*.

3.5 Sind MS-Narben inaktiv?

Kommt ein MS-Herd zur Ruhe, wenn er abgeheilt ist?

Es gibt MS-Herde, in denen der Entzündungsprozess zur Ruhe kommt, indem sie entweder nahezu ausheilen (Schattenherde) oder vollständig vernarben (inaktive chronische Herde). In anderen schwelt der Entzündungsprozess jedoch weiter oder bleibt latent, sodass er immer wieder angefacht werden kann (aktive chronische Herde). Sie sind vermutlich für das Wiederaufflackern alter Symptome verantwortlich *(⇨ 0 Was sind Reaktivierungen?)* und könnten auch eine Bedeutung für den Übergang in das sekundär progrediente Stadium haben. *(⇨ 10.8 Wie lässt sich das „Chronische" bei der MS erklären?).* Ob die Bildung von chronisch aktiven Herden durch eine Cortisontherapie gefördert wird, bleibt umstritten *(⇨ 19.17 Kann Cortison den MS-Verlauf auch ungünstig beeinflussen?).*

3.6 Was ist ein „Schattenherd"?

Ich habe einmal gehört, dass es sogenannte „Schattenherde" gibt, wo es zu einer Neubemarkung kommen kann. Sind alle Symptome, die sich wieder komplett zurückbilden, auf solche Schattenherde zurückzuführen?

Schattenherde sind Herde, in denen die Markscheiden noch weitgehend erhalten sind, so dass sie sich bei der Sektion kaum von der Umgebung abheben. Man erkennt sie deshalb oft erst am gefärbten Präparat. Vielleicht, weil man sie auf den Hirnschnitten so schlecht sieht, wurden Schattenherde früher für relativ selten gehalten. Sie sind wahrscheinlich sehr viel häufiger. Möglicherweise handelt es sich bei den meisten weißen Flecken im Kernspintomogramm um weitgehend remyelinisierte Herde, also Schattenherde, während die sogenannten „schwarzen Löcher" auf einen höhergradigen Gewebeschaden hindeuten *(⇨ 3.18 Was sind „schwarze Löcher"?).*

3.7 Was ist ein „stummer" Herd?

Als Ursache meines Lhermitte-Syndroms ist ein Herd in der Halswirbelsäule gefunden worden. Außerdem waren aber drei Herde im Ge-

hirn nachweisbar. Mein Neurologe meint, das seien „stumme" Herde. Was meint er damit?

Die Engländer und Amerikaner unterscheiden „stumme" von „redseligen" Herden. Damit ist gemeint, dass der Grad der Ausfälle, zu denen ein Herd führt, davon abhängt, ob er wichtige Nervenbahnen schädigt oder nicht. Herde können sich also an strategisch wichtigen oder an strategisch unwichtigen Stellen im ZNS entwickeln. So hat ein Herd am Ufer der Seitenventrikel keine klinisch fassbaren Symptome zur Folge, ein gleichgroßer Herd im Rückenmark kann aber die Lähmung beider Beine verursachen, und, wenn er im oberen Halsmark lokalisiert ist, sogar zur Lähmung aller vier Extremitäten führen. Dasselbe gilt für einen relativ großen Herd im Kleinhirn, der symptomlos bleiben kann, während es bei einem winzigen Herd in der Capsula interna, wo sich die Nervenfasern in einem engumschriebenen Bezirk bündeln, zur Lähmung einer gesamten Körperhälfte wie bei einem Schlaganfall kommt *(⇨ 4.13 ✍ Welche Beziehung besteht zwischen Schüben und Herden?)*. Es wird geschätzt, dass auf 5 bis 10 „stumme" Herde ein „redseliger" Herd kommt. Ob „stumme" Herde wirklich ganz stumm sind, oder leichte Ausfälle machen, die unter der Wahrnehmbarkeitsschwelle liegen bzw. zu schwer fassbaren Symptomen wie rasche Erschöpfbarkeit, Gangunsicherheit bei zunehmender Ermüdung oder Konzentrationsstörungen führen, muss offen bleiben.

Im geschilderten Fall ist also der Herd im Halsmark „redselig", weil er sich durch Symptome bemerkbar gemacht hat, die drei anderen Herde haben sich unbemerkt entwickelt. Wenn sie kein Kontrastmittel anreichern, gibt es keine Möglichkeit, abzuschätzen, wie alt sie sind.

3.8 ✍ Haben die MS-Herde Vorzugslokalisationen?

Bei der MS ist doch ganz häufig der Sehnerv betroffen. Spricht das nicht dagegen, dass die MS-Herde rein zufällig verteilt sind?

In den Lehrbüchern steht oft, die MS-Herde seien zufällig verteilt. Das stimmt nicht. Es gibt ganz sicher Lieblingsstellen, zum Beispiel, wie richtig bemerkt, im Sehnerv, in den Hintersträngen des Rückenmarks oder im Hirnbalken. Warum sind diese Stellen häufiger betroffen als andere? Es konnte weder nachgewiesen werden, dass sie besonders anfällig für Infektionen sind, noch dass sie eine besondere Neigung zu Durchblutungsstörungen haben. Allerdings sind es Regionen, die eine Besonderheit haben: Sie stehen praktisch ständig „unter Strom". Immer wenn wir die Augen geöffnet haben, strömen elektrische Impulse in die Sehnerven, unablässig fließen Rückmeldungen von der Haut, den Gelenk- und Muskelrezeptoren über die Hinterstränge ins Gehirn, und ständig kreuzen Informationen von einer Hirnhälfte zur anderen über den Hirnbalken *(⇨ 3.10 Was ist die „Tintenklecks-Hypothese"?)*. In dieselbe Richtung weist der Befund, dass die Herde in den Hintersträngen des Rückenmarks von unten nach oben zunehmen, dass also bei Rückenmarksbefall das Sakralmark in etwa 18% der Fälle, das Lumbalmark in 40% und das Halsmark *immer* betroffen ist.

3.9 Was ist der „Steinersche Wetterwinkel"?

Wenn wir uns ein gleichschenkeliges Dreieck vorstellen, das auf der Spitze steht, so dass die Basis oben liegt und ein horizontales Dach bildet, und wenn wir dieses Dreieck genau in der Mitte von oben nach unten durchtrennen, dann erhalten wir zwei gleichgroße Teildreiecke. Diese müssen wir jetzt nur noch um ein paar Zentimeter auseinanderschieben, und wir erhalten ein grobes schematisches Bild vom Querschnitt der beiden größten Liquorhöhlen unseres Gehirns. Uns interessiert die Region um den spitzen Winkel oben seitlich. Diese wird als „Steinerscher Wetterwinkel" bezeichnet.

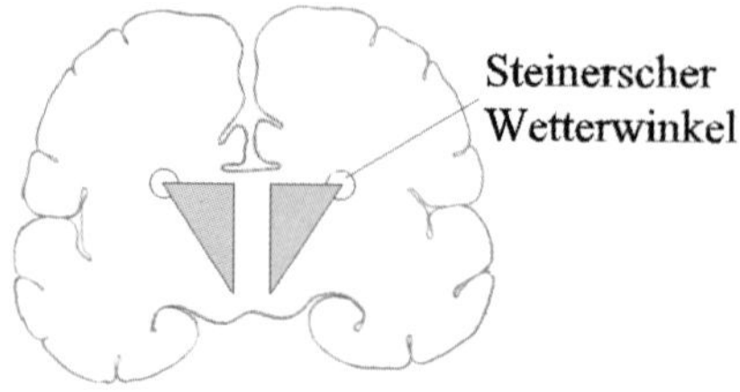

Abbildung 5: Der „Steinersche" Wetterwinkel

Unter einem Wetterwinkel versteht man so etwas wie einen atmosphärischen Hexenkessel, in dem sich Stürme und Gewitter zusammenbrauen. Im übertragenen Sinne soll hier die Katastrophe der MS ihren Ausgang nehmen. Das kann drei Gründe haben. Erstens verlaufen hier in der sog. Balkenstrahlung die Nervenfasern, welche die beiden Hirnhälften miteinander verbinden, zweitens ist es ein Ort, der besonders reich an Venen ist, und drittens münden dort die Virchow-Robinschen Räume, ein Abwassersystem, das den Kanälen von Venedig zu vergleichen ist, in die Hirnkammern.

3.10 Was ist die „Tintenklecks-Hypothese"?

Gibt es eine Erklärung dafür, warum sich im Zentrum der MS-Herde immer eine Vene befindet?

Zwei interessante und völlig entgegengesetzte Hypothesen stehen einander gegenüber. Ich möchte sie kurz als die „Tintenklecks-Hypothese" und als die „Hypothese der toxischen Konzentrationen" oder „Überlastungshypothese" kennzeichnen. Beide nehmen an, dass die Drainage des Gehirns über zwei Systeme erfolgt: die Venen und die Ventrikel.

Die „Tintenklecks-Hypothese" geht davon aus, dass das, was die MS-Herde verursacht, über die Venen in das Gehirn eindringt und sich tintenklecksartig im Gewebe ausbreitet. Hierbei kann es sich um eine toxische (giftige) Substanz handeln oder aber um aggressive Lymphozyten, die wegen des langsamen Blutstroms leicht an der Venenwand andocken und sie durchwandern können.

Die „Hypothese der toxischen Konzentrationen" oder „Überlastungshypothese" nimmt umgekehrt an, dass alles, was an giftigen Stoffwechselschlacken im Gehirn entsteht, zu den Venen bzw. Hirnkammern hin drainiert wird, und dort kurz vor der Einmündung in die größeren Abwässerkanäle hohe Konzentrationen erreicht. Sie geht davon aus, dass ein Gewebe, das unter hoher Beanspruchung steht und somit eine hohe Stoffwechselrate hat, besonders anfällig ist. Ein Beispiel ist der „Muskelkater", der bei Überlastung durch eine Ansammlung von Milchsäure im Gewebe entsteht. Normalerweise führt das nur zu Schmerzen und hat sonst keine Folgen. Wenn die Übersäuerung jedoch zu lange besteht, werden die Muskelfasern geschädigt. Somit könnte es durch einen Überschuss an Stoffwechselschlacken in strapazierten oder „überhitzten" Hirnregionen zu einer Veränderung des Myelins kommen, welches dann von den Lymphozyten nicht mehr als körpereigen angesehen wird. Da die Venen die gemeinsame Endstrecke aller Abbauprodukte sind, ist der Saum um die Venen so gefährdet wie die Bewohner in der Nähe einer Müllverbrennungsanlage. Die „Überlastungs-Hypothese“ ist sehr gut mit der EBV-Stress-Hypothese vereinbar *(⇨ 16.7 Was ist die EBV-Stress-Hypothese?).*

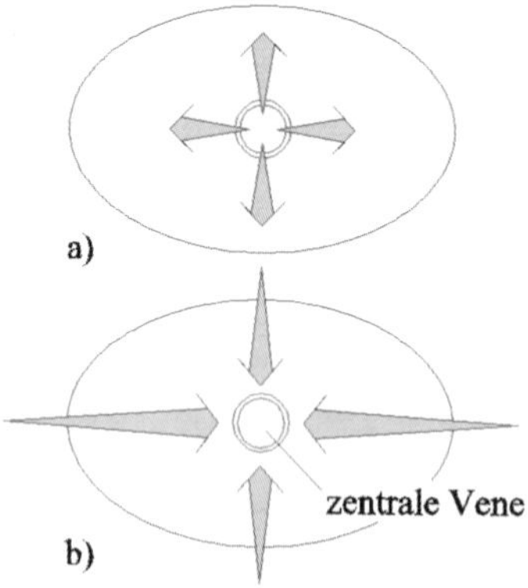

Abbildung 6: a) Tintenklecks-Hypothese (eine schädigende Substanz bzw. aggressive Lymphozyten dringen aus der Vene in das Gehirn ein; b) Hypothese der toxischen Konzentrationen (giftige Stoffwechselabbauprodukte werden zur Vene hin drainiert und erreichen hier hohe Konzentrationen, die das Gewebe schädigen)

3.11 Was ist die graue und die weiße Hirnsubstanz?

Das Gehirn besteht aus grauer und weißer Substanz. Überall, wo Nervenzellkörper in hoher Konzentration vorliegen, wirkt das Hirngewebe grau, so als ob dort gemahlener schwarzer Pfeffer verteilt ist. Grau ist eine etwa 4mm dicke Schicht, welche das Gehirn überzieht und als Hirnrinde bezeichnet wird, und grau sind große Ansammlungen von Nervenzellen im Zentrum des Gehirns, die Hirnkerne.

Der Rest des Gehirns ist homogen und fettartig und scheint zunächst nichts anderes zu sein als ein Füllgewebe zwischen der Hirnrinde und den Hirnkammern. Darum prägte Virchow den Namen Myelin nach dem griechischen Wort myelos (Mark). Mit starker Vergrößerung sieht man jedoch, dass das Hirnmark keineswegs gleichförmig ist, sondern aus einem dichten Geflecht von Nervenfaserbündeln besteht, welche die Hirnrinde mit den Hirnkernen, die Hirnrinde mit dem Rückenmark und bestimmte Regionen der Hirnrinde untereinander verbinden. Diese feinsten Fasern, deren Durchmesser weniger als ein Tausendstel eines Haares beträgt, benötigen zu ihrem Schutz eine Trägersubstanz, so wie man ein Paket mit Gläsern mit Watte auspolstert. Hierbei handelt es sich aber nicht um eine homogene Masse, wie man zunächst annahm, sondern um eine besondere Art von Zellen mit Ausläufern, welche die fettartigen Stützstreben und Schutzhüllen für die Nervenfasern ausbilden *(⇨ 3.14 Was sind Oligodendrozyten?)*.

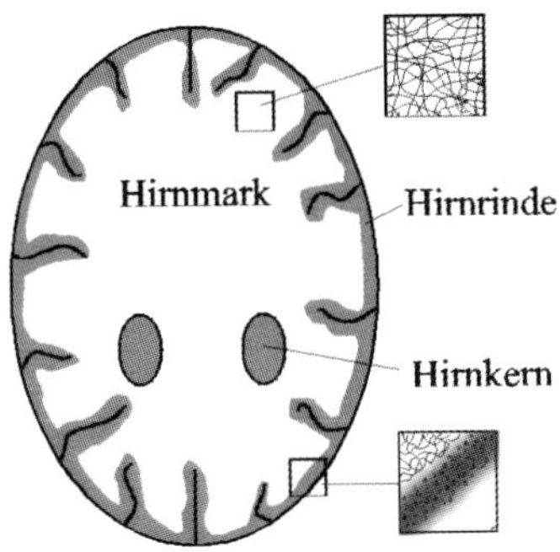

Abbildung 7: Das Gehirn besteht aus grauer (Hirnrinde und Hirnkerne) und weißer Substanz.

Insgesamt besteht die weiße Hirnsubstanz aus drei Zelltypen: den Oligodendrozyten (Markscheidenbildner), den Astrozyten (Abräumzellen und Narbenbildner) und der Mikroglia (Abwehrzellen). Die Zahl dieser drei Arten von Gliazellen übertrifft die der Nervenzellen um das 10- bis 50fache. Sie haben 6 Aufgaben:

1. Sie tragen als „Bindegewebe" des Gehirns zur Struktur und Festigkeit bei;
2. Sie betätigen sich als Scavenger, das ist das englische Wort für Aasgeier, das heißt, sie räumen Zelltrümmer ab;
3. Sie bilden die Myelinscheiden;
4. Sie entfernen Kaliumionen und Neurotransmitter aus den schmalen Liquorkanälen, welche die Nervenfasern umgeben;
5. Sie lenken die Wanderung von Neuronen und das Auswachsen von Nervenfasern; und
6. Sie ernähren die Nervenzellen.

3.12 Was ist eine Nervenzelle?

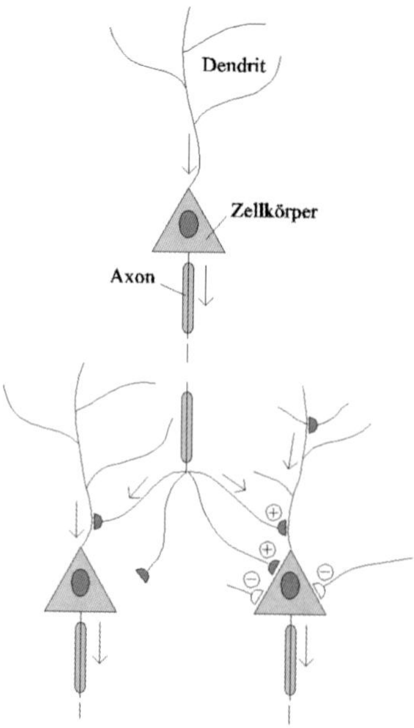

Abbildung 8: Eine Nervenzelle besteht aus den Dendriten, dem Zellkörper und dem Axon.

Eine Nervenzelle besteht aus drei Anteilen: aus den Dendriten, welche Nervensignale zum Zellkörper transportieren, dem Zellkörper, der die eintreffenden Erregnungen verrechnet, und dem Axon, welches das Ergebnis zu anderen Zellen weiterleitet.

3.13 Was ist Myelin?

Beim Krankheitsprozess der MS sollen ja vornehmlich die Markscheiden zerstört werden. Welche Aufgabe haben sie eigentlich?

Fast alle Nervenfasern sind von einer aus fettartigen Substanzen und Eiweißstoffen bestehenden Hülle umgeben, die man als Myelin bezeichnet. Myelin hat zunächst einmal die Aufgabe, die Nervenfasern elektrisch zu isolieren.

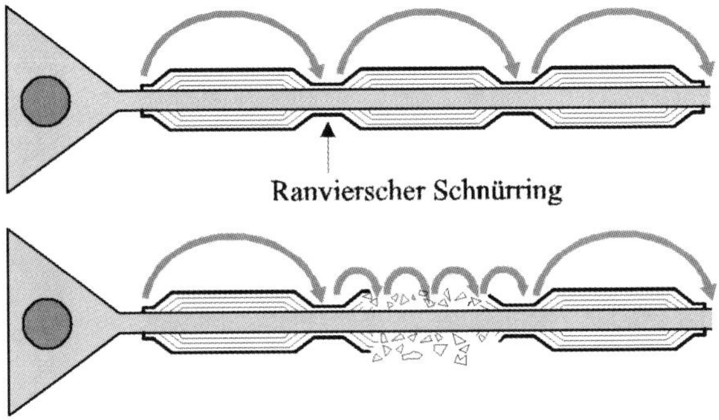

Abbildung 9: Die elektrische Erregung „springt“ von Schnürring zu Schnürring. Wenn das Myelin zerstört ist, kommt sie ins Stolpern.

Weiterhin sorgt es dafür, dass Nervensignale besonders schnell weitergeleitet werden. Von Bedeutung ist in diesem Zusammenhang, dass das Myelin die Nervenfaser nicht wie bei einem Elektrokabel gleichmäßig von vorn bis hinten umhüllt, sondern dass es immer wieder von kurzen unmyelinisierten Abschnitten, den sogenannten Ranvierschen Schnürringen, unterbrochen wird. Auf diese Weise „springen“ die elektrischen Signale in weiten Sprüngen von Schnürring zu Schnürring („saltatorische“ = „springende“ Erregungsleitung). Wenn eine Myelinscheide zerstört wird, pflanzt sich das Signal an dieser Stelle nur noch im Schneckentempo fort.

3.14 Was sind Oligodendrozyten?

Oligodendrozyten haben einen kugeligen Zellkörper, von dem viele röhrenförmige Ausläufer ausgehen, die an ihren Enden abgeplattet sind und die Nervenfasern spiralig umhüllen. Man kann sie mit einer Spinne vergleichen. Sie bilden das Myelin.

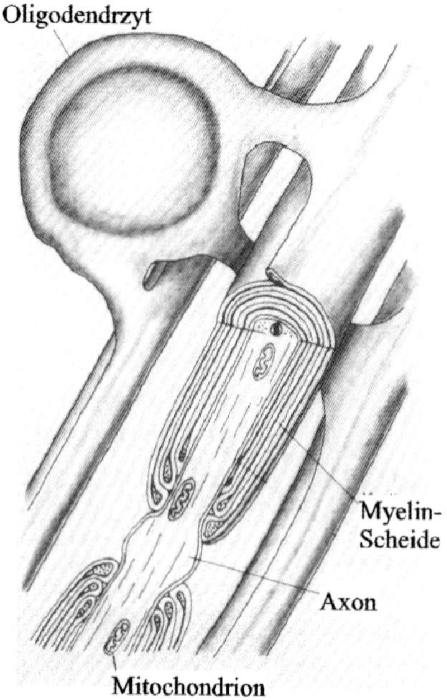

Abbildung 10: Oligodendrozyt, dessen Ausläufer an den Enden blattartig verbreitert sind und verschiedene Nervenfasern spiralig umwinden.

Es scheint zwei Arten von MS-Herden zu geben: MS-Herde, in denen nur die Myelinscheiden zerstört werden, und MS-Herde, in denen auch die Zellkörper der Oligodendrozyten angegriffen werden und absterben *(⇨ 3.17 Was sind Typ-1- und Typ-2-Herde?).*

3.15 Was sind Astrozyten?

Bei der MS ist immer nur von Oligodendrozyten die Rede. Aber es gibt doch auch noch die Astrozyten. Welche Aufgabe haben sie?

Astrozyten haben zwei wichtige Funktionen:

1. Sie sind Narbenbildner, sind also für die Verhärtung der alten MS-Herde, die „Sklerose" verantwortlich;
2. Sie übernehmen im Gehirn die Aufgabe von Makrophagen, indem sie untergegangenes Zellmaterial abräumen und Bruchstücke davon auf ihrer Oberfläche präsentieren. Wenn diese dort von Lymphozyten erkannt werden, kann es zu einer Immunreaktion kom-

men. Die Wirkung von Copaxone® soll z.B. darauf beruhen, dass Myelinbruchstücke, die Lymphozyten von Astrozyten präsentiert werden, durch ein ähnliches Molekül verdrängt werden *(⇨ 21.2 Wie ist der Wirkungsmechanismus von Copaxone®?).*

3.16 ☝ Zerstört die MS auch die Nervenfasern?

Ist es wahr, dass die MS nicht nur die Markscheiden zerstört, sondern auch die Nervenfasern angreift?

Schon in den ersten Beschreibungen des MS-Herdes wurde darauf hingewiesen, dass im MS-Herd auch Axone (Nervenfasern) in Mitleidenschaft gezogen werden. Aber dieser Befund schien ganz im Hintergrund zu stehen. Seit der Arbeit von Bruce D. Trapp, die 1998 im New England Journal of Medicine erschien, wissen wir jedoch, dass die Zerstörung von Nervenfasern unterschätzt worden ist.

Trapp hat eine sehr elegante Methode benutzt. Nervenfasern sind schwer nachweisbar, weil sie tausendmal dünner als ein Haar sind. Wenn sie aber geschädigt und durchtrennt werden, bildet sich an dem Ende, das mit dem Nervenzellkörper verbunden ist, eine knospenförmige Schwellung aus. Weil sie oval geformt ist, wird sie auch axonales Ovoid genannt. Es stellt den Versuch des Faserstumpfes dar, neu auszuwachsen. In dieser Knospe befinden sich Baustoffe für die geplante Verlängerung des Axons, die in heilen Nervenfasern nicht vorkommen, z.B. das Amyloid-Precursor-Protein. Dies kann mit einer besonderen Methode angefärbt werden. So können die geschwollenen Axonstümpfe sichtbar gemacht und ausgezählt werden. Die Zahl dieser axonalen Ovoide betrug in aktiven Läsionen 11.236 pro Kubikmillimeter, am Rand von chronisch aktiven Läsionen 3.138, im Zentrum von chronisch aktiven Läsionen 875 und weniger als 1 in der weißen Substanz von Kontrollgehirnen. Das heißt, es gibt Herde, in denen es kontinuierlich zu einem Untergang von Nervenfasern kommt. Ob es sich dabei vor allem um die Typ-2-Herde *(⇨ 3.17 Was sind Typ-1- und Typ-2-Herde?)* handelt, kann zur Zeit nur vermutet werden.

Aus dieser Sicht ist die Ruhe zwischen zwei Schüben trügerisch, weil die Krankheit unter der Oberfläche weiter schwelt. Deshalb wird von einigen Ärzten empfohlen, mit einer immunmodulatorischen Therapie so frühzeitig wie möglich zu beginnen, um der Entstehung neuer Herde und damit einer Axonschädigung entgegenzuwirken *(⇨ 20.8 ✍ Therapie mit Betainterferonen – so frühzeitig wie möglich?).*

3.17 Was sind Typ-1- und Typ-2-Herde?

Ich habe gehört, es gibt zwei Arten von MS. Die eine soll durch „weiße Flecken", die andere durch „schwarze Löcher" charakterisiert sein. Welche Bedeutung hat das?

In einer bemerkenswerten Arbeit, die 1999 in *Brain* erschienen ist[4], haben Wolfgang Brück und Claudia Lucchinetti die Gehirne von MS-Patienten untersucht und fünf unterschiedliche Arten von Herden gefunden, von denen zwei eine besondere Bedeutung haben:

Typ 1: Demyelinisierung (Entmarkung) ohne Zerstörung der Oligodendrozyten: In diesen Läsionen zeigte sich ein kompletter Verlust des Myelins, aber die Oligodendrozyten selbst waren erhalten. Wenn man die normalen Oligodendrozyten mit einer Spinne vergleicht, dann entspricht der Befund in Typ 1 einer Spinne, die ihre Beine verloren hat. Es zeigt sich ein hoher Grad von Remyelinisierung (Neuummantelung der Nervenfasern mit Myelin). Die Typ-1-Herde sind möglicherweise mit den „Schattenherden" der Hirnpathologen identisch *(⇨ 3.6 Was ist ein „Schattenherd"?).*

Typ 2: Demyelinisierung mit Zerstörung der Oligodendrozyten: Hier findet sich ein massiver bis kompletter Untergang der markscheidenbildenden Zellen. Die „Spinne" hat also nicht nur ihre Beine verloren, sondern ist ganz vernichtet. Remyelinisierungsvorgänge sind folglich nicht nachweisbar.

Brück und Lucchinetti sind der Ansicht, dass sich die Typen 1 und 2 fundamental unterscheiden. Beim Typ 1 handele es sich wahrscheinlich um einen Angriff von Antikörpern direkt auf die Markscheide. Beim Typ 2 müsse jedoch ein grundlegend anderer Mechanismus angenommen werden, nämlich eine primäre Schädigung der Oligodendrogliazelle *(⇨ 3.11 Was ist die graue und die weiße Hirnsubstanz?)* durch eine Virusinfektion, eine Vergiftung oder einen Stoffwechselschaden.

---

[4] C. Lucchinetti, W. Brück e.a. A quantitative analysis of oligodendrocytes in multiple sclerosis lesions. Brain (1999), 122, 2279-2295

Wenn sie recht hätten, wäre zu erwarten, dass die Betroffenen jeweils nur eine Art von Herden aufweisen. Das ist aber nicht der Fall. „Weiße Flecken“ und „schwarze Löcher“ treten immer in Kombination auf, weshalb es wahrscheinlicher ist, dass es sich um gleichartige Herde handelt, die sich nur im Grad der Zerstörung unterscheiden.

Kann man die von Brück beschriebenen Herde auch im Kernspintomogramm unterscheiden? Ja. Man findet im Kernspintomogramm neben den „weißen Flecken“ auch „schwarze Löcher“. Letztere entsprechen vermutlich den Typ-2-Herden *(⇨ 3.18 Was sind „schwarze Löcher“?)*. Klinisch besteht der Verdacht auf Typ-2-Herde, wenn sich die Ausfälle nach einem Schub nur unvollständig zurückbilden.

3.18 Was sind „schwarze Löcher“?

1988 fanden wir im Rahmen einer Studie über die diagnostische Treffsicherheit der Kernspintomographie bei 34% unserer MS-Patienten eine merkwürdige Art von Herden, die unter bestimmten Bedingungen (T1-gewichtete Bilder) nicht homogen weiß erschienen, sondern ein schwarzes Zentrum aufwiesen[5]. Lange wussten wir nichts damit anzufangen, bis uns plötzlich auffiel, dass die Krankheit bei den Patienten mit diesen Herden einen deutlich ungünstigeren Verlauf nahm.

Als Erklärung schlugen wir vor, dass es sich um aggressive Läsionen handele, die sich so rasch ausdehnen, dass die Astrozyten nicht genug Zeit haben den Defekt „auszustopfen" und so ein Loch entsteht, das sich mit Liquor (Hirnwasser) füllt. Deshalb nannten wir sie „Lakunen" (lat. lacuna = kleiner See) und sprachen von einer „lakunären" MS. Diese Herde sind ein frühzeitiger Hinweis auf eine ungünstige Prognose.

Unsere Befunde wurden später von L. Truyen e.a. in *Neurology* (1996) bestätigt.[6] Anstelle von „Lakune“ benutzte er das griffigere Wort

---

[5] W. Weihe e.a. Die prognostische Bedeutung von lakunären Herden im magnetischen Resonanztomogramm bei Multipler Sklerose. Nervenarzt (1988) 59:14-18

[6] L. Truyen e.a. Accumulation of hypointense lesions ("black holes") on T1 spin-echo MRI correlates with disease progression in multiple sclerosis, Neurology 1996;47:1469-1476

„black hole" (= schwarzes Loch). Auch Truyen fand, dass diese Herde auf einen aggressiven Krankheitsverlauf hinweisen und erklärte sie durch eine höhere Entzündungsaktivität, welche die Reparaturmechanismen überfordere und so zu einem bleibenden Strukturdefizit führe.

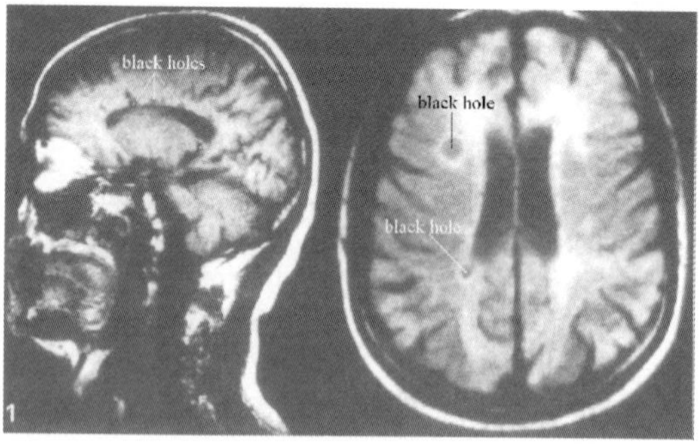

Abbildung 11: „Schwarze Löcher“

Die Untersuchungen von Brück und Lucchinetti legen nahe, dass es sich bei den Lakunen bzw. „schwarzen Löchern“ um Typ-2-Herde handelt, in denen nicht nur die Myelinscheiden, sondern auch die Zellkörper der Oligodendrozyten zerstört wurden, und in denen es deshalb zu keiner Remyelinisierung kommen kann. Weil diese Herde fettärmer sind, weisen sie eine höhere Liquorkonzentration auf als andere Herde, was ihr dunkles Zentrum erklärt *(⇨ 3.17 Was sind Typ-1- und Typ-2-Herde?)*.

3.19 Was ist die „akute“ MS (ADEM)?

Die **a**kute **d**isseminierte **E**ncephalo**m**yelitis (ADEM) ist eine hochaggressive Encephalomyelitis, die vornehmlich im Kindes- oder Jugendalter auftritt und in einem einzigen Schub innerhalb von Wochen oder wenigen Monaten zum Tod oder schwerer Behinderung führt. Sie tritt mit einer Verzögerung von 2-3 Wochen nach einem viralen Infekt (Varizellen, Masern, Röteln) oder einer Impfung auf. Ob die ADEM (wenn sie überlebt wird) in einen schubförmigen Verlauf übergehen kann, gilt als umstritten.

Die ADEM wird weder zur MS, noch zu den Sonderformen der MS gerechnet. Es bleibt also unklar, ob sie überhaupt zum weiteren Kreis der MS-Erkrankungen gehört. Darum sollte man sie auch nicht als „akute" MS, sondern als akute disseminierte Encephalomyelitis bezeichnen. Sie wird theoretisch oft mit der MS in Verbindung gebracht, weil

1. die ADEM infolge von Tollwutschutzimpfungen zur Autoaggressionshypothese der MS führte *(⇨ 15.1 ✍ Ist die MS eine Autoaggressionskrankheit?)*.
2. das Tiermodell der MS (EAE) Ähnlichkeiten mit der ADEM hat *(⇨ 15.3 Was ist die experimentelle allergische Encephalomyelitis?)*.

4 Der MS-Schub

4.1 ✍ Was ist ein Schub?

Wie genau definiert man einen Schub, sprich: Wann ist ein Schub ein Schub? Müssen es gänzlich neue, noch nie dagewesene Symptome sein, oder gelten auch alte Symptome, die sich wieder verschlimmern, als Schub? Ich bin da total unsicher und vermute hinter allem und jedem einen neuen Schub!

Was ein Schub ist und was nicht, darüber kann man lange streiten. Bevor wir jedoch damit anfangen, sollten wir uns zunächst einmal die klassische Definition des amerikanischen Neurologen Charles Poser ansehen. Nach Poser (1992) spricht man von einem Schub, wenn

- ein neues Symptom auftritt oder frühere Symptome wieder in Erscheinung treten;
- die Veränderungen länger als 24 Stunden andauern;
- das Intervall zwischen zwei Schüben mehr als einen Monat beträgt.

Zu zählen sind auch eindeutige Verschlechterungen vorbestehender Symptome. Nicht zu zählen sind rezidivierende, wellenförmige Wiederholungen derselben Symptome, sogenannte Fluktuationen. Vom echten Schub in dem so definierten Sinn werden „Pseudoschübe" unterschieden. Darunter wird eine Symptomatik verstanden, die sich unter äußeren Einwirkungen, also Hitze, Infekten oder Stress verschlimmert. Erfolgt die Verstärkung unter Wärmeeinwirkung, spricht man von einem Uhthoff-Phänomen *(⇨ 2.10 ✍ Was ist das Uhthoff-Phänomen?)*.

Sie sehen, das ist gar nicht so einfach mit den Schüben. Als Faustregel kann man sagen: In ¾ aller Fälle sind sich Arzt und Patient einig, dass es sich um einen neuen Schub handelt. Unter den Fällen, bei denen Übereinstimmung herrscht, ist das Wiederauftreten früherer Beschwerden doppelt so häufig wie das Auftreten neuer, bisher unbekannter Symptome.

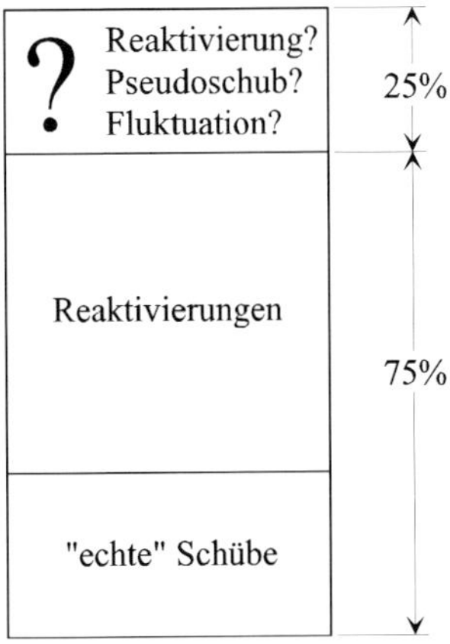

Abbildung 12: Nur ¾ aller schubartigen Verschlechterungen sind zweifelsfrei als Schub oder Reaktivierung zu klassifizieren. In ¼ der Fälle bleibt es unklar, ob es sich im klassischen Sinn um einen Schub handelt oder nicht.

Das heißt: ¼ aller schubverdächtigen Verschlechterungen sind „echte" Schübe, also auf frische Herde zurückzuführen, ½ auf das Wiederaufflackern der Entzündung in alten Herden (Reaktivierungen) und bei ¼ bleibt es offen, ob es sich um Reaktivierungen, Pseudoschübe oder Fluktuationen handelt. Wie das in der Praxis aussieht, möchte ich an fünf Beispielen zeigen.

> Beispiel 1: Jemand hat vor 3 Jahren eine Sehnervenentzündung rechts und vor zwei Jahren eine Sehnervenentzündung links erlitten. Jetzt verspürt er elektrisierende Missempfindungen im Nacken, wenn er den Kopf nach vorn beugt.

Es handelt sich eindeutig um drei Schübe.

> Beispiel 2: Während einer fieberhaften Erkältung kommt es zu einer mehrere Tage lang anhaltenden deutlichen Verstärkung einer schon vorher bestehenden Gehschwäche.

Hier handelt es sich um einen sogenannten „Pseudoschub" im Sinne eines Uhthoff-Phänomens, also die Vortäuschung eines Schubes unter dem Einfluss von Fieber *(⇨ 4.5 Was sind „Pseudoschübe"?).*

> Beispiel 3: Bei einem anderen Patienten kam es vor einem Jahr zu einem ringförmigen Druckgefühl in Höhe des Bauchnabels und anschließend zu einer Gangstörung. Die Symptome bildeten sich innerhalb von 3 Wochen wieder zurück. Jetzt, ein halbes Jahr später,

hat er eine relativ anstrengende Radtour unternommen. Am nächsten Tag sind seine Beine schwer wie Blei, außerdem sind beide Füße taub. Das Taubheitsgefühl steigt innerhalb von Tagen bis zur Leistengegend auf.

Nach der obengenannten Definition handelt es sich um den 2. Schub. Bemerkenswert ist allerdings, dass die Symptomatik Ähnlichkeiten mit dem vorangegangenen Schub hat, dass hier also vermutlich kein neuer Herd aufgetreten ist, sondern der alte Herd wieder aktiv geworden ist *(⇨ 0 Was sind Reaktivierungen?)*.

Beispiel 4: Eine junge Frau berichtet: „Das Ameisenlaufen in meiner rechten Körperhälfte ist mal besser, mal schlechter. Es kommt auch vor, dass es über Wochen verschwindet.“

Diese Symptomatik ist kaum mit einem Schub zu verwechseln. Es handelt sich um sogenannte Fluktuationen *(⇨ 4.4 Was sind Fluktuationen?)*.

Beispiel 5: Eine Patientin hatte vor 2 Jahren eine Ungeschicklichkeit der rechten Körperhälfte. Die Störung bildete sich weitgehend, aber nicht ganz zurück. Jetzt ist es über Nacht zu einer deutlichen Verstärkung gekommen, so dass sie für mehrere Tage einen Gehwagen benutzen musste.

Hier handelt es sich wie im Fall 3 nach der üblichen Definition um einen Schub. Wenn man es genau nimmt, ist es die Reaktivierung eines alten Herdes *(⇨ 0 Was sind Reaktivierungen?)*. Meist kann die Entscheidung, ob ein Schub vorliegt oder nicht, nur von Arzt und Patient gemeinsam getroffen werden.

4.2 Kann man von der Art der schubartigen Verschlechterung auf den Herd schließen?

Der Fortgeschrittene versucht, aus der Symptomatik des Schubes Rückschlüsse darauf zu ziehen, was sich in seinem Gehirn bzw. seinem Rückenmark abspielt. Er versucht sozusagen, durch den Schub hindurch auf seinen Herd im Gehirn oder im Rückenmark zu sehen. Sein Gedankengang läuft in etwa so. Es gibt drei Arten von Schüben:

1. Schübe, die mit einem ganz neuen Symptom in Erscheinung treten;

2. Schübe, bei denen ein früheres Symptom wiederauftaucht; und
3. Schübe, bei denen sich ein bereits bestehendes Symptom deutlich verstärkt.

Nur im ersten Fall handelt es sich um einen oder mehrere neue Entzündungsherde, im zweiten und dritten Fall handelt es sich um ein Wiederaufflackern der Entzündung in einem alten, nicht ganz ausgeheilten Herd (Reaktivierung), während bei den Fluktuationen und Pseudoschüben eher davon auszugehen ist, dass es sich um Überempfindlichkeiten der entmarkten Nerven bzw. Reizerscheinungen in einem vernarbten Herd handelt.

	Definition	Ursache
Schub	neues Symptom, das mindestens 24 Stunden anhält	neuer Herd
Reaktivierung	Früheres Symptom, das sich schubartig erneut bemerkbar macht	Wiederaufflackern der Entzündung in einem chronisch inaktiven Herd
Fluktuationen	wellenförmige Schwankungen von vorbestehenden Symptomen	Reizzustand in einem chronisch inaktiven Herd
Pseudoschub	Verschlechterung oder Wiederauftreten eines alten Symptoms unter z.B. Fieber	Uhthoff-Phänomen in einem chronisch inaktiven Herd

Tabelle 1: Schübe und schubartige Verschlechterungen und das dahinterstehende Geschehen im MS-Herd

Einen weiteren wichtigen Hinweis kann die Rückbildung der Symptome geben: Ist sie vollständig, handelt es sich vermutlich um einen Typ-1- oder „Schatten“-Herd, wenn nicht, ist ein Typ-2-Herd wahrscheinlich *(⇨ 3.17 Was sind Typ-1- und Typ-2-Herde?)*.

4.3 Was sind Reaktivierungen?

Seit Jahren bekomme ich alle 3 oder 4 Monate eine Gefühlsstörung in der rechten Hand. Mal ist sie mehr auf der Daumenseite, mal mehr auf der Kleinfingerseite ausgeprägt. Manchmal greift sie sogar auf den Unterarm über. Mein Neurologe meint, das seien keine echten Schübe, sondern eine Unruhe in alten MS-Narben, deshalb brauche ich auch kein Cortison.

Auch wenn die Symptomatik in der Intensität und der Ausbreitung schwankt, halte ich es im vorliegenden Fall für sehr wahrscheinlich, dass ein alter Herd im Halsmark nicht zur Ruhe kommt und von Zeit zu Zeit wieder aktiv wird. Ich bin derselben Meinung wie der behandelnde Neurologe und rate in diesen Fällen von einer Cortisonbehandlung ab.

Das schubähnliche Wiederaufflackern einer früheren Symptomatik wird als Reaktivierung bezeichnet. Im Unterschied zu einem „echten" Schub handelt es sich um altbekannte Beschwerden, die nicht auf einen frischen Entzündungsherd, sondern auf ein Wiederaufflackern der Entzündung in einem nicht vollständig abgeheilten Herd zurückzuführen sind.

4.4 Was sind Fluktuationen?

Mein Arzt sagt zwar, dass ich eine schubförmig verlaufende MS habe, aber eigentlich habe ich ständig irgendwelche Beschwerden. Nichts, was einen richtig umhaut, aber es vergeht kein Tag, an dem ich mich wirklich wohl fühle. Mal ist es ein Kribbeln in den Händen, mal in den Beinen, oder wieder so ein Druckgefühl, als ob ich einen Ring um die Brust hätte.

Das ist die typische Beschreibung von Fluktuationen (= Schwankungen). Darunter versteht man, dass alte Beschwerden wellenförmig immer wiederkehren, wobei sie oft hinsichtlich der Intensität und der Lokalisation schwanken. Sie sind möglicherweise darauf zurückzuführen, dass Nervenfasern, die durch einen alten MS-Herd ziehen, durch das Narbengeflecht gereizt werden. Am häufigsten sind Fluktuationen im Zusammenhang mit Rückenmarksherden zu beobachten.

4.5 Was sind „Pseudoschübe"?

Von meinem letzten Schub vor einem Jahr ist ein leichtes Druckgefühl in Höhe des Bauchnabels geblieben. Das hat sich jetzt während einer Erkältung mit Husten und Schnupfen deutlich verstärkt und ist richtig unangenehm schmerzhaft geworden. Kann man da von einem Schub sprechen?

Nein. Das ist ein typischer Pseudoschub, also eine Verstärkung einer vorbestehenden Symptomatik unter besonderen Belastungen (Hitze, Fieber, Grippe). Die Übergänge zu den Reaktivierungen einerseits, den Fluktuationen andererseits sind fließend.

4.6 Habe ich einen frischen Schub?

Seit Freitag hab ich Probleme mit dem linken Bein. Es ist ganz komisch, und ich kann es nicht richtig zuordnen. Früher habe ich das nie gehabt. Ist das wirklich ein Schub? Es fühlt sich an, als ob mein Unterschenkel unterhalb vom Knie mit einer Bandage zugebunden wäre - ich laufe auch so ein bisschen wie mit einem „Holzknie".

Das ist sicher ein frischer Schub. Gerade diese schwer beschreibbaren Missempfindungen, dieses Gefühl, ein Arm oder ein Bein seien wie „eingespannt", „abgeschnürt" oder „umwickelt", sind so charakteristisch für die MS, dass eine andere Erkrankung nicht in Frage kommt *(⇨ 2.7 Woher kommt das Korsettgefühl?)*.

4.7 Ein Schub oder zwei Schübe?

Wenn ich etwa ab 15. März einen weißen Schleier vor dem Auge und am 20. März dieses unangenehme Kratziger-zu-enger- Handschuh-Gefühl in der linken Hand hatte, waren das zwei Schübe oder ein Schub?

Schwer zu sagen. Nach der Poser-Definition ist es nur *ein* Schub, weil der Abstand weniger als einen Monat beträgt. Sicher liegen diesem Schub aber mehrere Herde zugrunde: ein Herd im Sehnerven und ein weiterer Herd im Halsmark. Das scheint typisch für die MS zu sein, dass die Herde erstens meistens nicht einzeln, sondern in Gruppen auftreten, und dass sie zweitens nicht gleichzeitig, sondern im Abstand von Tagen entstehen.

4.8 Was ist ein leichter Schub?

Ich hatte vor ein paar Wochen Doppelbilder. Mein Neurologe meinte: „Das ist ein leichter Schub, da muss man nichts machen.“ Ich weiß aber gar nicht so genau, was ein leichter Schub ist.

Wann wird Hänschen zum Hans? Wenn du arm bist, und ich gebe dir einzeln einen Cent nach dem anderen, wann bist du dann reich? Fast alles in der Wirklichkeit hat fließende Übergänge. Es gibt keine allgemein akzeptierte Definition für einen leichten Schub, nur Gepflogenheiten, die sich durchgesetzt haben. Danach zählen Doppelbilder, kleinflächige Taubheitsgefühle, leichter Schwindel und Gleichgewichtsstörungen, sowie Sehnervenentzündungen, die das Sehen nur teilweise beeinträchtigen als leichte Schübe, jede Lähmung und jede Bewegungsstörung (Ataxie oder Tremor) als schwerer Schub. Dazwischen liegen Gefühlsstörungen, die die gesamte Körperhälfte oder eine ganze Extremität betreffen, das Lhermittesche Zeichen, das Korsettgefühl und der imperative Harndrang.

Ob es tatsächlich Sinn macht, leichte und schwere Schübe zu unterscheiden, ist fraglich. Trotzdem wird die Cortisontherapie oft davon abhängig gemacht. Da es als sicher gilt, dass sich ein Schub unter Cortison nur *schneller*, aber nicht *besser*, also nicht vollständiger, zurückbildet, kann man in jedem Fall erst einmal abwarten. Gefahr im Verzug besteht nicht, obwohl dies von manchen Ärzten behauptet wird. Vor allem ist es falsch, wenn behauptet wird, Cortison hemme das Herdwachstum.

Rein pragmatisch gehen die meisten Ärzte so vor: Wenn ein Schub stark beeinträchtigend ist, so dass jemand z.B. nicht mehr gehen oder wegen „tanzender Augen“ (Nystagmus) nicht mehr lesen kann, dann wird eine Cortisontherapie empfohlen. Dasselbe gilt, wenn sich eine zunächst leichtgradige Symptomatik über länger als eine Woche verschlimmert *(⇨ 19.8 ✐ Frischer Schub: Immer Cortison?)*.

4.9 Schubförmig oder schon progredient?

Ich habe seit 94 meine Diagnose MS, damals Sehnerventzündung. Dann 95 Probleme mit meinem Bein, die sich nicht ganz zurückgebildet haben. Damit habe ich bis Herbst letzten Jahres mehr oder weniger gut gelebt. Seitdem wird das Laufen immer schwieriger, ich kann den Fuß nicht mehr richtig heben und langsam merke ich auch die Schwere in Knie und Hüfte. Wenn ich mich anstrenge, dauern die Schwierigkeiten mit dem Gehen dann so 1-2 Std. an, wobei es prinzipiell mittlerweile schlechter geht. Mein Neurologe spricht von schubförmig-rezidivierend. Ich sehe als Schub aber nur 94 Auge und 95 Bein an oder liege ich da verkehrt?

Nach der Beschreibung ist davon auszugehen, dass die MS schubförmig begann, und mit dem 2. Schub (oder kurz danach) in das chronisch progrediente Stadium übergegangen ist.

4.10 Geht der schubförmige Verlauf immer irgendwann einmal in den progredienten Verlauf über?

Wie sicher ist es eigentlich, dass die MS-Betroffenen mit schubförmigem Verlauf später einen sekundär-progredienten Verlauf entwickeln? Ist es möglich, dass es bei diesem Verlauf bleibt und nie zu einer Progredienz kommt? Oder muss man immer damit rechnen, dass sich die Symptome nach einiger Zeit nicht mehr rückbilden?

Viele MS-Erkrankungen bleiben rein schubförmig. Der Prozentsatz, der chronisch progredient wird, ist schwer abzuschätzen. Die Zahlen in der Literatur schwanken zwischen 10 und 60%. Dabei kommt es darauf an, ob sich die Angaben auf Patienten beziehen, die in einer Universitätsklinik vorstellig werden, oder die bei ihrem Hausarzt (oder einem Heilpraktiker) in Behandlung sind, weil sich in den Statistiken der Universitätskliniken die ungünstigeren Verläufe konzentrieren. Bei der hohen Zahl von „stummen“ Verlaufsformen und der „isolierten“ Sehnervenentzündungen ist davon auszugehen, dass die MS in der Mehrzahl der Fälle rein schubförmig verläuft.

4.11 ☝ Warum verläuft die MS eigentlich schubförmig?

Ich weiß, dass die MS typischerweise in Schüben verläuft, aber ich verstehe nicht, warum?

Dass die MS schubförmig verläuft, ist so geläufig, dass man gar nicht merkt, wie sonderbar das eigentlich ist. Als Erklärung drängt sich die Vorstellung einer „schlafenden“ oder „latenten“ Krankheit auf, die im Körper verborgen ruht und wie Dornröschen besonderer Umstände bedarf, aktiviert zu werden. Ein anderes Bild ist das eines labilen Gleichgewichts zwischen der Aggressivität des Erregers und der Abwehrkraft des Immunsystems.

Wenn letzteres zutrifft, sind drei Konstellationen denkbar:

a) Der Erreger ist wenig aggressiv bei starker körpereigener Abwehr;

b) Die Aggressivität des Erregers ist groß und die körpereigene Abwehr schwach; und

c) Beide halten einander die Waage, und der Erreger kann nur unter bestimmten Umständen die Überhand gewinnen.

Auf die MS bezogen heißt das, dass die Krankheit im ersten Fall „stumm“ verliefe und im zweiten mehr oder weniger rasch fortschreiten würde. Die dritte Konstellation würde einen Verlauf in Attacken wahrscheinlich machen, wobei eine gewisse Abhängigkeit von der Lebenssituation (körperliche Überanstrengung, extreme Hitzeexposition, vorangegangene Erkältung, seelische Erschütterungen) zu erwarten wäre.

4.12 ☝ Warum bilden sich die Symptome meist wieder zurück?

Wenn sich ein Schub wieder völlig zurückbildet, ist dann der Herd, der ihm zugrunde liegt, ausgeheilt und verschwindet er im Kernspintomogramm?

Nein, einmal aufgetretene Herde bilden sich nie wieder ganz zurück *(⇨ 6.8 Können MS-Herde wieder verschwinden?)*, es bleibt immer eine Narbe. Die Rückbildung der Symptome hat zwei Gründe:

Erstens kann die Zerstörung innerhalb des Herdes unterschiedliche Grade haben. In den Typ-1-Herden kann sie so leicht sein, dass eine Remyelinisierung möglich ist, dass es also deswegen zu einer Rückbildung der Symptome kommt *(⇨ 3.17 Was sind Typ-1- und Typ-2-Herde?).*

Der zweite Grund für die Besserung der Symptome ist die wässerige Schwellung, die sich im Anfangsstadium um einen frischen Herd herum entwickelt und innerhalb von Tagen bis Wochen wieder abschwillt *(⇨ 3.2 ☝ Was ist ein Umgebungsödem?).*

4.13 ☝ Welche Beziehung besteht zwischen Schüben und Herden?

Auf meinem Kernspintomogramm sind sechs Herde zu sehen, aber ich habe nur einen einzigen Schub gehabt. Wie ist das möglich?

Das kann zwei Gründe haben. Zum einen treten die Herde nicht einzeln, sondern in Gruppen auf, das heißt, ein Schub geht mit drei, vier, manchmal sogar einem Dutzend neuer Herde einher. Der andere Grund ist, dass Herde unbemerkt entstehen können, also in Hirnregionen liegen, wo sie nicht auffallen *(⇨ 3.7 Was ist ein „stummer" Herd?).*

Wenn also jemand einen Schub gehabt hat und sich mehrere Herde im Kernspintomogramm nachweisen lassen, dann ist es schwer zu sagen, ob alle diese Herde gleichzeitig entstanden sind, oder ob schon ein oder zwei „Schübe" unbemerkt vorangegangen sind. (Ausgenommen natürlich die Fälle, bei denen sich durch eine Gadolinium-Anreicherung das Alter der Herde feststellen lässt.) Als grobe Faustregel gilt, dass auf jeden Schub zehn Herde kommen. Ich halte die Zahl für etwas zu hoch gegriffen.

4.14 Kann eine Reaktivierung auch ein schlechtes Zeichen sein?

Wenn ein Herd nicht zur Ruhe kommt und immer wieder aufflackert, könnte das doch bedeuten, dass der Zerstörungsprozess in ihm wie auf Sparflamme weiter fortschreitet.

Das ist nicht ganz von der Hand zu weisen. Die Reaktivierungen könnten das klinische Zeichen dafür sein, dass der Entzündungsprozess in einzelnen Herden nicht völlig zum Stillstand gekommen ist. Man spricht von chronisch aktiven Herden. Hier scheint es in den Randzonen zu einem steten Untergang von Nervenfasern zu kommen *(⇨ 3.16 ✍ Zerstört die MS auch die Nervenfasern?).* Allerdings kenne ich keine Arbeit, die sich mit dem Problem beschäftigt, ob Reaktivierungen die Vorstufe zur sekundären Progredienz sind.

4.15 Kann man progredient sein und trotzdem Schübe haben?

Ich bin seit 2 Jahren im progredienten Stadium. Trotzdem habe ich seit voriger Woche eine deutliche Verschlechterung in der Geschicklichkeit der rechten Hand bemerkt. Ich kann nicht mehr schreiben und treffe auch die Tasten auf meinem Keyboard nicht mehr. Kann das ein Schub sein?

Schübe und Progredienz schließen einander nicht aus. Es gibt „treppenförmige" Verschlechterungen, die nicht schleichend, sondern stufenweise erfolgen. Man spricht dann von einem progredient-remittierenden Verlauf *(⇨ 10.1 ✍ Welche Verlaufsformen der MS gibt es?).*

5 Die Diagnose

5.1 ☝ Wie wird eine MS diagnostiziert?

Bei mir ist seit 3 Jahren eine MS bekannt. Mir geht es gut, und ich habe keinerlei Einschränkungen. Manchmal zweifele ich, ob ich wirklich eine MS habe. Wodurch wird die Diagnose eigentlich gesichert?

Die Diagnose der MS stützt sich auf fünf Säulen:

- die Symptomatik, die typischerweise „bunt" ist;
- den schubförmigen Verlauf;
- die Entzündungszeichen im Rückenmarkswasser;
- die „weißen Flecken" im Kernspintomogramm und
- den Nachweis einer Verlangsamung der Nervenleitung im Sehnerven.

Hierzu ein Beispiel:

> Brigitta ist 23 Jahre alt. Sie hatte gerade ihr Krankenpflegeexamen bestanden, als sie vor 3 Jahren morgens beim Kämmen der Haare bemerkte, dass ihr Spiegelbild verschwommen war. Sie versuchte den Wasserdampf von der kalten Scheibe zu wischen, aber daran lag es nicht. Die Sehstörung bildete sich innerhalb von 1 Woche wieder vollständig zurück, so dass sie ihr keine weitere Beachtung schenkte.
>
> Vor einem Jahr erkrankte sie plötzlich an Schwindel und Gleichgewichtsstörungen. Tagelang ging sie „wie betrunken". Wenn sie den Kopf nach vorn beugte, verspürte sie elektrisierende Missempfindungen, die die Wirbelsäule hinabstrahlten. Tagelang blieb sie im Bett und auch diesmal besserte sich ihr Zustand langsam wieder, ohne dass sie einen Arzt hätte aufsuchen müssen. Jetzt verspürt sie eine Schwäche des rechten Beins zusammen mit einem bandartigen Druckgefühl in Höhe des rechten Rippenbogens, als sei sie „in ein Korsett geschnürt". Sie kann nicht lesen, denn die Buchstaben „tanzen" vor ihren Augen, wobei ihren Eltern auffiel,

dass ihre Augäpfel ruckartig hin- und herzucken. Hinzu kommt eine Ungeschicklichkeit der linken Hand. Es gelingt ihr nicht, eine Tasse zum Mund zu führen, ohne ihren Inhalt zu verschütten.

Wenn man ihre Krankheitsgeschichte genauer beleuchtet, kann man im Nachhinein sagen, dass die Krankheit im Alter von 20 Jahren mit einer Sehnervenentzündung *(⇨ 0 ✍ Was ist eine Sehnervenentzündung?)* begann, die als Verschwommensehen in Erscheinung trat. Ein Jahr später kam es zum 2. Schub mit Schwindel und Gleichgewichtsstörungen. Dazu trat ein Symptom, das ebenfalls für die MS hochgradig charakteristisch ist: die stromartigen Missempfindungen beim Beugen des Kopfes nach vorn *(⇨ 2.6 Was ist das Lhermittesche Zeichen?)*. Jetzt ist ein bandförmiges Druckgefühl aufgetreten, das auf einen frischen Entzündungsherd im Brustmark hindeutet. Dazu kommen „tanzende“ Augen (Nystagmus) und eine Ungeschicklichkeit (Ataxie) der rechten Hand.

Das Kernspintomogramm zeigt mehrere kleine weiße Punkte im Gehirn. Im Liquor waren die sogenannten oligoklonalen Banden positiv. Außerdem ist die Leitungsgeschwindigkeit im rechten Sehnerven deutlich verzögert.

Alle fünf Kriterien, die für die Diagnose einer MS wichtig sind, sind erfüllt: Die Symptomatik ist mit den Sehstörungen, dem Schwindel, dem Lhermitteschen Zeichen, dem Korsettgefühl, dem Nystagmus und der Ataxie „bunt“, und der Verlauf ist schubförmig mit vollständiger Rückbildung der Ausfälle innerhalb von ein paar Wochen. In der Kernspintomographie sind MS-typische Herde nachweisbar, das Rückenmarkswasser ist entzündlich verändert und die Leitungsgeschwindigkeit im rechten Sehnerven verlangsamt.

Als Faustregel gilt: Sind mehr als drei der Diagnosekriterien erfüllt, dann ist die Diagnose einer MS sicher, sind drei erfüllt, ist sie wahrscheinlich, und wenn weniger als drei erfüllt sind, ist sie fraglich.

5.2 Was sind die Poser-Kriterien?

Ich weiß, dass ich seit 5 Jahren eine MS habe. Jetzt war ich zur Kur in einer neurologischen Klinik, und die junge Ärztin, die mich behandelte, meinte, nach den Poser-Kriterien hätte ich keine sichere, sondern nur eine wahrscheinliche MS. Worum handelt es sich bei den Poser-Kriterien?

Für wissenschaftliche Untersuchungen ist es wichtig, genau aufzupassen, dass tatsächlich nur Patienten, die wirklich eine MS haben, in eine Studie aufgenommen werden. Das war vor der Einführung der Kernspintomographie ein Problem, denn oft konnte man sich nur auf seine Intuition oder seinen „klinischen Blick" verlassen. Darum begann man schon frühzeitig Kriterien zu entwickeln, die international für die Diagnose einer MS verbindlich waren.

Am Anfang standen die sogenannten Schumacher-Kriterien, die sich allein auf klinische Befunde stützten, also auf Schübe und neurologische Ausfälle. Das hatte vor allem den Sinn, Patienten in weniger entwickelten Ländern mit in die großen epidemiologischen Untersuchungen einbeziehen zu können, die sicher eine MS hatten, aber bei denen keine Liquorpunktion vorgenommen worden war.

Mit der Kernspintomographie, der Entwicklung der modernen Untersuchungsmethoden des Liquors und der Möglichkeit, die visuell evozierten Potentiale zu messen, nahm das Bedürfnis zu, diese Befunde ihrer Bedeutung gemäß mit bei der Diagnosestellung zu berücksichtigen. Daraus entwickelten sich dann die Kriterien, die von dem amerikanischen Neurologen Charles M. Poser aufgestellt wurden. Bei den „Poser-Kriterien" werden klinisch manifeste Symptome (Schübe), „paraklinische" Läsionsnachweise (Kernspintomographie und elektrophysiologische Untersuchungen) und das Ergebnis der Liquoruntersuchung (Nachweis von oligoklonalen Banden) gleichermaßen berücksichtigt.

Klinisch eindeutige MS

- Wenigstens zwei Schübe und Nachweis von oligoklonalen Banden im Liquor oder MS-typische Veränderungen im Kernspintomogramm
- Wenigstens 1 Jahr primär chronische Entwicklung und oligoklonale Banden im Liquor oder MS-typische Veränderungen im Kernspintomogramm

Klinisch wahrscheinliche MS

- Wenigstens zwei Schübe mit klinischen Befunden, die sich auf einen Herd beziehen lassen (monofokal)
- Ein Schub mit Befunden, die nur durch die Annahme mehrerer Herde im ZNS zu erklären sind (multifokal), oder mit monofokalen Befunden und MS-typischem Liquor oder Kernspintomogramm
- Wenigstens 1 Jahr primär progrediente Entwicklung monofokaler Befunde und MS-typischem Liquor oder NMR

Klinisch mögliche oder fragliche MS

- Der klinische Befund, der Liquor und die Kernspintomographie sind nicht ausreichend charakteristisch für eine MS, aber es gibt keine Diagnose, welche die vorhandene Symptomatik besser erklärt als die MS.

Diese Kriterien sind weltweit anerkannt und für wissenschaftliche Untersuchungen wichtig. In der täglichen Praxis spielen sie eine geringere Rolle, weil sich Krankheiten oft nicht an Definitionen halten. Bisher ist es nur ein Wunschtraum technisch orientierter Ärzte, man könne die Symptome eines Patienten in einen Computer eingeben, und dieser werde dann die Diagnose „errechnen". Tatsächlich werden die meisten Diagnosen nicht aufgrund von Diagnoseschemata gestellt, sondern doch durch Erfahrung und den „klinischen Blick" des Arztes.

Soll man dann nach den Poser-Kriterien oder nach der eigenen Erfahrung entscheiden? Das hängt davon ab, wieviel Erfahrung man hat. Darum passiert es oft, dass der grauhaarige Arzt einem Patienten sagt, dass er sicher eine MS habe, während der junge Arzt, der gerade sein Studium abgeschlossen hat, auf den Poser-Kriterien besteht. Kurz gesagt: Die Poser-Kriterien sind gut für Studien, unbefriedigend in der Praxis; gut als Orientierung für den Anfänger, aber überflüssig für den Erfahrenen.

5.3 Habe ich nun eine MS oder nicht?

Ich habe eine Sehnervenentzündung auf dem rechten Auge gehabt, sonst keinen Schub. Im Kernspintomogramm sind ein paar MS-typische Herde nachweisbar, sagt der Radiologe. Mein Neurologe meint, er sei ziemlich sicher, dass ich eine MS habe. Reicht das wirklich für die Diagnose aus?

Wenn man streng nach den Poser-Kriterien geht, reicht der Befund nur für die Diagnose einer wahrscheinlichen MS aus (ein Schub, der mit einem monofokalen Befund und MS-typischem Kernspintomogramm einhergeht). Trotzdem, für den Erfahrenen ist die Diagnose sicher. Für Karl May-Leser: Man könnte den erfahrenen Arzt mit einem alten Indianer vergleichen. Wenn er sagt, eine Hufspur sei weniger als zwei Stunden alt, dann kann das ein Greenhorn anzweifeln, aber es ist sehr unwahrscheinlich, dass sich der Indianer irrt.

5.4 ☝ Warum zuckt mein krankes Bein mehr als mein gesundes?

Seit einer Woche habe ich eine Schwäche im rechten Bein. Als mein Neurologe die Reflexe geprüft hat, waren sie rechts viel lebhafter als links. Warum sind die Reflexe auf der geschwächten Seite nicht schwächer?

Das fragen sich viele MS-Betroffene. Für die Erklärung braucht man das wichtigste neurologische Gesetz. Es lautet: Damit ein Befehl von der Hirnrinde zur Muskulatur gelangt, muss er zwei Neuronen (Nervenzellen mit ihren Ausläufern) passieren: das 1. und das 2. motorische Neuron. Wenn das 1. geschädigt wird, resultiert eine „spastische" Lähmung mit gesteigerten Reflexen; bei einer Schädigung des 2. kommt es zu einer „schlaffen" Lähmung mit herabgesetzten oder aufgehobenen Reflexen.

Da bei der MS immer das 1. motorische Neuron geschädigt ist, ist die Lähmung immer „spastisch" *(⇨ 27.1 Was ist eine „spastische" Lähmung?)*.

5.5 ☝ Wann hat meine MS wirklich angefangen?

Als bei mir die MS diagnostiziert wurde, hatte ich einen Riesenherd im Rückenmark und eine Menge Herde im Kopf. Meine Beschwerden waren damals extreme Gangprobleme mit dem rechten Fuß: einsackendes Knie und gürtelartige Nervenschmerzen an der rechten Tail-

lenseite. Es wurde auch eine Sehnervenentzündung (Schachbrett-Test) rechts festgestellt, von der ich aber nichts bemerkt hatte. Kann man jetzt aufgrund der vielen Stellen, die ich ja im Kopf habe (davon waren nur sehr wenige „aktiv") sagen, dass ich die MS schon vorher hatte? Ich glaube nämlich, wenn ich meine Krankengeschichte so durchwandere, dass die MS bei mir das erste Mal „zuschlug"als ich 13 Jahre alt war.

Das ist eine wichtige Frage: Wie kann man eigentlich genau bestimmen, wann die MS begonnen hat? Die MS beginnt ja sicher nicht zum Zeitpunkt der Diagnosestellung. Oft sind im Nachhinein Symptome erfragbar, die es nahelegen, dass die MS schon wesentlich früher begonnen hat, z.B. berichtet jemand, dass er bereits vor 10 Jahren eine Sehstörung gehabt hat, die jetzt, wo an der MS kein Zweifel mehr ist, sicher der erste Schub war. Aber auch das ist ja nicht unbedingt der Beginn der MS. Nehmen wir an, jemand hat tatsächlich den ersten Schub, sagen wir in Form einer Sehnervenentzündung, und man sieht im Kernspintomogramm Herde älteren Datums, die sich aber nicht bemerkbar gemacht haben, wann hat die MS dann begonnen? Ob die Herde ein paar Monate oder ein paar Jahre alt sind, sieht man ihnen nicht an. Ganz extrem ist die Ansicht, die MS beginne in dem Moment, in dem man sich den Virus einfängt, der später zur MS führt *(⇨ 14.6 ✐ Ist das Epstein-Barr-Virus der gesuchte MS-Erreger?)*.

Der Beginn einer MS ist also in vielen Fällen nicht exakt festzulegen. Das ist ein wichtiger Grund dafür, dass die Kernspinbilder nur unzuverlässige prognostische Schlüsse zulassen. Ich will das kurz erklären: Ein wichtiges Kriterium ist ja zum Beispiel die jährliche Herdproduktionsrate. Vereinfacht gesagt: Wenn wir eine MS diagnostizieren, und wir finden nur zwei oder drei winzige Herde im Gehirn, vermuten wir, dass wird eine leichte MS sein, finden wir aber gleich beim ersten Schub ein Dutzend Herde, fürchten wir, dass die MS aggressiver ist. Wenn die MS aber im zweiten Fall bereits seit 10 Jahren besteht und entweder übersehen wurde oder in einer „stummen" Hirnregion begonnen hat, dann ist der Bezugspunkt für die Berechnung der jährlichen Herdproduktionsrate falsch.

5.6 Kernspin und Liquor normal - Bilde ich mir meine Symptome ein?

Seit etwa zwei Jahren habe ich zunehmende Gleichgewichtsstörungen und muss seit kurzem für längere Strecken einen Gehwagen benutzen. Sowohl das Kernspintomogramm als auch der Liquor sind normal. Mein Neurologe und mein Hausarzt meinen, so etwas käme vor, auch wenn man eine MS hätte. In der Kur hat man jetzt versucht, mir einzureden, ich hätte gar keine MS, sondern eine „somatoforme" Störung. Was ist das? Bilde ich mir meine Gangstörung nur ein?

Gerade junge Ärzte und Ärztinnen neigen leicht dazu, Krankheiten, die nicht lehrbuchgerecht sind, für seelische Störungen zu halten. Oft meinen sie es gut, weil sie damit die Hoffnung verknüpfen, dass eine sonst schwer behandelbare Krankheit durch psychotherapeutische Gespräche geheilt werden könne. Leider spielt aber oft auch ein Mangel an Erfahrung eine Rolle, und die bewusste oder unbewusste Absicht, einem Menschen zu unterstellen, er hätte einen Rentenwunsch oder wolle auf eine andere Weise aus seiner Krankheit einen Gewinn ziehen. Nichts ist so kränkend, wie einem Menschen, der wirklich krank ist, zu unterstellen, er bilde sich seine Krankheit nur ein.

Von den vielen MS-Patienten, die ich behandelt habe, kenne ich nur drei, bei denen die Lähmungen und Gleichgewichtsstörungen „psychogener" Natur waren, wobei ich mir bei einem dieser Fälle sogar bis heute nicht sicher bin. Eine „psychogene" oder, was dasselbe heißt, „somatoforme" Störung ist bei Patienten, die unter MS-Verdacht stehen, außerordentlich selten, die Diagnose ist schwierig und nur von jemandem zu stellen, der sehr viel Erfahrung hat, und sich in der Neurologie ebenso gut auskennt wie in der Psychologie. Meistens handelt es sich bei dem Verdacht auf eine somatoforme Störung bei MS-Kranken um eine Fehldiagnose.

5.7 Welche Fehldiagnosen sind möglich?

Manchmal frage ich mich, ob ich wirklich eine MS habe. Was sind die wichtigsten Differentialdiagnosen zur MS?

Obwohl die MS heutzutage sehr viel leichter zu erkennen ist als noch vor 30 Jahren, gehört die Diagnosestellung immer noch in die Hand des Erfahrenen. Folgende Irrtumsmöglichkeiten bestehen:

- Eine isolierte Sehnervenentzündung könnte mit einer MS verwechselt werden *(⇨ 2.5 Ist die Sehnervenentzündung immer ein MS-Symptom?).*
- Ein Bandscheibenvorfall in der Halswirbelsäule oder ein Rückenmarkstumor können das Bild einer primär progredienten MS imitieren. Das Leitsymptom des zervikalen Bandscheibenvorfalls ist der Schmerz, der „Hexenschuss" des Armes. In seltenen Fällen kann er jedoch fehlen, vor allem dann, wenn der Vorfall nicht seitlich auf die Nervenwurzeln, sondern auf das Rückenmark drückt und dieses komprimiert. Die Folge ist eine spastische Lähmung beider Beine, wie sie ja auch für das fortgeschrittene Stadium der MS typisch ist. Man spricht dann von einer *zervikalen Myelopathie.*
- Gelegentlich kann ein „juveniler" Schlaganfall mit einer MS verwechselt werden. Unterscheidungsmerkmale sind der plötzliche, „schlagartige" Beginn (im Gegensatz zum MS-Schub, der sich innerhalb von Stunden ausbildet) und der kernspintomographische Befund.
- Das Karpaltunnelsyndrom kann zu Kribbelparaesthesien der Finger führen und fälschlich den Verdacht auf eine MS erwecken. Junge Menschen, die nachts von einem unangenehmen Kribbeln der Finger wach werden und ihre Hand „ausschütteln" müssen, damit die Beschwerden besser werden, haben keine MS, sondern ein harmloses Karpaltunnelsyndrom. Dabei wird der Handnerv, der die drei daumenseitigen Finger versorgt, in der Handbeuge gereizt, weil er dort in einem relativ engen Knochenkanal, dem Karpaltunnel, verläuft.
- In extrem seltenen Fällen kann eine Neuroborreliose als MS verkannt werden *(⇨ 5.8 ✐ MS und Zeckenbiss - Habe ich eine Borreliose?).*

Weitere Verwechslungsmöglichkeiten (Hirntumor, Neurolues, Guillain-Barré-Syndrom, funikuläre Myelose, Syringomyelie, Dens-Hochstand) sind theoretisch möglich, kommen aber praktisch nicht vor.

5.8 ☝ MS und Zeckenbiss - Habe ich eine Borreliose?

Letzten Herbst ist bei mir eine MS festgestellt worden. Etwa 3 Monate vorher bin ich von der Zecke gestochen worden. Könnte es sein, dass ich gar keine MS, sondern eine Borreliose habe?

In den 80er Jahren wurde eine neue Krankheit entdeckt, die Borreliose. Ursache ist die Borrelie, ein korkenzieherartig gewundenes Bakterium. Sie wird durch Zecken übertragen. Übrigens stechen Zecken nicht, sie beißen. Im typischen Fall tritt Tage oder Wochen nach einem Zeckenbiss eine Hautrötung um die Bissstelle auf, die sich wie ein Tintenfleck auf einem Löschpapier immer weiter ausbreitet und schließlich in der Mitte abblasst. Man spricht von einer wandernden Hautröte oder einem Erythema chronicum migrans. Wiederum einige Wochen später kann es dann im infizierten Gebiet zu heftigsten Schmerzen kommen.

Nun ist diese akute Form der Borreliose mit einer MS natürlich überhaupt nicht zu verwechseln. Allerdings gibt es auch eine chronische, schubartig verlaufende Form der Borreliose, die in Einzelfällen eine entfernte Ähnlichkeit mit einer MS haben kann. Deshalb hatten anfänglich viele MS-Patienten, aber auch Ärzte, gehofft, dass sich hinter vielen MS-Erkrankungen in Wirklichkeit eine Borreliose verberge, die ganz einfach mit Penicillin ausgeheilt werden könne, zumal auch in den Fällen von echten Borreliosen der Zeckenbiss häufig nicht erinnert wird.

Diese Hoffnung hat sich leider nicht bestätigt. Obwohl wir routinemäßig alle MS-Patienten auf Borrelien untersuchen, haben wir keine einzige Fehldiagnose gefunden. Etwas verwirrend ist, dass bei vielen Menschen der Antikörper-Titer gegen Borrelien erhöht ist. Das heißt aber nicht, dass sie unter einer Borreliose leiden, sondern nur, dass ihr Blut bzw. ihre Lymphozyten irgendwann einmal in ihrem Leben mit Borrelien in Berührung gekommen sind und den Erreger erfolgreich abgewehrt haben.

Was den eingangs geschilderten Fall anbelangt, würde ich trotz der geringen Wahrscheinlichkeit, dass eine Fehldiagnose vorliegt, eine Titerbestimmung im Blut vornehmen. Sind keine Antikörper gegen Borrelien nachweisbar, ist die Sache klar. Finden sich jedoch welche, dann ist zu prüfen, ob ihre Symptomatik oder der kernspintomographische Befund mit einer Borreliose zu vereinbaren sind. In 99% der Fälle ist diese Entscheidung eindeutig zu treffen. Von einer hochdosierten Behandlung mit Antibiotika „auf Verdacht hin“ ist dringend abzuraten *(⇨ 25.6 Soll ich mich hochdosiert mit Antibiotika behandeln lassen?).*

5.9 ☝ Ist es sinnvoll, eine zweite Meinung einzuholen?

Ich bin nicht sicher, ob ich wirklich eine MS habe, und würde gerne noch eine zweite Meinung einholen. Andererseits bin ich mit meiner Neurologin sehr zufrieden und möchte sie nicht verärgern.

Ich halte es für sehr wichtig, eine zweite Meinung einzuholen. Kein kompetenter Arzt würde etwas dagegen haben. Die meisten meiner Patienten haben sich auf meinen Rat hin (oder hinter meinem Rücken) noch bei einem anderen Neurologen vorgestellt.

5.10 Verdacht auf MS - Uniklinik oder Stadtkrankenhaus?

Wenn es um so etwas Wichtiges geht, ob man eine MS hat oder nicht, sollte man sich dann nicht am besten in eine Universitätsklinik begeben?

Universitätskliniken sind von großem Vorteil, wenn es sich um seltene Krankheitsbilder oder schwierige Behandlungsmöglichkeiten handelt. Eine MS kann in 99% der Fälle ebenso gut auf der neurologischen Abteilung eines normalen Krankenhauses diagnostiziert werden. Aus der Sicht von skeptischen Menschen können Unikliniken zwei Nachteile haben:

1. sind zu viele Studenten und junge Ärzte da, die bestimmte diagnostische Maßnahmen, wie z.B. die Liquorpunktion, lernen wollen und

2. läuft man Gefahr, in eine Studie aufgenommen zu werden, in der es mehr um die Wissenschaft, als um den einzelnen Patienten geht.

5.11 ☝ MS-Diagnose so früh wie möglich?

Soll man wirklich alles darauf anlegen, eine MS so früh wie möglich zu diagnostizieren?

Ich erinnere mich an ein Gespräch, das ich vor einigen Jahren mit Ivan Illich, der durch das Buch „Nemesis der Medizin“ bekannt geworden ist, führte. Ich hatte ihm begeistert von den faszinierenden Möglichkeiten der Kernspintomographie berichtet. Nachdem er mir geduldig zugehört hatte, fragte er mich etwas spöttisch, ob es wirklich einen Grund gäbe, stolz darauf zu sein, eine MS so früh wie möglich diagnostizieren zu können? Werde damit nicht unnötig ein Schatten über das Leben eines jungen Menschen geworfen, bei dem es vielleicht bei einem einzigen Schub bliebe *(⇨ 35.6 Was ist das Zauberberg-Syndrom?)*?

Damals bin ich ihm die Antwort schuldig geblieben, aber jetzt weiß ich, warum die frühe Aufklärung so wichtig ist. Aus zwei Gründen:

1. Viele Menschen spüren, dass mit ihnen etwas nicht stimmt. Oft sind es flüchtige Symptome, kaum der Rede wert und schwer in Worte zu fassen. Insgeheim werfen sie sich vor, sich zu genau zu beobachten, und nicht ganz zu Unrecht fürchten sie, von anderen als Hypochonder abgestempelt zu werden. Es ist wichtig, dass sie Klarheit bekommen.

2. Durch die Verfeinerung der diagnostischen Verfahren werden heutzutage leichte und leichteste Verlaufsformen der MS diagnostiziert, die durch eine Umstellung der Lebensweise gut zu beeinflussen sind *(⇨ 12.4 ☝ Was ist die „Goldene Regel“ der MS?).*

   Beispiel: Ein 17jähriges Mädchen erkrankt kurz vor dem Abitur an einer Sehnervenentzündung. Dass der Verdacht auf eine MS besteht, wird ihr verschwiegen. Da sie eine hervorragende Leichtathletin ist, entschließt sie sich, eine Karriere als Sportlerin zu machen. Bei den Vorentscheidungen für die Teilnahme an der Olympiade bricht sie nach einem 400m-Lauf zusammen. Wenige Wochen später wird eine MS diagnostiziert.

Vielleicht hätte sie sich auch für den Sport entschieden, wenn man mit ihr über den MS-Verdacht gesprochen hätte, aber so hat man sie entmündigt, indem man ihr eine wesentliche Information vorenthalten hat, und man ist unbewusst von der fatalistischen Vorstellung ausgegangen: Egal, was sie tut, sie kann doch nichts gegen ihr Schicksal tun *(⇨ 35.7 ✍ Immer die Wahrheit?)*.

Ob eine frühzeitige Diagnose auch angestrebt werden sollte, um möglichst frühzeitig mit einer medikamentösen Therapie beginnen zu können, bleibt umstritten *(⇨ 20.8 ✍ Therapie mit Betainterferonen – so frühzeitig wie möglich?)*.

6 Kernspintomographie (KST)

6.1 Was kann man auf den Kernspinbildern sehen?

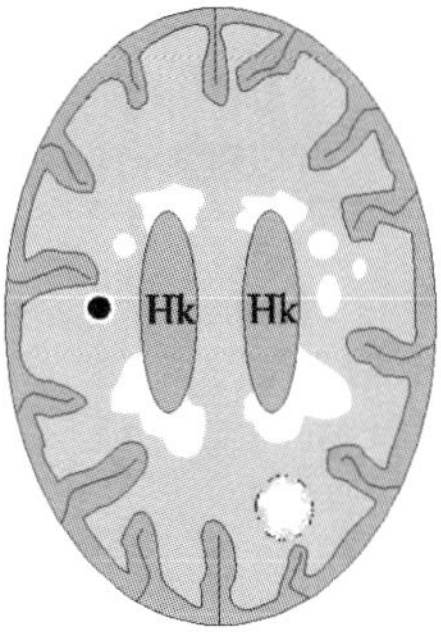

Abbildung 13: Auf dem Kernspintomogramm sind zwei Arten von Herden zu unterscheiden: In der T2-Wichtung (Liquor in den Hirnkammern hell) zeigen sich alle Herde als „weiße Flecken". In der T1-Wichtung (Liquor in den Hirnkammern dunkel) und zeigen sie sich als „schwarzes Löcher". Hk = Hirnkammern

Der typische Befund bei der MS zeigt sich als rundliche oder ovale weiße Flecken, die in der weißen Substanz des Gehirns verstreut sind. Sie haben Vorzugslokalisationen und zwar an den Rändern der Hirnkammern. Mit einer bestimmten Technik (T1-Betonung) erscheinen Ansammlungen von Wasser im Gehirn dunkel bzw. schwarz. Bei diesen Aufnahmen ist der Liquor in den Hirnkammern schwarz dargestellt. Die meisten MS-Herde behalten ihr weißliches Aussehen, einige stellen sich jedoch dunkel dar. Das sind die „schwarzen Löcher" *(⇨ 3.18 Was sind „schwarze Löcher"?)*.

6.2 ☝ Sind die weißen Punkte beweisend für eine MS?

Heute war ich zur Kernspinuntersuchung. Ich hatte es mir schlimmer vorgestellt. Hinterher hat mir der Röntgenarzt fünf weiße Flecken gezeigt, die mitten im Gehirn neben den Hirnkammern lagen. Er meinte, die könnten durchaus zu einer MS passen, es kämen aber auch noch andere Krankheiten in Frage. Das hat mich jetzt ganz verwirrt. Ich dachte, die weißen Flecken würden eine MS beweisen.

Es gibt kernspintomographische Befunde, die so MS-typisch sind, dass gar keine andere Krankheit in Frage kommt. Dann kann man allein aufgrund der Bilder die Diagnose mir großer Sicherheit stellen. Das ist aber nur etwa in einem Drittel der Fälle so. In einem weiteren Drittel lassen die weißen Punkte nur den Verdacht auf eine MS zu, und in einem letzten Drittel sind die Herde uncharakteristisch. Der Radiologe schreibt dann oft: „Die hyperintensen Läsionen (= weiße Herde) sind nicht MS-typisch, aber mit einer MS vereinbar. Differentialdiagnostisch kommen vaskuläre Schädigungen in Betracht.“

Tatsächlich sind die MS-Herde oft nicht sicher von „Mikroinfarkten“ zu unterscheiden, also kleinen umschriebenen Durchblutungsstörungen im Rahmen einer Arteriosklerose der Hirngefäße.

Außerdem gibt es junge Menschen, die kleine weiße Punkte im Gehirn haben und völlig gesund sind. Diese Punkte werden als „UBOs“ bezeichnet, unidentified bright objects, in scherzhafter Anlehnung an die fliegenden Untertassen, die „UFOs“ (= unidentified flying objects). Die „UBOs“ sind oft winzig und liegen direkt unter der Hirnrinde, während die MS-Herde ja die Ufer der Hirnkammern bevorzugen. Vermutlich sind die weißen Punkte harmlose Närbchen, die von einer Kinderkrankheit geblieben sind. Masern z.B. sollen häufiger mit einer leichten Hirnentzündung einhergehen, als man bisher angenommen hat.

Oft wird behauptet, auch die Borreliose könnte zu kleinen weißen Flecken im Kernspintomogramm führen, die leicht mit einer MS verwechselt werden könnten *(⇨ 5.8 ✍ MS und Zeckenbiss - Habe ich eine Borreliose?)*. Das kann ich aus meiner Erfahrung nicht bestätigen. Von den Borreliosepatienten, die ich kenne, hatten nur ganz wenige vereinzelte weiße Flecken im Kernspintomogramm. Diese lagen wie die UBOs ziemlich nahe an der Hirnrinde, und niemand wäre auf die Idee gekommen, sie für MS-typisch zu halten.

6.3 Wann sollte auch die Wirbelsäule mituntersucht werden?

Ich habe seit Jahren Schmerzen in beiden Armen und Taubheitsgefühle in den Fingern. Mein Orthopäde sagte, das komme von dem Verschleiß in meiner Halswirbelsäule. Neurologisch ist ein Karpaltunnelsyndrom ausgeschlossen worden. Man sagt zwar, die MS mache keine Schmerzen, aber könnten meine Beschwerden nicht doch etwas mit meiner MS zu tun haben?

In diesem Fall ist dringend eine Kernspintomographie der Halswirbelsäule angezeigt. Die Beschwerden können im wesentlichen zwei Ursachen haben: entweder einen zervikalen Bandscheibenvorfall oder zervikale MS-Herde. Das eine ist von dem anderen klinisch nicht sicher zu unterscheiden *(⇨ 5.7 Welche Fehldiagnosen sind möglich?)*.

Der Bandscheibenvorfall in der Halswirbelsäule stellt die wichtigste Differentialdiagnose der MS dar. Im normalen Röntgenbild ist er nicht zu sehen, darum muss die Halswirbelsäule kernspintomographisch untersucht werden. Natürlich kommt auch ein MS-Befall des Halsmarks infrage. Aber auch wenn die MS sehr viel häufiger mit Schmerzen einhergeht, als allgemein angenommen wird, sind die beklagten Beschwerden doch eher MS-untypisch und müssen weiter abgeklärt werden.

Viele denken übrigens, man könne bei der Kernspintomographie des Kopfes die Halswirbelsäule „in einem Aufwasch" mitmachen. Aber man gewinnt nicht viel, denn die Untersuchungen müssen hintereinander gemacht werden und dauern dementsprechend doppelt so lange. Wenn man dann auch noch die Brust- und Lendenwirbelsäule mituntersuchen lassen will, dann läuft das auf das Vierfache hinaus, ist also ein Riesenaufwand.

6.4 Kernspintomographie - Immer mit Kontrastmittel?

Wenn ich diese Kernspinuntersuchung mache, muss ich mir dann ein Kontrastmittel geben lassen oder erkennt man auch ohne genug? Aufgrund meiner zahlreichen Allergien habe ich einen Heidenrespekt vor allem, was ich nicht kenne.

Die Kernspintomographie wird meist erst ohne und dann mit Gadolinium durchgeführt. Gadolinium ist kein Kontrastmittel im eigentlichen Sinn, aber es funktioniert ähnlich, indem es sich dort anreichert, wo die Blut-Hirn-Schranke durchlässig ist. Es dient dazu, frische von älteren Herden zu unterscheiden.

Unbedingt erforderlich ist die Gadoliniumgabe nicht. Sie verbessert auch nicht die Empfindlichkeit der Untersuchung, indem z.B. Herde nachgewiesen werden können, die ohne Kontrastmittelgabe unentdeckt geblieben wären. Wenn jemand zu allergischen Reaktionen neigt, spricht aus meiner Sicht nicht viel dagegen, vorsichtshalber darauf zu verzichten.

6.5 Kernspintomographie normal - Kann ich trotzdem eine MS haben?

Ich hatte vor 4 Monaten eine Sehnervenentzündung und jetzt ein Elektrisieren im Nacken, wenn ich den Kopf nach vorne beuge. Die Kernspintomographie des Gehirns und der Liquor sind normal. Kann ich trotzdem eine MS haben?

Ja. Gerade im Frühstadium der Erkrankung lassen Kernspintomographie und Liquor oft im Stich. Als Regel gilt: Je frischer die MS ist, desto häufiger können Kernspintomographie und Liquor negativ sein. Im vorliegenden Fall sollte man jedoch dringend eine zusätzliche Kernspintomographie der Halswirbelsäule veranlassen. Ich kenne nur wenige Fälle mit dem beschriebenen „Elektrisieren“ *(⇨ 2.6 Was ist das Lhermittesche Zeichen?),* in denen kein Herd im Halsmark nachweisbar war.

6.6 Gibt es einen Kernspintomographen für Menschen mit Platzangst?

Morgen früh ist meine so gefürchtete Kernspin-Untersuchung (ich leide schon immer an Platzangst) und nun, wo es zu spät ist zum Absagen, habe ich entdeckt, dass es ein Gerät ohne Röhre gibt! Es heißt „MR-Open". Das gibt es sicherlich nicht überall, vielleicht nur in großen Städten, aber ich würde gerne dafür 200 km fahren....

Tatsächlich gibt es einen Kernspintomographen ohne Röhre, die sogenannte MR-Open. Allerdings hat sie nur 0,2 Tesla, während die jetzt üblichen Geräte 1,5 Tesla haben, das heißt, die Qualität der Bilder ist wesentlich schlechter *(⇨ 6.11 Was ist ein Tesla?).* Als Alternative gibt es übrigens auch kürzere Röhren, die nur vom Kopf bis zum Oberkörper reichen und einen etwas größeren Durchmesser als die üblichen Geräte haben. Leider sind diese auch nur in wenigen Röntgeninstituten verfügbar.

6.7 Kernspintomographie - Wann ist eine Kontrolle sinnvoll?

Heute war ich bei meiner Neurologin, und sie hat mir mitgeteilt, dass es mal wieder an der Zeit sei, den Kernspin zu kontrollieren. Die letzte Untersuchung hat vor 3 Jahren stattgefunden. Ich habe mir Bedenkzeit ausgebeten, weil ich eine panische Angst vor der Röhre habe. Ist eine Kontrolle wirklich nötig?

In der Regel ist eine Kontrolle der Kernspintomographie nicht erforderlich. Wichtig ist ja der klinische Zustand und nicht, wie das Kernspintomogramm aussieht. Allerdings kann ich mir zwei Situationen vorstellen, in denen ich eine Kontrolle empfehlen würde:

1. Jemand hat eine MS seit fünf Jahren. Anfänglich ist es zu zwei Schüben gekommen, dann war vier Jahre lang Ruhe. Jetzt ist ein erneuter Schub aufgetreten. Der Neurologe empfiehlt eine Betainterferon-Therapie.

Ich würde die Entscheidung nicht zuletzt davon abhängig machen, inwieweit sich der kernspintomographische Befund verschlechtert hat. Wenn sich jetzt nach fünf Jahren zeigt, dass eine Menge Herde hinzugekommen sind, spricht das für die Einleitung einer immunmodulatorischen Behandlung, wenn der Befund gleichgeblieben ist, spricht das eher dagegen.

2. Wenn jemand seit 10 Jahren an einer MS leidet und wegen eines schweren Müdigkeitssyndroms und Konzentrationsstörungen eine Rente beantragen will, dann würde ich eine Kontrolle der Kernspintomographie veranlassen, um den Rentenantrag durch objektive Daten zu untermauern. Auch wenn die Zahl der Herde nicht immer mit den klinischen Beschwerden korreliert, wird doch kein Gutachter eine Rente ablehnen können, wenn höhergradige Veränderungen vorliegen. In diesem Fall ist besonders auch auf eine Verschmälerung des Hirnbalkens zu achten, die sehr häufig bei Konzentrations- und Gedächtnisstörungen nachweisbar ist *(⇨ 18.1 Warum bin ich immer so vergesslich?)*.

6.8 Können MS-Herde wieder verschwinden?

Heute hat mich mein Neurologe über das Ergebnis des neuen Kernspintomogramms informiert. Er sagt, im Vergleich zu vor zwei Jahren sind zwei Herde verschwunden. Kann es sein, dass sich MS-Herde in Luft auflösen?

MS-Herde können nicht verschwinden. Es kann höchstens sein, dass man sie einmal auf den Kernspintomographiebildern sieht und dann wieder nicht. Für dieses scheinbare Verschwinden gibt es zwei Gründe:

1. Ein kleiner MS-Herd erscheint im frischen Stadium durch das Umgebungsödem sehr viel größer, als er in Wirklichkeit ist *(⇨ 3.2 ✍ Was ist ein Umgebungsödem?)*. Dieser „aufgeblähte“ Herd zeigt sich im ersten Kernspintomogramm, aber Jahre später, wenn nur noch ein winzige Narbe zurückgeblieben ist, kann er unterhalb der Nachweisbarkeitsgrenze liegen.

2. Die Schichten bei der Kernspintomographie haben immerhin eine Dicke von 5 mm. Wenn ein kleiner Herd genau mitten in einer Schicht liegt, stellt er sich klar und deutlich dar. Bei der nächsten Untersuchung kann es sein, dass er zwischen zwei Schichten rutscht und deshalb nicht mehr sichtbar ist, denn die Position der Schichten ist von Untersuchung zu Untersuchung immer etwas verschoben.

Ob ein Herd, in dem es zu einer besonders guten Remyelinisierung kommt, kernspintomographisch verschwinden kann, ist theoretisch denkbar, aber nicht erwiesen.

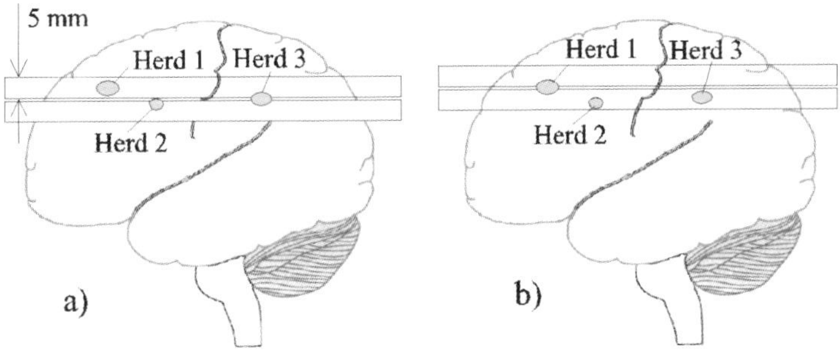

Abbildung 14: Die Kernspinschichten sind 5 mm dick. Zwischen ihnen besteht ein schmaler Spalt. Die Position der Schichten verrutscht von Untersuchung zu Untersuchung um ein paar Millimeter. In Untersuchung a) zeigt sich Herd 1 deutlich, Herd 2 flau und Herd 3 überhaupt nicht. Bei der Kontrolluntersuchung b) ist Herd 1 scheinbar verschwunden, Herd 2 nach wie vor nachweisbar und Herd 3 scheinbar neu aufgetreten

6.9 ☝ Was ist das klinisch-radiologische Paradox?

Ich habe gehört, dass zwischen dem Bild der MS im Kernspintogramm und dem klinischen Befund große Unterschiede sein können. Das verstehe ich nicht, denn eigentlich sind doch alle MS-Symptome Folgen der MS-Herde, also müsste doch das eine mit dem anderen weitgehend übereinstimmen.

Anfänglich, das heißt vor mehr als 20 Jahren, hatte man tatsächlich angenommen, man könne jedem Herd ein Symptom oder umgekehrt jedem Symptom einen Herd im Kernspintomogramm zuordnen. Leider hat sich das nicht bestätigt: Jemand kann ein mit Herden übersätes Gehirn haben und beschwerdefrei sein, und ein anderer ist schwer behindert, obwohl er nur ein paar Herde hat *(⇨ 3.7 Was ist ein „stummer" Herd?).*

Drei Gründe für das klinisch-radiologische Paradox:

- Viele Herde können wenige Ausfälle machen, wenn sie in „stummen" Hirnregionen liegen.
- Eine Art von Herden können nahezu vollständig remyelinisieren, in anderen entstehen irreparable Defekte.
- Da der wirkliche Erkrankungsbeginn oft nicht bekannt ist, entstehen Fehleinschätzungen der Krankheitsaktivität, d.h. der jährlichen Herdproduktionsrate.

Es gibt nur wenige Stellen im Gehirn, die verlässlich zu voraussagbaren Ausfällen führen. Ein Beispiel ist die Capsula interna. Das ist eine kleine Hirnregion, welche die Form eines Bumerangs hat. Hierhin streben fächerförmig alle Fasern, die von der motorischen Hirnrinde kommen und vereinigen sich zur Pyramidenbahn. Hier kann ein winziger Herd zu einer kompletten Halbseitenlähmung führen.

An erster Stelle ist es somit von Bedeutung, strategisch wichtige und strategisch unwichtige Lokalisationen von Herden zu unterscheiden. Ich möchte das an zwei Fällen verdeutlichen:

> Im ersten Fall geht es um einen Patienten, dessen Krankheit vor acht Jahren begonnen hat und seit zwei oder drei Jahren ins chronische Stadium eingetreten ist. Ganz genau lässt sich der Zeitpunkt nicht festlegen, aber da er noch täglich mit seinem Hund ausgeht, merkt er, dass die übliche Runde von ca. zwei Kilometern ihm immer schwerer fällt. Jetzt muss er sich zwei Mal auf eine Bank setzen, um sich auszuruhen, während er noch vor zwei Jahren in einem Rutsch durchgehen konnte.
>
> Im zweiten Beispiel handelt es sich um einen Mann, der vor ebenfalls acht Jahren einen einzigen Schub erlitt und zwar in Form einer Schwäche in beiden Beinen, die sich nur unvollständig zurückbildete. Seit jener Zeit wird es peu à peu langsam schlechter. Die elf Stufen ins erste Stockwerk schafft er nur noch, indem er sich quasi am Geländer nach oben zieht.

Sie werden vermutlich denken: „Na gut, im ersten Fall handelt es sich um einen sekundär chronisch progredienten und im zweiten um einen primär chronisch progredienten Verlauf." Interessant wird es aber, wenn wir uns die Kernspinbilder ansehen. Das Gehirn des ersten ist mit Herden übersät. Man zählt mehr als zwei Dutzend. An manchen Stellen sind die Herde richtig zusammengeflossen wie Pocken auf der Schale einer Miesmuschel. Das Gehirn des anderen ist herdfrei. Nur im Halsmark hat er einen einzigen langgestreckten, spindelförmigen Herd.

Ändert diese Information etwas? Ich denke, ja. Es ist ein Unterschied, wenn jemand eine MS hat, die in acht Jahren zwei Dutzend Herde produziert hat, und bei einem anderen ist nur ein einziger Herd aufgetreten – ganz abgesehen von einer Einschränkung der Hirnleistungsfähigkeit, die im 2. Fall wenig wahrscheinlich ist. Man kann also sagen, die eine MS ist aktiver als die andere, wenn man das Kriterium zugrunde legt, wieviele Herde sie im Jahr erzeugt.

Trotzdem erscheint die aktivere Form klinisch „gutartiger" als die weniger aktive. Das erste klinisch-radiologische Paradox ist also, dass eine MS „an sich" gutartig sein und trotzdem zu schweren bleibenden Behinderungen führen kann.

Der zweite wichtige Grund, warum der klinische und der radiologische Befund auseinanderfallen können, ist, dass Herd nicht gleich Herd ist *(⇨ 3.17 Was sind Typ-1- und Typ-2-Herde?).* Es gibt Herde, in denen der Zerstörungsprozess relativ milde abgelaufen ist, und Herde, die geradezu ausgehöhlt erscheinen, als habe man dort einen Tropfen Schwefelsäure eingebracht. Während in dem einen Fall eine Remyelinisierung möglich ist *(⇨ 3.6 Was ist ein „Schattenherd"?),* gehen im anderen sogar die Nervenfasern zugrunde *(⇨ 3.18 Was sind „schwarze Löcher"?).*

Es gibt noch einen dritten wichtigen Grund für das klinisch-radiologische Paradox: Meist kennen wir den wirklichen Erkrankungsbeginn nicht. Eine MS, die sich heute als Sehnervenentzündung bemerkbar macht, kann schon vor 10 Jahren mit „stummen" Herden begonnen haben *(⇨ 5.5 ☝ Wann hat meine MS wirklich angefangen?).* In diesem Falle könnte man aus dem Befund von 10 Herden keinesfalls schließen, dass es sich um einen relativ stürmischen Anfang handelt.

6.10 ☝ Warum bollert es in der Röhre so?

Wenn ich wüsste, warum es in der Röhre so bollert, hätte ich vielleicht weniger Angst.

Manche finden das bollernde Geräusch noch belästigender als die Enge. Früher dachte ich, es komme von Detektoren, die im Gerät rotieren. Es ist aber das An- und Ausschalten der Stromkreise, das für die sehr lauten Geräusche verantwortlich ist.

6.11 Was ist ein Tesla?

In der Beschreibung zur Kernspinuntersuchung steht, die Magnetfeldstärke in dem Gerät sei 1,5 Tesla. Darunter kann ich mir nichts vorstellen.

Die Magnetfeldstärke der Erde beträgt 1 Gauss. 10.000 Gauss sind ein Tesla. Ein Kernspintomograph mit 1,5 Tesla hat also die 15.000fache Stärke des Erdmagnetfeldes. Das klingt gigantisch, soll aber harmlos sein *(⇨ 6.12 ☝ Können starke Magnetfelder schädlich sein?)*.

6.12 ☝ Können starke Magnetfelder schädlich sein?

Wenn ich im Kernspintomographen liege, dann werden doch praktisch alle meine Atome im Gehirn in eine bestimmte Richtung gezwungen. Ist das wirklich absolut harmlos?

Die Sorge ist nicht ganz unbegründet. Als Galilei 1610 die untergehende Sonne mit dem Teleskop beobachtete, entdeckte er merkwürdige dunkle Flecken, die über die Sonnenscheibe wanderten. Erst drei Jahrhunderte später fand man, dass von diesen Sonnenflecken ein starkes Magnetfeld ausgeht. Es sprießt an unerwarteten Stellen und zu unregelmäßigen Zeiten aus der Sonnenoberfläche hervor und wechselt in unregelmäßigem Rhythmus seine Intensität. In Zeiten, in denen viele Sonnenflecken auftreten, ist die Korona von tanzenden Lichtbändern erfüllt, was sich für den Beobachter als faszinierendes Schauspiel präsentiert. Man spricht von einem magnetischen Sturm. Die Zahl der Einlieferungen in Nervenkliniken soll unmittelbar vor einem solchen Ereignis ansteigen, und Arktisforscher haben von extremer Reizbarkeit in solchen Zeiten berichtet. Es wäre also denkbar, dass das starke Magnetfeld geringfügige Wirkungen auf das Gehirn ausübt, aber bisher hat mir niemand berichtet, dass sich sein Denken oder Fühlen im Kernspintomographen verändert hätte, und es spricht bisher auch nichts dafür, dass das Magnetfeld schädliche Folgen haben könnte.

7 Liquor

7.1 ☝ Tut die Liquorpunktion weh?

Ich habe furchtbare Angst vor der Rückenmarkspunktion, aber mir hat jemand gesagt, die Untersuchung sei weniger schlimm als eine Blutentnahme. Kann das stimmen?

Ja. Fast alle Patienten sagen nach der Untersuchung, dass sie sich diese viel schlimmer vorgestellt haben und sind überrascht, dass sie überhaupt keinen Schmerz verspürt haben. Manche Ärzte betäuben die Haut vor der Punktion mit einem Lokalanaesthetikum, andere halten das für überflüssig, weil der Einstich nicht wehtut.

Je erfahrener der Arzt ist, desto problemloser gelingt es ihm, mit der Nadel den Weg zwischen den Dornfortsätzen hindurch zu finden, wenn die Wirbelsäule allerdings etwas verkrümmt ist, kann es auch dem Erfahrensten passieren, dass er auf Knochen trifft oder eine Nervenwurzel berührt, die dann mit einem elektrisierenden Schmerz reagiert, der etwas unangenehm, aber harmlos ist. In ganz seltenen Fällen kann es passieren, dass ein winziges Blutgefäß in der Rückenmarkshaut verletzt wird. Das ist eigentlich kein Problem, aber die Auswertung des Rückenmarkswassers ist dann erheblich beeinträchtigt, weil es ja im wesentlichen darauf ankommt, zu zeigen, das bestimmte Eiweiße nur im Liquor, aber nicht im Blut vorkommen *(⇨ 8.1 ☝ Was sind oligoklonale Banden?)*. Im schlimmsten Fall muss die Untersuchung nach ein paar Tagen wiederholt werden.

7.2 ☝ Liquorpunktion - Sind die Kopfschmerzen normal?

Ich hatte am Mittwoch vor einer Woche meine erste Lumbalpunktion ambulant beim Neurologen. Er meinte, dass ich am nächsten Tag wieder arbeiten gehen kann. Habe auch 24 Stunden nur gelegen. Danach hatte ich jedoch sehr starke Kopf- und Nackenschmerzen, und ich bin noch zusätzlich 4 Tage hauptsächlich im Bett geblieben. Ist das immer so schlimm mit den Kopfschmerzen?

Nein. Jeder reagiert etwas anders auf die Liquorpunktion, aber wenn man alle Erfahrungen zusammenfasst, ergibt sich ein erstaunliches Ergebnis: Die Kopfschmerzen nach einer Liquorpunktion hängen nicht von der Geschicklichkeit des Arztes ab, nicht davon, ob stationär oder ambulant punktiert wird, nicht davon, ob man anschließend 24 Stunden das Bett hütet oder gleich aufsteht, und nicht einmal von der Menge der entnommenen Rückenmarksflüssigkeit.

Bei Verdacht auf MS ist es üblich, etwa 10 Milliliter abzunehmen. Zum Vergleich sei erwähnt, dass in einen Fingerhut 2 Milliliter hineinpassen. Die Gesamtmenge des Liquors in den Hirnkammern und im Rückenmarkskanal beträgt 150 Milliliter, das entspricht einer Kaffeetasse, die bis an den Rand gefüllt ist. Pro Tag werden 500 Milliliter neugebildet, so dass die entnommenen 10 Milliliter in weniger als einer halben Stunde wieder ersetzt sind.

Die Kopfschmerzen treten aber meist erst 5 oder 6 Stunden nach der Punktion, manchmal sogar erst zwei Tage später auf. Eine viel größere Menge an Liquor geht vermutlich auf eine andere Weise verloren. Und zwar entsteht durch die Punktion ein Loch in dem derben Rückenmarkssack, das sich nicht sofort wieder schließt. Durch dieses Leck sickert der Liquor unbemerkt in das Gewebe. Dabei kann es sich um mehrere Hundert Milliliter handeln, ohne dass es zu einer von außen sichtbaren Schwellung kommt. Wenn diese Vermutung zutreffend ist, wäre es naheliegend, dem Patienten zu empfehlen, sich nach der Punktion so lange wie möglich auf den Bauch zu legen, so wie man eine Dose, die undicht ist, auf die Seite legt, die dem Loch gegenüberliegt. Leider bringt das aber auch nicht viel, so dass ich den Patienten sage, sie könnten sich hinlegen, wie sie wollen. Die Hauptsache ist, sie liegen bequem.

Es gibt eine ganz verlässliche Regel, die lautet: Die Wahrscheinlichkeit, dass Kopfschmerzen auftreten, ist um so größer, je jünger, je größer und je schlanker ein Patient ist. So habe ich es nie erlebt, dass jemand, der alt, klein und dick war, Beschwerden nach einer Liquorpunktion bekommen hat.

Dasselbe trifft auf Patienten zu, die gleich nach der Punktion aufstehen, um eine Zigarette zu rauchen. Ich erwähne dies, weil es kurios, und nicht, weil es nachahmenswert ist.

7.3 ☝ Kann bei der Punktion das Rückenmark verletzt werden?

Ist die Angst, dass die lange Nadel bei der Punktion ins Rückenmark eindringen kann, wirklich unbegründet?

Oft hört man die Frage, ob bei der Liquorpunktion die Gefahr einer Rückenmarksschädigung bestehe. Das ist nicht der Fall, weil sich das Ende des Rückenmarks etwa in Höhe der Bandscheibe zwischen dem 1. und 2. Lendenwirbelkörper befindet, und die Punktion wesentlich tiefer erfolgt. Sogar der unerfahrenste Arzt kann sich in dieser Hinsicht nicht vertun.

Die einzige ernstzunehmende Komplikation bei der Liquorpunktion ist die iatrogene (vom Arzt erzeugte) Hirnhautentzündung, das heißt, dass beim Einführen der Nadel Bakterien von der Haut in den Rückenmarkskanal gelangen und sich dort vermehren. So etwas ist außerordentlich selten und kommt in weniger als 1 von 1000 Fällen vor. Ein Warnzeichen ist die Nackensteifigkeit, die aber nicht ganz verlässlich ist, da es auch als Folge der Punktion zu einer leichten Reizung der Hirnhäute kommen kann.

7.4 Liquorpunktion - ambulant oder stationär?

Früher war es üblich, Liquorpunktionen nur im Krankenhaus durchzuführen und die Patienten über eine Nacht dort zu behalten. Jetzt setzt sich die ambulante Untersuchung mehr und mehr durch, und aus meiner Sicht spricht auch nichts dagegen. Es ist ideal, wenn der Patient nach der Punktion in einem separaten Raum etwa eine Stunde auf einer Liege ruhen kann und dann von einem Angehörigen nach Hause gebracht wird. Ob Kopfschmerzen auftreten oder nicht, hängt nicht von der Liegedauer nach der Punktion ab.

7.5 Was ist die Sprotte-Nadel?

Ich habe gelesen, dass es besondere Nadeln für die Liquorpunktion gibt, bei denen es hinterher zu keinen Beschwerden kommt.

Manchmal liest man in Frauenzeitschriften von einer sogenannten „atraumatischen“ Punktion mit der Sprotte-Nadel. Dabei handelt es sich um eine Nadel, die besonders dünn ist. Das Besondere ist aber, dass sich ihre Öffnung nicht wie bei den anderen Nadeln in der Spitze befindet, sondern kurz davor an der Oberkante. Auf diese Weise ist es möglich, das Ende der Nadel so spitz zulaufen zu lassen, dass sie beim Eindringen in den Rückenmarkskanal kein Loch in den Duralsack stanzt, sondern die längsverlaufenden Fasern zur Seite drängt. Wird die Nadel zurückgezogen, schließen sie sich wieder wie die Kordeln einer spanischen Wand.

So überzeugend das Konzept ist, nach meiner Erfahrung sind die Kopfschmerzen durch die Verwendung der Sprotte-Nadel weder seltener noch weniger heftig. Ein gravierender Nachteil ist, dass die Nadel so biegsam ist, dass es nicht gelingt, sie ohne Führung durch die Haut bis in den Wirbelkanal vorzuschieben. Man muss also vorher ein mehrere Zentimeter langes, ziemlich dickes Führungsrohr durch die Haut bis kurz vor die Dornfortsätze legen, was mehr weh tut, als die Punktion mit einer normal dicken Nadel.

7.6 Die Blut-Hirn-Schranke - Was ist das eigentlich?

Die MS ist doch eine Entzündungskrankheit. Ich habe mich oft gefragt, warum man sie eigentlich nicht wie andere Entzündungskrankheiten im Blut nachweisen kann? Mein Arzt hat mir gesagt, das läge an der Blut-Hirn-Schranke, aber ich habe nicht verstanden, was er damit meint.

Viele wundern sich darüber, dass bei der MS, obwohl sie eine Entzündungskrankheit ist, keine Entzündungszeichen im Blut gefunden werden. Jeder weiß, dass eine Lungenentzündung, aber auch eine Halsentzündung oder ein chronisches Rheuma zu einer Erhöhung der Blutsenkungsgeschwindigkeit (BSG) führt. Bei der MS ist die BSG normal. Warum? Die Erklärung ist, dass die Antikörper, die im Gehirn oder im Rückenmark gebildet werden, aus einem geheimnisvollen Grund nicht ins Blut gelangen. Es muss also so etwas wie eine Schranke oder ein Filter zwischen dem zentralen Nervensystem und dem übrigen Körper existieren.

Diese lässt sich am besten mit den beiden Versuchen nachweisen, die der Neurologe Goldmann Ende des 19. Jahrhunderts durchgeführt hat. Goldmann spritzte Ratten einen blauen Farbstoff in die Vene. Als er die Tiere nach einem Tag tötete und untersuchte, fand er, dass sich alle Organe blau angefärbt hatten - mit Ausnahme von Gehirn und Rückenmark. In einem zweiten Versuch injizierte er den Farbstoff in die Hirnkammern. Bei der Obduktion stellte sich heraus, dass der Farbstoff nun nur in Gehirn und Rückenmark nachweisbar war, während die übrigen Organe ungefärbt geblieben waren. Damit ist die Existenz einer Schranke zwischen dem zentralen Nervensystem und dem übrigen Körper auf eine elegante Weise bewiesen worden.

Man fragt sich natürlich, wie diese Schranke anatomisch aussieht. Es handelt sich einfach um das Endothel, die Innenhaut der Hirngefäße, das nur für ganz bestimmte Stoffe durchlässig ist. Das liegt daran, dass die Fugen zwischen den plattenförmigen Endothelzellen an der Blut-Hirnschranke verkittet sind, während sie im übrigen Körper schmale Spalträume bilden, die für im Blut gelöste Stoffe frei passierbar sind.

8 Oligoklonale Banden

8.1 ☝ Was sind oligoklonale Banden?

In meinem Entlassungsbericht steht, dass in meinem Liquor die oligoklonalen Banden positiv waren. Was heißt das?

Die oligoklonalen Banden gehören zur Gruppe der Immunglobuline. Dabei handelt es sich um Antikörper, die von Lymphozyten gegen körperfremde Substanzen, z.B. eine fremdartige Kette von Aminosäuren im Eiweißmantel eines Virus, gebildet werden. Da die Moleküle groß und sperrig sind, können sie die Blut-Hirn-Schranke schlecht passieren *(⇨ 7.6 Die Blut-Hirn-Schranke - Was ist das eigentlich?)*, das heißt, wenn sie im Liquor gefunden werden, aber im Blut bzw. der Blutflüssigkeit (Serum) nicht nachweisbar sind, dann ist das ein Beweis, dass sie jenseits der Blut-Hirn-Schranke, also im Gehirn gebildet worden sind. Dies findet aber nur im Rahmen eines Entzündungsvorganges statt.

Wie kann man die oligoklonalen Banden nachweisen? Ganz einfach. Wenn man einen Tropfen Blutflüssigkeit auf einen Streifen Löschpapier bringt und an diesen eine Spannung anlegt, so dass sich der positive Pol am anderen Ende befindet, so werden die Eiweißmoleküle, die stark negativ geladen sind, zum positiven Pol wandern. Dies tun sie um so langsamer, je sperriger sie sind. Auf diese Weise werden sie voneinander getrennt, und es entstehen auf dem Löschpapier schmale Bänder, die von Antikörpern gleicher Art gebildet werden. Wiederholt man dasselbe mit Liquor, den man entsprechend konzentriert hat, bilden sich dieselben Bänder aus, denn hierbei handelt es sich um geringe Konzentrationen von Eiweißen, die durch kleine Risse in der Blut-Hirn-Schranke „geleckt“ sind. Wenn sich aber im Liquor Bänder (Banden) zeigen, die im Blut fehlen, dann ist bewiesen, dass diese Antikörper im Gehirn oder im Rückenmark entstanden sind. Da die oligoklonalen Banden immer nur im Vergleich mit dem Blut nachgewiesen werden können, müsste man korrekt sagen: Die oligoklonalen Banden sind im Liquor positiv und im Blut negativ, aber es hat sich eingebürgert, von „positiven Oligoklonalen“ zu sprechen.

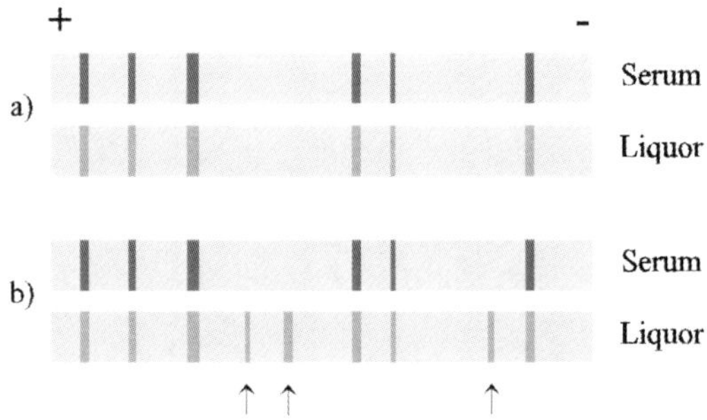

Abbildung 15: Oligoklonale Banden:
a) ohne Befund und b) MS-typisch

Die Abbildung oben zeigt, dass im Liquor drei Banden nachweisbar sind, die im Serum fehlen. Damit ist zwar bewiesen, dass hier ein chronischer entzündlicher Prozess im ZNS vorliegt, allerdings nicht, dass es sich dabei um eine MS handeln muss *(⇨ 8.2 ✍ Beweisen die oligoklonalen Banden eine MS?).*

8.2 ✍ Beweisen die oligoklonalen Banden eine MS?

Wenn bei mir oligoklonale Banden im Liquor nachgewiesen werden, ist es dann sicher, dass ich eine MS habe?

Es gibt Krankheiten, wie zum Beispiel AIDS, die man durch einen spezifischen Test nachweisen kann. Nach einem solchen Test wird natürlich auch bei der MS fieberhaft gesucht, obwohl es wegen der eben erwähnten Blut-Hirn-Schranke wenig wahrscheinlich ist, dass dies im Blut gelingen wird; aber auch ein spezifischer Liquor-Test wäre ein wichtiger Fortschritt. Den gibt es jedoch nicht.

Oligoklonale Banden kommen unter anderem bei der Herpesenzephalitis, der Neurosyphilis und der Neuroborreliose vor. Sie sind also nicht spezifisch für eine MS, allerdings hochverdächtig, weil die MS die bei weitem häufigste entzündliche ZNS-Erkrankung ist und die übrigen in Frage kommenden Krankheiten in der Regel klinisch so unterschiedlich von der MS sind, dass eine Verwechslung nur selten vorkommt *(⇨ 5.8 ✍ MS und Zeckenbiss - Habe ich eine Borreliose?).*

8.3 Oligoklonale positiv - Wie sicher ist es, dass ich eine MS habe?

Weil ich in den letzten Monaten wiederholt Schwindelanfälle und einen Hörsturz hatte, hat man bei mir das Rückenmarkswasser untersucht. Dort hat man oligoklonale Banden gefunden. Mein behandelnder Arzt hat gesagt, das könnte MS sein, obwohl die Kernspintomographie einen normalen Befund ergeben hat. Wie hoch ist die Wahrscheinlichkeit, dass ich MS habe?

Das ist eine wirklich schwere Frage. Zunächst einmal geht es darum, wie häufig die oligoklonalen Banden falsch positiv sind, d.h. sie sind im Liquor nachweisbar, obwohl man keine MS hat. Manche sagen, das ist nur in 1% der Fall, andere vermuten 10-15%.[7]

Gehen wir einmal von den 1% aus, die nach meiner Einschätzung eher zutreffend sind. Damit wären die oligoklonalen Banden ein sehr sensibler Test. Das heißt, wenn man 100 Personen mit positiven oligoklonalen Banden nimmt, haben davon 99 eine MS und einer ist gesund. (Der Einfachheit halber möchte ich einmal davon absehen, dass auch andere chronische ZNS-Entzündungen in Frage kommen.) Wie groß ist nun die Wahrscheinlichkeit, dass der Fragesteller eine MS hat: 99%, 90%, 50% oder ca. 10% ?

Sie meinen 99%? Lassen Sie uns nachdenken. Stellen wir uns vor, dass aus irgendeinem Grund 100.000 Menschen im Rahmen einer Reihenuntersuchung punktiert und die Oligoklonalen bestimmt werden. Da die MS-Häufigkeit 1:1000 beträgt, werden darunter 100 MS-Kranke sein. Die Oligoklonalen werden bei 1%, das heißt 1.000 Untersuchten falsch positiv sein. Dazu kommen die 100 richtig positiven Befunde, die wirklich eine MS haben. Die Wahrscheinlichkeit, dass der junge Mann eine MS hat, beträgt also 100/1100 = 10/110 = 9%.

Fast jeder liegt mit seiner Schätzung daneben. Falls es Sie tröstet: Auch die meisten Neurologen tippen auf 90 oder 99%. Das heißt, man kann mit der Interpretation von „objektiven“ Untersuchungsergebnissen

[7] Kostulas VK e.a. Oligoclonal IgG bands in CSF: principles for demonstration and interpretation based on findings in 1114 neurological patients. Arch Neurol 1987; 44: 1041

nicht vorsichtig genug sein. Die Treffsicherheit hängt ganz wesentlich davon ab, ob die Untersuchung aus einem triftigen Grund durchgeführt wurde. Je fundierter der Verdacht auf eine MS ist, desto aussagekräftiger sind die Oligoklonalen. Als Suchreaktion sind sie denkbar schlecht geeignet!

Wenn jemand eine Sehnervenentzündung und ein halbes Jahr später ein „Korsettgefühl“ gehabt hat, und dann die Oligoklonalen positiv sind, dann hat er mit Sicherheit eine MS (sogar unabhängig davon, was die Kernspintomographie sagt). Ganz anders liegen die Verhältnisse jedoch, wenn jemand „vorsichtshalber“ wegen Ohrgeräuschen oder einer vorübergehenden Schwindelattacke punktiert wird. Wenn dann die Oligoklonalen positiv sind, dann ist die Chance relativ hoch, dass er trotzdem keine MS hat.

8.4 ☝ Oligoklonale negativ - Kann ich trotzdem eine MS haben?“

Ich hatte eine vorübergehende Schwäche im rechten Bein und ein sehr unangenehmes Engegefühl des Fußes. Im Liquor sind keine oligoklonalen Banden gefunden worden. Heißt das, dass eine MS ausgeschlossen worden ist?

Man sagt, dass die oligoklonalen Banden bei 90-97% der MS-Patienten positiv sind. Das ist eine irreführende Angabe. Ich will erklären, warum.

Als wir vor 20 Jahren anfingen, uns mit der MS zu beschäftigen, untersuchten wir nebenbei auch die Frage, in wieviel Prozent der Fälle die oligoklonalen Banden bei klinisch sicheren MS-Patienten positiv sind. Bei unseren Patienten waren es 97%. Daraus zogen wir den naheliegenden Schluss, dass die oligoklonalen Banden bei 97% aller gesicherten MS-Fälle nachweisbar sind.

Das war ein Denkfehler. Erst viel später fiel uns ein, dass die Erkrankungsdauer eine Rolle spielt. Wir hatten Patienten untersucht, die eine durchschnittliche Erkrankungsdauer von etwa 10 Jahren hatten. Der korrekte Schluss hätte also lauten müssen: Bei Patienten mit einer klinisch sicheren MS und einer durchschnittlichen Erkrankungsdauer von 10 Jahren, sind die oligoklonalen Banden in 97% der Fälle positiv.

Leider sagt dieser hohe Prozentsatz überhaupt nichts darüber aus, wieviel Prozent der Patienten, die später eine klinisch sichere MS entwickeln, schon beim 1. oder 2. Schub positive oligoklonale Banden haben. Dieser Prozentsatz ist tatsächlich wesentlich geringer und lässt sich aus mathematisch-statistischen Gründen schwer abschätzen.

Nehmen wir einmal an, 100 Patienten mit einer isolierten Sehnervenentzündung würden auf oligoklonale Banden untersucht und 20% davon seien positiv. Nach 5 Jahren hat sich bei der Hälfte der Patienten die Verdachtsdiagnose auf MS bestätigt. Davon wären bei 15 Patienten positive Oligoklonale nachweisbar gewesen, das entspricht 30%. Dann könnte man sagen: Also sind die Oligoklonalen im Frühstadium der MS in 30% positiv. Aber viele MS-Erkrankungen bestätigen sich erst nach 10- oder 15jährigem Verlauf, und es gibt auch Patienten, die zwar eine sichere MS haben, bei denen es aber bei einem einzigen Schub bleibt. Es gibt also prinzipiell keine Möglichkeit, die Treffsicherheit der Bestimmung der oligoklonalen Banden im Frühstadium zu bestimmen.

Woran es liegt, dass die oligoklonalen Banden bei dem einen nachweisbar sind und bei dem anderen nicht, obwohl beide eine MS haben, ist nicht bekannt. Es kann nur vermutet werden, dass es etwas mit dem Kontakt der MS-Herde mit dem Liquorraum zu tun hat. Als Faustregel gilt: Je ausgeprägter der MS-Befund im Kernspintomogramm, desto wahrscheinlicher ist es, dass auch die oligoklonalen Banden gefunden werden. Allerdings kann es auch sein, dass sie bei einem einzigen winzigen Herd positiv sind, wenn dieser direkt an eine Hirnkammer oder an ein Drainagesystem, das zu den Hirnkammern führt, grenzt.

Nach meiner Erfahrung würde ich schätzen, dass die oligoklonalen Banden beim ersten Schub einer sich später als sicher erweisenden MS in höchstens 30% der Fälle positiv sind. Sie sind also für die Frühdiagnose wenig geeignet. Darum bin ich auch so zurückhaltend den Liquorpunktionen gegenüber *(⇨ 8.5 ✍ Muss bei Verdacht auf MS immer punktiert werden?)*.

8.5 ☝ Muss bei Verdacht auf MS immer punktiert werden?

Im Krankenhaus hat man mir gesagt, die Untersuchung des Rückenmarkwassers gehöre zur Diagnose der MS dazu. Aber ich habe sie erst mal abgelehnt, weil ich furchtbare Angst davor habe. Jetzt mache ich mir Vorwürfe, weil ein wichtiger Mosaikstein für die Diagnose fehlt.

Eine Reihe von Ärzten besteht auf der Liquoruntersuchung, bevor sie die Diagnose einer MS stellen. „Das gehört einfach dazu“, argumentieren sie. Schließlich sei es ja nicht nur wichtig, nachzuweisen, dass sich im Gehirn weiße Punkte befänden, sondern auch, dass diese weißen Punkte eine entzündliche Ursache hätten. Sie sagen also, dass man das „Multiple“ im Kernspintomogramm nachweist, aber den Entzündungsprozess im Liquor.

Gegen diese Argumentation ist wenig einzuwenden. Sie ist plausibel. Manchmal stellt sich ein Arzt jedoch auf einen anderen Standpunkt. Er denkt: „Wenn es sich bei dieser jungen Frau um meine Tochter handeln würde, würde ich dann auch der Ordnung halber punktieren?“

Aus meiner Sicht ist die Liquorpunktion in vielen Fällen entbehrlich. Sie ist nicht gefährlich, aber sie ist doch in einigen Fällen unangenehm. Darum sollte man sie nur durchführen, wenn wirklich etwas davon abhängt. Wenn jemand zum Beispiel eine Sehnervenentzündung hat und im Kernspintomogramm MS-typische weiße Flecken nachweisbar sind, ist die Wahrscheinlichkeit, dass er oder sie eine MS hat, sehr groß. Wenn ich punktiere und die Oligoklonalen positiv sind, bestätigt der Befund, was ich vorher schon wusste, wenn sie negativ sind (was zu Beginn der MS sogar wahrscheinlich ist), ist damit die Diagnose um keinen Deut unsicherer geworden.

9 Visuell evozierte Potentiale

9.1 ☝ Was sind die visuell evozierten Potentiale (VEP)?

Ich habe einen Termin für die VEP bekommen. Ist die Untersuchung unangenehm, und was kann man damit feststellen?

Zunächst einmal: Die VEP-Untersuchung ist schmerzlos und völlig ungefährlich. Sie wird in einem abgedunkelten Raum vor einem Fernseher durchgeführt. Auf dem Bildschirm ist ein schwarz-weißes Schachbrettmuster zu sehen. Am Hinterkopf werden zwei Elektroden befestigt, und zwar an den Stellen, die sich direkt über der rechten bzw. linken Sehrinde befinden. Die Elektroden sind dieselben, wie sie beim EKG oder EEG verwendet werden.

Wenn ein Lichtreiz die Sehrinde erreicht, entsteht dort eine kleine elektrische Erregung, eine Potentialschwankung, die durch die Elektroden abgeleitet und elektronisch verstärkt werden kann. Da die einzelnen Reizantworten nur sehr schwach sind, muss der Reiz viele Male wiederholt werden, damit sich das Potential deutlicher darstellen lässt.

Praktisch wird so vorgegangen, dass die Untersuchungsperson einen Punkt in der Mitte des Bildschirms fixiert. Dann beginnt die Untersuchung, indem das Schachbrettmuster wechselt: schwarz-weiß, weiß-schwarz, schwarz-weiß usw.. Auf dem Bildschirm des Verstärkers hebt sich mit jedem neuen Lichtreiz ein deutlicheres Potential ab, das wie eine tiefe Mulde aussieht. Es zeigt sich z.B., dass die Spitze dieses Potentials links bei 95 Millisekunden, rechts bei 124 Millisekunden liegt. Das ist die Zeit, die der Lichtreiz gebraucht hat, um von der Netzhaut über den Sehnerven in das linke bzw. rechte Sehhirn zu gelangen. Der Normalwert liegt etwa bei 100 Millisekunden, weshalb die nach unten gerichtete Zacke auch P100-Welle heißt. In diesem Fall liegt also eine deutliche Verzögerung der VEP links vor, was praktisch der Beweis für eine vorangegangene Sehnervenentzündung ist.

9.2 ☝ Macht es Sinn, die VEP regelmäßig zu kontrollieren?

Jedes halbe Jahr kontrolliert mein Neurologe die VEP, und jedes Mal kommen andere Werte dabei heraus. Bedeutet das was, und sind die häufigen Wiederholungen wirklich notwendig?

Wenn die visuell evozierten Potentiale (VEP) einmal verlängert sind, bleiben sie es in aller Regel auch. Da die Untersuchung relativ störungsanfällig ist, können die Werte von Untersuchung zu Untersuchung stark schwanken. Eine Bedeutung hat das nicht. Aus meiner Sicht sind die Kontrollen überflüssig, obwohl sie von vielen Neurologen in halb- oder ganzjährigen Abständen durchgeführt werden, vor allem dann, wenn sie über einen eigenen Messplatz verfügen.

10 Verlauf

10.1 ☝ Welche Verlaufsformen der MS gibt es?

Ich habe gelesen, dass es drei Verlaufsformen der MS gibt: schubförmig, sekundär chronisch und primär chronisch. Gestern in der MS-Gruppe kam es zu einer Diskussion, weil jemand behauptete, heutzutage würde man vier Verläufe unterscheiden, und ein anderer meinte, es gäbe mindestens sieben. Eine langjährige MSlerin war sogar der Ansicht, das mit den Verlaufsformen sei alles Unsinn. Wieviele gibt es denn nun wirklich?

Die 4 Verlaufsformen der MS

- schubförmig-remittierend (relapsing-remitting)
- primär progredient (primary progressive)
- sekundär progredient (secondary progressive)
- progredient-remittierend (progressive relapsing)

Früher ist man tatsächlich von drei Verlaufsformen ausgegangen: dem rein schubförmigen, dem sekundär chronischen und dem primär chronischen Verlauf. Später wurde diese Einteilung vor allem aus zwei Gründen kritisiert:

1. wegen der unkorrekten Verwendung des Wortes chronisch, denn schließlich ist eine MS ja immer chronisch, auch wenn sie schubförmig verläuft; und
2. weil es nicht nur eine allmähliche Verschlechterung gibt, sondern auch eine treppenförmige Zunahme der Ausfälle durch Schübe, die sich nicht vollständig zurückbilden.

Darum unterscheidet man heute den schubförmig-remittierenden, den primär progredienten, den sekundär progredienten und den progredient-remittierenden Verlauf, wobei sich das Wort „remittierend“ vom lateinischen remittere = zurückschicken, wiederkommen ableitet.

Wenn man die „stummen“ Verlaufsformen hinzuzählt, sind es bereits fünf. Manche halten aber auch die isolierte Sehnervenentzündung für eine besondere Verlaufsform, die zwischen der „stummen“ und der rein schubförmigen einzuordnen ist. Damit sind wir schon bei sechs Verlaufsformen angelangt und haben dabei noch nicht einmal die gefürchtete perakute MS berücksichtigt, die innerhalb von Wochen und Monaten zum Tod führen kann *(⇨ 3.19 Was ist die „akute“ MS (ADEM)?)*.

10.2 Wie sind die verschiedenen Verlaufsformen zu erklären?

Wie kommt es, dass die MS so unterschiedlich verläuft? Schließlich soll es ja ein und dieselbe Krankheit sein.

Wie die MS verläuft, hängt theoretisch von vier Faktoren ab:

1. der Krankheitsaktivität (Herdproduktion pro Jahr);
2. der Krankheitsaggressivität (Ausmaß der Zerstörung in den Herden);
3. der Entzündungsaktivität in den Herden (Schwelt die Entzündung weiter oder erlischt sie?); und
4. der Lokalisation der Herde.

Beginnen wir mit der Krankheitsaktivität. Als Grad der Krankheitsaktivität gilt die Zahl und die Größe der Herde, die pro Jahr produziert werden. Verläuft die Krankheit sehr aktiv mit großen und vielen Einzelherden, kann sie innerhalb von Wochen und Monaten zu schweren Ausfällen führen. Sind die Herde klein und gering an Zahl, dann bleibt die MS oft schubförmig oder kommt zum Stillstand, da die Krankheitsaktivität im Laufe der Jahre abnimmt.

Aber auch die Art der Herde spielt eine wichtige Rolle. Handelt es sich um Typ-1-Herde, in denen die Oligodendrozyten nur geschädigt, aber nicht vollständig vernichtet werden, kann der entstandene Schaden durch Remyelinisierungsvorgänge (Neummantelung der Nervenfasern mit Myelin) weitgehend wieder repariert werden. Ist die Zerstörung aggressiver, wie in den Typ-2-Herden, dann gibt es keine effektiven Reparaturvorgänge *(⇨ 3.17 Was sind Typ-1- und Typ-2-Herde?)*.

In ähnlicher Weise zerstörerisch wird sich ein Entzündungsprozess auswirken, der nicht zur Ruhe kommt, wie es bei chronisch aktiven Herden der Fall ist.

Der letzte wichtige Faktor ist die Lokalisation. Herde können sich an strategisch wichtigen oder an strategisch unwichtigen Stellen im zentralen Nervensystem entwickeln. So hat ein Herd mitten im Marklager des Gehirns keine klinisch fassbaren Symptome zur Folge, ein gleich großer Herd im Rückenmark kann aber zu einer Lähmung beider Beine führen *(⇨ 3.7 Was ist ein „stummer“ Herd?).*

Der primär progrediente Verlauf nimmt eine Sonderposition ein und bedarf der gesonderten Besprechung *(⇨ 10.4 Was ist eine primär progrediente MS?).*

10.3 Wie stellt man sich den Übergang in das sekundär progrediente Stadium vor?

Warum wird eine schubförmige MS irgendwann einmal chronisch progredient?

Bei der MS sind zwei Prozesse voneinander zu unterscheiden: Das eine ist die Produktion neuer Herde, also der wiederholte, zeitlich gestaffelte Angriff auf die weiße Hirnsubstanz. Die Herdproduktionsrate nimmt im Laufe der Jahre ab und kommt schließlich ganz zum Erliegen. In demselben Zeitraum – und das ist der andere Prozess – schwelt der Entzündungsprozess in einigen Herden untergründig weiter und führt zu einem kontinuierlichen Absterben von Nervenfasern *(⇨ 3.16 ✐ Zerstört die MS auch die Nervenfasern?).*

Wir haben also zwei Vorgänge, die sich überlagern: Eine abnehmende Produktion von Herden bzw. Schüben, und zunehmende Ausfälle durch schleichende Axonverluste. Irgendwann einmal treten die Schübe in den Hinter- und der Zerfallsprozess in den Vordergrund. Dann ist die Schwelle zum chronisch progredienten Stadium erreicht.

Ob es in allen Herden zu einem schleichenden Axonuntergang kommt, ist mehr als zweifelhaft. Vermutlich steht er in den Typ-1-Herden im Hintergrund und ist am ausgeprägtesten in den Typ-2-Herden, den sogenannten „schwarzen Löchern“ *(⇨ 3.17 Was sind Typ-1- und Typ-2-Herde?).*

10.4 Was ist eine primär progrediente MS?

Meine MS ist von Anfang an schleichend gewesen, und ich habe nie Schübe gehabt. Irgendwie habe ich immer das Gefühl, dass ich zu den „normalen" MS-Kranken gar nicht richtig zugehöre. Was ist das Besondere an dem primär chronischen Verlauf?

Die primär progrediente Verlaufsform gilt als besonders ungünstig, weil sie innerhalb von Monaten oder Jahren zur Rollstuhlabhängigkeit führen kann. Es sollte erwartet werden, dass in diesen Fällen besonders viele und besonders aggressive MS-Herde im Gehirn und Rückenmark gefunden werden, aber das Gegenteil ist der Fall. Diese Patienten haben ungewöhnlich wenige Herde, und manchmal sind sogar gar keine nachweisbar. Das spricht dafür, dass hier ein anderer Krankheitsprozess abläuft, der von der herdförmigen Entzündung unabhängig ist.

Eine MS ohne Schübe und Herde, da liegt natürlich der Gedanke nahe, ob es sich nicht um eine Fehldiagnose handelt. Bevor die modernen Untersuchungsmöglichkeiten (Kernspintomographie, Bestimmung der oligoklonalen Banden) zur Verfügung standen, war die Diagnose einer primär progredienten MS immer mit einer hohen Unsicherheit belastet und eigentlich immer eher ein Verdacht als eine sichere Diagnose. Zu groß waren die Verwechslungsmöglichkeiten mit einem zervikalen Bandscheibenvorfall, einem Rückenmarkstumor, einer funikulären Myelose oder einer Neurolues *(⇨ 5.7 Welche Fehldiagnosen sind möglich?)*.

10.5 Ist die primär progrediente MS eine eigenständige Krankheit?

Wenn die primär progrediente MS keine richtigen Schübe und keine oder nur wenige Herde hat, gehört sie dann wirklich zu den MS-Krankheiten dazu?

Das ist ein in der Vergangenheit häufig diskutiertes Problem: Handelt es sich bei der primär progredienten MS tatsächlich nur um eine besondere Verlaufsform der MS oder aber um eine ganz andere Krankheit, die nur gewisse Eigenschaften mit der MS gemeinsam hat (z.B. chronische Entzündungszeichen im Liquor)? Die Frage ist also, ob sie ein eigenständiges Krankheitsbild ist.

So etwas ist z.B. bei der Hepatitis (Leberentzündung) bekannt. Es gibt die akute und die chronische Hepatitis. Die chronische Hepatitis kann entweder die Folge einer vorangegangenen akuten Hepatitis sein oder sich aber eigenständig als Autoimmunerkrankung entwickeln. Beide chronischen Hepatitiden sehen unter dem Mikroskop fast gleich aus, obwohl sie völlig unterschiedliche Ursachen und auch eine unterschiedliche Prognose haben. Der Vergleich mit der sekundär und der primär progredienten MS liegt nahe.

Für die Annahme, dass die primär progrediente MS ein eigenständiges Krankheitsbild ist, spricht, dass nicht nur die Schübe, sondern auch die Herde fehlen bzw. unverhältnismäßig selten nachweisbar sind. Von älteren MS-Forschern wurde bei der primär progredienten Verlaufsform auch von einer „spinalen" MS gesprochen. Man glaubte also, dass es bei diesem Verlauf zufällig zu einer Häufung der Herde im Rückenmark komme. Das ist auch heute nicht ganz auszuschließen, weil bei den wenigsten MS-Erkrankten die ganze Wirbelsäule kernspintomographisch untersucht wird und die Auflösung in diesem Bereich nicht gut genug ist, um auch kleinere Herde nachzuweisen.

10.6 Was ist eine „spinale" MS?

Bei mir begann die MS mit einem Schweregefühl in den Beinen, ich kam einfach nicht mehr die 15 Stufen zu meiner Wohnung rauf. Die Schwäche hat langsam immer mehr zugenommen. Seit einem Jahr benutze ich für weitere Strecken einen Rollstuhl. Im Kernspin habe ich nur einen einzigen Herd im Halsmark. Meine Neurologin sagt, ich sei primär chronisch. Aber könnte ich nicht einfach nur Pech gehabt haben, dass der Herd an einer ungünstigen Stelle sitzt?

Das läßt sich z. Zt. noch nicht eindeutig beantworten. Zwei Ansichten stehen sich gegenüber: Die einen meinen, das Wesen der primär progredienten Verlaufsform bestehe darin, *ohne* Herde zu langsam zunehmenden Ausfällen zu führen. Die anderen halten die primär progrediente Verlaufsform für eine *spinale* MS, also eine MS mit bevorzugtem Befall des Rückenmarks.

Vielleicht wird sich in den kommenden Jahren herausstellen, dass beide Formen voneinander zu unterscheiden sind, und dass tatsächlich nur die erste im eigentlichen Sinn primär progredient ist. Wichtig ist die Unterscheidung nicht zuletzt deshalb, weil bei der letzteren die Hirnbeteiligung im Hintergrund steht, das heißt, eine Beeinträchtigung der geistigen Leistungsfähigkeit ist unwahrscheinlich. Der Verdacht auf eine spinale Form der MS besteht dann, wenn die MS nicht schleichend, sondern wie ein Schub beginnt, der sich allerdings nur unvollständig zurückbildet und zu häufigen Reaktivierungen führt. In diesen Fällen sollte immer eine Kernspintomographie des Rückenmarks erfolgen.

10.7 Primär und sekundär progrediente MS – Was ist der Unterschied?

Ich habe mich kernspintomographisch vom Kopf bis zu den Lendenwirbeln untersuchen lassen. Es sind keine Herde zu sehen, und der Radiologe hat mich gefragt, warum ich mit Gehhilfe komme und welche Krankheit dahintersteckt? Aber mein Liquor war eindeutig entzündet, und mein Neurologe sagt, ich hätte ganz sicher eine MS. Aber warum habe ich keine Herde?

Als wir Mitte der 80er Jahre eine der ersten kernspintomographischen Studien in Deutschland durchführten, ging es vor allem um die Frage, wie treffsicher die Methode ist. Wir untersuchten 86 Patienten mit einer klinisch sicheren MS und einer durchschnittlichen Krankheitsdauer von ca. 10 Jahren. Nur drei davon wiesen keine Herde im Gehirn auf. Damit lag die diagnostische Treffsicherheit bei 96%[8].

Das war zwar kein schlechtes Ergebnis, aber irgendwie war es uns doch ein Dorn im Auge, warum es nicht 100% waren. Wir überprüften die Krankengeschichten, aber es stellte sich heraus, dass die Diagnose einer MS bei diesen drei Patienten ebenso sicher war wie bei den anderen. Leider achteten wir damals nicht darauf, welche Verlaufsform diese „Ausrutscher“ hatten: Sie waren alle drei primär progredient.

Ohne uns genauer Rechenschaft darüber abzugeben, waren wir davon ausgegangen, die primär progrediente Verlaufsform sei nichts anderes als die Summation von vielen kleinen Schüben, die zu schnell aufeinander folgten, um sich spürbar zurückbilden zu können. Wenn das jedoch wahr wäre, müssten Patienten mit einem primär progedienten

[8] W. Weihe u.a.: Die diagnostische Wertigkeit der Kernspintomo-graphie bei Multipler Sklerose, Nervenarzt (1987)

Verlauf besonders viele Herde im Kernspintomogramm aufweisen – und gerade dies stellte sich als falsch heraus.

1991 erschien eine wichtige Arbeit zu diesem Thema in den Annals of Neurology. 24 MS-Patienten wurden über 6 Monate serienmäßig kernspintomographisch jeweils mit und ohne Kontrastmittel untersucht. 12 der Patienten hatten eine primär progrediente MS, die anderen 12 eine sekundär progrediente MS. Bei den 12 Patienten mit der sekundär progredienten MS wurden 109 neue Läsionen in diesem Zeitraum entdeckt, das entspricht 18,2 neue Herde pro Patient und Jahr. Von diesen reicherten 87% Gadolinium (Kontrastmittel) an. Im Gegensatz dazu wurden bei den primär progredienten Patienten nur 20 neue Läsionen gefunden (3,3 neue Herde pro Patient und Jahr) und nur einer von diesen nahm Kontrastmittel auf.

Das Ergebnis ist überraschend, denn eigentlich hatte man damit gerechnet, dass die primär und sekundär progredienten Verlaufsformen sich in der Herdproduktionsrate ähnelten. Vier von den zwölf Patienten mit primär progredienter MS zeigten übrigens klinisch eine eindeutige Verschlechterung, ohne dass neue Herde nachweisbar waren. Damit ist die Erklärung des chronischen Fortschreitens durch eine hohe Krankheitsaktivität, also eine hohe Zahl von jährlich produzierten Herden, eindeutig widerlegt. Hier muss ein anderer, bisher noch rätselhafter Prozess eine Rolle spielen, der unabhängig von den Herden abläuft *(⇨ 10.8 Wie lässt sich das „Chronische“ bei der MS erklären?)*.

10.8 Wie lässt sich das „Chronische“ bei der MS erklären?

Warum wird die MS chronisch progredient? Weil immer neue Herde dazukommen und schließlich die Kompensationsmöglichkeiten des Gehirns erschöpft sind? Oder weil in den Herden ein untergründiger Zerstörungsprozess abläuft?

Wir wissen viel über Schübe und Herde, aber relativ wenig über das Chronische. Früher wurde angenommen, das Chronische sei die Folge der Summation vieler Herde, so wie ein Schiff eine Menge kleiner Lecks verträgt, aber irgendwann einmal zu sinken beginnt. Diese Annahme ist sicher falsch, denn beim primär progredienten Verlauf finden sich nur wenige oder überhaupt keine Herde *(⇨ 10.7 Primär und sekundär progrediente MS – Was ist der Unterschied?)*.

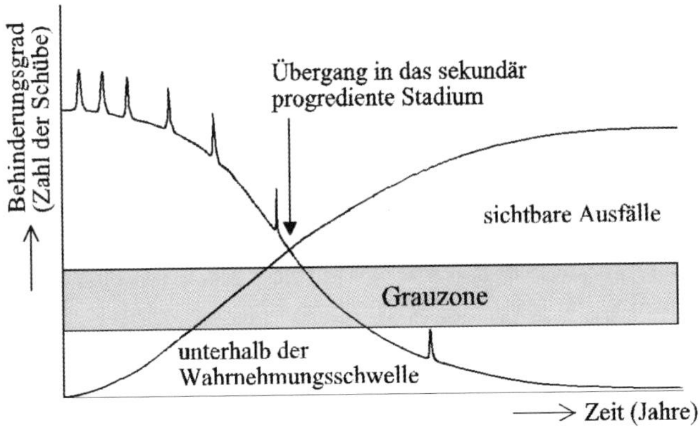

Abbildung 16: Die Zahl der Schübe nimmt im Lauf der Jahre ab (obere Kurve), während der Untergang von Nervenfasern langsam zunimmt (untere Kurve). Letzterer bleibt zunächst unterhalb der Wahrnehmungsschwelle, macht sich dann durch rasche Ermüdbarkeit bemerkbar und führt schließlich zu sichtbaren Ausfällen.

Die andere Annahme ist, es gebe zwei Arten von Herden, von denen die eine ausheile bzw. durch Vernarbung zum Stillstand komme, während in der anderen die Entzündung nicht zur Ruhe komme und wie ein Schwelbrand fortschreite *(⇨ 3.4 Sind alle MS-Herde gleich?).*

Als dritte Möglichkeit kommt in Betracht, dass das Herdförmige und das Chronische bei der MS zwei unterschiedliche Vorgänge sind, die nicht direkt etwas miteinander zu tun.

Wie ist es wirklich? Lange Jahre wurde angenommen, die Progredienz sei in enger Weise mit den Herden verknüpft, und die primäre und die sekundäre Progredienz seien wesensmäßig gleiche Prozesse. Beide Annahmen bedürfen möglicherweise der Revision. Es spricht einiges dafür, dass die primär progrediente Verlaufsform auf einem herdunabhängigen schleichenden Prozess beruht, und der Übergang in die sekundär progrediente Verlaufsform dadurch zustande kommt, dass die Entzündung in einigen Herden nicht ganz abklingt und in ihnen wie in der Glut eines Schwelbrandes ständig Nervenfasern zugrunde gehen. Die Ausfälle können lange Zeit unterhalb der Wahrnehmbarkeitsschwelle bleiben bzw. als frühzeitige Erschöpfung zum Ausdruck kommen.

10.9 Bin ich schon im chronischen Stadium?

Meinen letzten Schub hatte ich vor einem Jahr. Trotzdem habe ich das Gefühl, dass es langsam bergab geht, obwohl es manchmal Tage gibt, da könnte ich Bäume ausreißen. Vor allem die Müdigkeit macht mir zu schaffen. Wenn ich im Supermarkt einkaufen gehe, muss ich aufpassen, dass ich direkt in der Nähe des Eingangs einen Parkplatz finde, sonst schaffe ich es nicht. Bin ich schon im chronischen Stadium?

Der Schilderung nach ist es wahrscheinlich, dass die Krankheit mit dem letzten Schub in das progrediente Stadium eingetreten ist. Viele halten das für eine Katastrophe und meinen, jetzt schreiet die Behinderung unaufhaltsam weiter fort. Das ist aber durchaus nicht immer der Fall *(⇨ 10.10 Heißt progredient, dass es immer weiter bergab geht?).*

10.10 Heißt progredient, dass es immer weiter bergab geht?

„Progredient" bedeutet doch „fortschreitend". Heißt das nicht, man ist in einen Strudel geraten, aus dem man nicht mehr herauskommt und der einen in die Tiefe zieht?

Es gibt zwar den progredienten Verlauf, bei dem es langsam aber sicher bergab geht, häufiger ist jedoch der progrediente Verlauf, der ein Plateau erreicht, der sich also einem bestimmten Behinderungsgrad annähert und dort mit Schwankungen zum Stillstand kommt. Das ist in vielen Fällen schon vor dem Rollstuhlstadium der Fall.

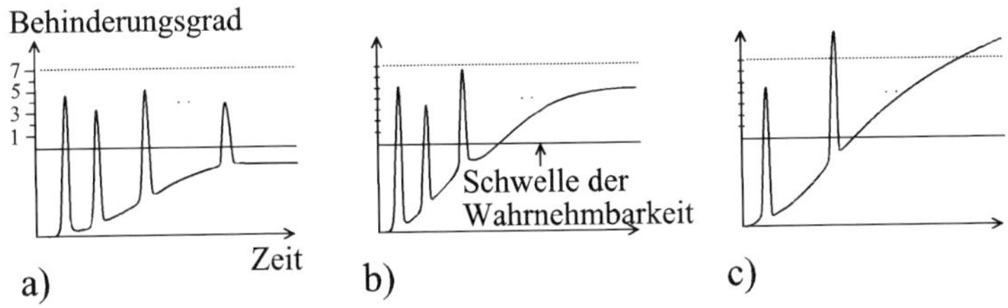

Abbildung 17: Das Fortschreiten der Erkrankung kann jederzeit zum Stillstand kommen. In a) unterhalb der Wahrnehmungsschwelle, aber mit leichter Erschöpfbarkeit einhergehend, in b) erreicht die Erkrankung bei einem Behinderungsgrad zwischen 5 und 6 ihr Plauteau, nur in Fall c) schreitet sie weiter voran (selten).

10.11 ✍ Ist die MS launisch?

Die MS gilt als eine der launischsten Erkrankungen. Man sagt, das Unheimliche an ihr sei nicht nur, dass sie lautlos über Nacht kommt und die Betroffenen in einer ständigen Bedrohung leben, sondern auch, dass es keine Möglichkeit gäbe, den Verlauf der Krankheit zuverlässig einzuschätzen. Das ist ein Vorurteil aus vergangenen Zeiten. Ich werde später darauf zurückkommen *(⇨ 12.2 ✍ Wie lauten die 10 Prognoseregeln zur MS?)*. An dieser Stelle möchte ich die Gründe dafür zusammenfassen, warum uns die MS so unberechenbar erscheint, um der abergläubischen Vorstellung entgegenzutreten, die MS habe menschliche oder tierische Eigenschaften. Wenn wir uns mit den Voraussagen über den Verlauf der MS irren, liegt das an unserer Unwissenheit und nicht an einer Charakterschwäche eines unheimlichen Fabelwesens, zu dem die MS oft hochstilisiert wird.

Für die Launenhaftigkeit der MS werden gewöhnlich die folgenden fünf Argumente angeführt, die ersten drei kennen wir zwar bereits von der Besprechung des klinisch-radiologischen Paradoxons, aber ich werde sie der Vollständigkeit halber wiederholen:

1. Die Zahl der Herde sagt nichts über die Behinderung aus.
2. Die Zahl der Herde, die pro Jahr neu entstehen, sagt nichts über die Aggressivität der MS aus.

3. Die Lokalisation der Herde sagt nichts darüber aus, ob sie zu Ausfällen führen oder nicht.
4. Die Schübe treten „aus heiterem Himmel“ auf.
5. Die Krankheit kann weiter fortschreiten, obwohl jemand alles getan hat, sein Leben vernünftig zu gestalten.

Ich will Ihnen zeigen, warum die Argumentation irreführend sein kann. Dazu drei Beispiele:

> Jemand hat ein Dutzend Herde im Gehirn, ohne jemals ein MS-Symptom verspürt zu haben, ein anderer hat einen einzigen Herd im Halsmark und ist rollstuhlabhängig.

Erklärung: Die Herde im Gehirn liegen in sogenannten „stummen“ Hirnregionen, der Rückenmarksherd an einer Stelle, wo wichtige Nervenbahnen nah beieinander verlaufen.

> Ein anderer hat seit 2 Jahren eine MS und zwanzig Herde im Gehirn und seine MS verläuft anscheinend gutartig, ein anderer hat seit 1 Jahr eine MS und fünf Herde im Gehirn und seine MS ist aggressiv. Der erste scheint eine jährliche Herdproduktionsrate von 10/Jahr, der andere von 5/Jahr zu haben.

Erklärung: Wenn man genau nachfragt, ergibt sich, dass der erste schon vor 10 Jahren das erste MS-Symptom in Form einer Sehnervenentzündung gehabt hat, seine tatsächliche Herdproduktionsrate beträgt also 2/Jahr *(⇨ 5.5 ✐ Wann hat meine MS wirklich angefangen?)*.

> Bei einer Patientin liegt ein Herd genau in der Capsula interna, und sie hat keine Symptome, eine andere hat einen Herd an genau derselben Stelle und ist halbseitig gelähmt.

Erklärung: Im ersten Fall handelt es sich um einen Herd, der vollständig remyelinisiert ist *(⇨ 3.6 Was ist ein „Schattenherd“?)*, im zweiten Fall um ein „schwarzes Loch“ *(⇨ 3.18 Was sind „schwarze Löcher“?)*.

> Eine 25-jährige Frau, bei der seit 3 Jahren eine MS bekannt ist, verliert durch einen tragischen Unfall ihr einziges Kind. Wider alles Erwarten kommt es zu keinem frischen Schub. Den erleidet sie erst ein Jahr später, anlässlich einer banalen Auseinandersetzung mit ihrer Schwiegermutter.

Erklärung: Eine Routinekontrolle der Kernspintomographie einen Monat nach dem Tod des Kindes zeigt 3 frische Herde, die in einer „stummen" Hirnregion liegen *(⇨ 16.2 ✍ Lässt sich der Zusammenhang zwischen MS und Psyche wissenschaftlich beweisen?).*

> Ein 30jähriger Bankkaufmann hat sein Leben nach der Diagnosestellung völlig umgestellt. Er hat das Rauchen aufgegeben, legt größten Wert auf eine gesunde Ernährung und hat seine Berufstätigkeit auf eine Zweidrittelstelle reduziert. Außerdem ist es gelungen, die vorher nicht einfache Ehesituation durch eine Paartherapie zu harmonisieren. Trotzdem schreitet seine Behinderung unablässig weiter fort.

Auch das will in aller Bescheidenheit anerkannt werden: dass es Krankheitsverläufe gibt, die sich unserer Macht entziehen. Das hat seinen Grund in der Komplexität des Lebendigen. Wir können immer nur einige wenige Faktoren beeinflussen, den übrigen sind wir ausgeliefert. So werden wir unsere Gefährdung im Straßenverkehr ganz sicher dadurch verringern, dass wir vorsichtig fahren – und dennoch können wir das Opfer eines Unfalls werden.

11 Der Behinderungsgrad nach Kurtzke

11.1 Was ist der Behinderungsgrad nach Kurtzke (DSS)?

In meinem Entlassungsbericht steht, ich hätte einen Behinderungsgrad von 6 auf der Kurtzke-Skala. Was bedeutet das?

Behinderungsgrad nach Kurtzke (DSS)

0 = neurologische Untersuchung ohne Befund

1 = Keine Behinderung. Geringe neurologische Zeichen.

2 = Minimale Behinderung wie z.B. leichte Schwäche oder geringe Gefühlsstörung.

3 = Mäßiggradige Behinderung (z.B.. Monoparese, mäßige Ataxie), aber voll gehfähig.

4 = Relativ schwere Behinderung bei noch voll erhaltener Gehfähigkeit und voller Selbständigkeit. 12 Stunden pro Tag munter.

5 = Gehfähig ohne Hilfe und Rast für etwa 200 m. Behinderung schwer genug, um tägliche Aktivität zu beeinträchtigen (z.B. ganztägig zu arbeiten ohne besondere Vorkehrungen).

6 = Bedarf zeitweise, oder auf einer Seite konstant, der Unterstützung (Krücke, Stock), um etwa 100 m ohne Rast zu gehen.

7 = Weitgehend an den Rollstuhl gebunden. Bewegt den Rollstuhl selbst und transferiert ohne Hilfe.

8 = Weitgehend an Bett oder Rollstuhl gebunden, kann nicht allein transferieren, pflegt sich aber weitgehend selbständig.

In den 50er Jahren wurde von dem amerikanischen MS-Forscher Kurtzke die „Disability Status Scale“ (DSS) entwickelt, die sich als Kurtzke-Skala weltweit durchgesetzt hat. Sie reicht von 0 (gesund) bis 10 (tot). Ein Behinderungsgrad von 4 bedeutet z.B., dass eine Patientin eine Gehstrecke von 500 m ohne Hilfe und ohne Pause zurücklegen kann. Bei einem Behinderungsgrad von 6 ist eine einseitige Hilfe beim Gehen erforderlich, und ab 7 besteht Rollstuhlabhängigkeit.

11.2 Was ist die erweiterte Kurtzke-Skala (EDSS)?

Was ist der Unterschied zwischen der Kurtzke- und der erweiterten Kurtzke-Skala?

Der Kurtzke-Skala ist zu Recht vorgeworfen worden, dass sie zu einseitig die Gehfähigkeit berücksichtigt und Patienten nicht gerecht wird, bei denen eine Ataxie der Hände, eine Sehminderung oder ein Müdigkeitssyndrom im Vordergrund stehen. Darum wurde die Kurtzke-Skala 1983 zur EDSS (expanded disability status scale) erweitert. Als Grundskelett ist die alte Skala erhalten geblieben (etwa die Rollstuhlabhängigkeit ab Grad 7.0). Im Gegensatz zur DSS werden jedoch die Beeinträchtigungen in den verschiedenen Funktionssystemen, also die geistige Leistungsfähigkeit, das Sehen, die Koordination, die Kontrolle über die Blase usw., getrennt beurteilt und nach Schweregrad gewichtet. Dann wird aufgrund einer Tabelle ein Gesamtpunktwert ermittelt. Als Beispiel sei die Definition des Schweregrades 3.5 auf der EDSS genannt: „Mittelgradige Behinderung (Grad 3) in einem Funktionssystem und zwei oder drei Funktionssysteme Grad 2 oder zwei Funktionssysteme Grad 3 oder fünf Funktionssysteme Grad 2. Voll gehfähig."

11.3 Wie verlässlich ist die Kurtzke-Skala (EDSS)?

Im meinem Reha-Entlassungsbericht steht, dass ich einen EDSS von 3.5 habe. Kurze Zeit später hat mein Neurologe 4.5 gemessen. Sind solche Schwankungen normal? Beruhen sie darauf, dass die Ärzte unterschiedlich sorgfältig untersuchen, oder dass ich mich verschlechtert habe?

Auch die erweiterte Kurtzke-Skala hat ihre Knackpunkte. Sie ist genauer, dafür aber wesentlich komplizierter. Deshalb ist die sogenannte Interrater-Variabilität hoch. Mit diesem Wortungetüm werden die unterschiedlichen Beurteilungen des Behinderungsgrades bezeichnet, wenn z.B. 10 verschiedene Neurologen ein und denselben Patienten untersuchen und klassifizieren. Selbst bei trainierten Neurologen betragen diese Schwankungen bis zu 1.5 Punkte auf der Kurtzke-Skala, d.h. wenn ein Neurologe einen Behinderungsgrad von 2.0 misst, dann kann ein anderer auf einen Wert von 3.5 kommen, obwohl beide gleich erfahren und sorgfältig sind.[9]

Das nächste Problem ist, dass Äpfel mit Birnen verglichen werden müssen. Es ist schwierig, die komplexe Behinderung eines Menschen, also z.B. eine Kombination von Sehstörungen, Schwierigkeiten bei der Fortbewegung, eine Ungeschicklichkeit der Hände, Probleme mit der Blase und eine rasche Erschöpfbarkeit in einer Zahl, dem Behinderungsgrad, zusammenzufassen.

Ein weiterer großer Nachteil ist, dass die Kurtzke-Skala nicht linear ist. Skala heißt ja „Treppe“, und wenn man sich die Kurtzke-Skala tatsächlich als Treppe vorstellt, wobei jede Stufe 0.5 Punkten entspricht, dann müsste jede Stufe eigentlich gleich hoch sein. Tatsächlich sind sie aber im Bereich von 0.0 bis 3.0 wesentlich flacher als zwischen 7.0 und 10.0.

Trotz aller Kritikpunkte gilt die EDSS zur Zeit als das beste Instrument, klinische Veränderungen im Rahmen von Studien fassbar zu machen.

[9] DE Goodkin e.a. Inter- und intrarater scoring agreement using grades 1.0 to 3.5 of the Kurztke Expanded Disability Status Scale (EDSS). Neurology 1992; 42: 859-863

12 Prognose

12.1 ☝ Prognose der MS – Lesen im Kaffeesatz?

Kann man wirklich den Verlauf der MS voraussagen? Ist das nicht eine Anmaßung?

Mit dieser Frage komme ich zum Herzstück meines Buches. Wieviel Leid könnte jungen Menschen erspart bleiben, wenn es möglich wäre, ihnen zusammen mit der Eröffnung der Diagnose sagen zu können: „Sie haben zwar eine ernste Krankheit, aber in Ihrem Fall kann ich Sie beruhigen. Alles, was wir wissen, deutet darauf hin, dass sie bei Ihnen gutartig verlaufen wird.“

So etwas ist häufig nur zum Trost gesagt worden und hat, wenn es sich später als unbegründet herausstellte, zu einem Vertrauensschwund beigetragen. In diesem Abschnitt möchte ich zeigen, dass eine zuverlässige Prognose im Prinzip möglich ist, dass sie jedoch schwierig ist, viel Erfahrung mit der MS verlangt und gute Kenntnisse der Kernspintomographie, vor allem aber voraussetzt, dass sich der Arzt viel Zeit nimmt.

Wenn ich im Folgenden auf Prognoseregeln *(⇨ 12.2 ☝ Wie lauten die 10 Prognoseregeln zur MS?)* zu sprechen komme, denken vielleicht einige meiner Leser an die Unzuverlässigkeit von Bauernregeln. Diese hatten früher ja durchaus ihre Berechtigung, als es die Meteorologie als Wissenschaft noch nicht gab, woran sonst hätte man sich orientieren sollen? Die Regeln, die ich Ihnen hier vorstellen möchte, sind anderer Natur, indem sie neuen wissenschaftlichen Erkenntnisse einschließen.

Trotz alledem bleiben die Regeln Faustregeln; sie sind nicht mit physikalischen Gesetzen zu verwechseln, die allerdings auch nur unter den idealen Bedingungen des Experimentiersaals zutreffen – und auch hier manchmal versagen. Als Faustregeln stimmen sie in 7 oder 8 von 10 Fällen, in 2 oder 3 liegen sie daneben. Die Zuverlässigkeit erhöht sich jedoch erheblich, wenn man so viel Regeln wie möglich gleichzeitig anwendet, und wenn der Beurteilende über eine langjährige Vertrautheit mit der MS verfügt.

12.2 ☝ Wie lauten die 10 Prognoseregeln zur MS?

Gibt es überhaupt keine Möglichkeit, den Verlauf einer MS vorauszusagen?

Zur Prognose der MS gibt es Regeln. Sie haben zwar viele Ausnahmen und sind nur in der Hand des Erfahrenen zuverlässig, aber sie geben gute Anhaltspunkte. Allgemein akzeptiert sind die folgenden:

1. Der Beginn mit Sehstörungen (seien es Doppelbilder oder eine Sehnervenentzündung) oder mit Gefühlsstörungen spricht für einen günstigen Verlauf.
2. Der Beginn mit Schüben ist günstiger als ein langsames Fortschreiten von Anfang an.
3. Wenige Schübe mit großem Abstand sind günstig.
4. Wenige Herde im Kernspintomogramm zu Krankheitsbeginn sind günstiger als viele Herde.
5. Die vollständige Rückbildung der Symptome ist günstig.
6. Das Fehlen von „schwarzen Löchern" spricht für einen günstigen Verlauf.
7. Das Wiederaufflackern altbekannter Symptomatik ist günstiger als „echte" Schübe mit neuen Symptomen.
8. Die MS offenbart ihren Charakter in den ersten 5 Jahren *(⇨ 12.3 ☝ Was besagt die 5-Jahres-Regel von Kurtzke?).*
9. Eine MS, die sich nur unter extremen Lebensbedingungen bemerkbar macht, ist besser in den Griff zu bekommen als MS-Schübe, die aus heiterem Himmel auftreten *(⇨ 12.4 ☝ Was ist die „Goldene Regel" der MS?).*
10. Wer die Vergangenheit kennt, kennt die Zukunft *(⇨ 12.5 ☝ Was bedeutet die hippokratische Prognoseregel?).*

Wegen ihrer Bedeutung möchte ich sie im einzelnen besprechen, wobei ich bewusst Wiederholungen in Kauf nehme.

Die 1. Regel ist für sich allein wenig verlässlich. Falls die Hypothese stimmt, dass die Hirnregionen, die ständig belastet sind, anfälliger für den Krankheitsprozess sind *(⇨ 3.10 Was ist die „Tintenkleck-Hypothese"?)*, dann werden z.B. die Sehnerven oder die Hinterstränge des Rückenmarks, über die ständig Informationen über die Gelenkstellung, Muskelspannung und Berührungsreize der Haut ins Gehirn fließen, zwar bei milderen Verlaufsformen bevorzugt betroffen, das heißt aber nicht, dass sie bei aggressiveren Krankheitsverläufen verschont bleiben.

Regel 2 erklärt sich von selbst, da sie die prognostisch ungünstige primär progrediente Verlaufsform ausschließt.

Die Regeln 3 und 4 beziehen sich auf die Krankheits*aktivität*. Ein Maß ist die Zahl der Schübe bzw. ihr zeitlicher Abstand, genauer: die Zahl der Herde im Kernspintomogramm bezogen auf den Krankheitsbeginn. Zu beiden Regeln muss man wissen, dass die jährliche Herdproduktionsrate zu Krankheitsbeginn oft am höchsten ist und im Laufe der Jahre nachlässt *(⇨ 12.3 ✍ Was besagt die 5-Jahres-Regel von Kurtzke?)*.

Die Regeln 5 und 6 erlauben einen Rückschluss auf die Krankheits*aggressivität*: Wenn sie gering ist, kann es zu einer weitgehenden Remyelinisierung der Herde *(⇨ 3.6 Was ist ein „Schattenherd"?)* und damit zu einer vollständigen Rückbildung der Ausfälle kommen, wenn sie hoch ist, entstehen „schwarze Löcher" *(⇨ 3.18 Was sind „schwarze Löcher"?)*.

Auch die Regel 7 ist nur mit Vorsicht anzuwenden, da sie zweischneidig ist: Einerseits sind Reaktivierungen insofern günstiger, als sie auftreten, ohne dass sich neue Herde gebildet haben müssen, andererseits könnte eine ständige Unruhe in einem alten Herd die darin noch erhaltenen Nervenfasern zunehmend schädigen *(⇨ 0 Was sind Reaktivierungen?)*.

Die drei letzten Regeln werde ich in den folgenden Fragen besprechen.

	Schübe	Herde	Auslösung
Aktivität der MS gering	wenige Schübe, großer Abstand	wenige Herde pro Jahr	schwere Belastungen
Aktivität der MS hoch	viele Schübe, kurzer Abstand	viele Herde pro Jahr	„aus heiterem Himmel"
Aggressivität der MS gering	vollständige Rückbildung	„Schattenherde"	
Aggressivität der MS hoch	unvollständige Rückbildung	„schwarze Löcher"	

Tabelle 2: Kriterien für Krankheitsaktivität und Krankheitsaggressivität

12.3 ☝ Was besagt die 5-Jahres-Regel von Kurtzke?

Ich habe gehört, die MS offenbare in den ersten 5 Jahren ihren Charakter. Wenn sie bis dahin friedlich geblieben sei, bleibe sie es in aller Regel auch in der Zukunft. Ist da etwas dran?

In der sehr gründlichen Studie an Armee-Veteranen[10] konnte Kurtzke, der auch durch seinen Bericht von der Epidemie auf den Färöern und durch die Kurtzke-Skala *(⇨ 11.1 Was ist der Behinderungsgrad nach Kurtzke (DSS)?)* bekannt ist, zeigen, dass der Behinderungsgrad fünf Jahre nach Diagnosestellung eine Beurteilung des weiteren Krankheitsverlaufes ermöglicht:

Weniger als 8% von denen, die nach 5 Jahren eine leichte Behinderung hatten (Kurtzke-Skala < 3), waren nach 10 Jahren schwerer behindert (Kurtzke-Skala 6-10) und nur 11% nach 15 Jahren.

Das ist die berühmte 5-Jahres-Regel. Sie stimmt mit der Beobachtung überein, dass die MS in vielen Fällen zu Krankheitsbeginn am aktivsten ist und im Verlauf der Jahre ruhiger wird.

[10] KurtzkeJF et al. Studies on the natural history of multiple sclerosis VIII. Early prognostic features of the later course of the illness. J Chron Dis 1977; 30:819-30.

Obwohl sie keine schlechte Faustregel ist, hat sie eine Reihe von Ausnahmen. Es gibt Erkrankungen, die sich vor 10, 15, manchmal sogar 20 Jahren zum ersten Mal in Form einer Sehnervenentzündung bemerkbar gemacht haben, dann lange Zeit Ruhe gegeben haben und plötzlich erneut und diesmal in aller Aggressivität ausbrechen. Ein Teil dieser Fälle kann durch eine Abwehrschwäche in extremen Lebenssituationen erklärt werden, bei einer nicht kleinen Gruppe von Patienten entzieht sich der Charakterwandel jedoch einer Deutung *(⇨ 13.3 ✍ Was sind auslösende Faktoren?).*

12.4 ✍ Was ist die „Goldene Regel" der MS?

Gibt es Hinweise darauf, wie man eine MS in den Griff bekommen kann?

Ja, es gibt die sogenannte „Goldene Regel" der MS. Sie fußt auf dem gerade erwähnten Satz von Hippokrates und lautet: Wenn der Verlauf einer MS durch die aktuellen Lebensumstände beeinflusst wird, dann ist es auch möglich, sie durch eine Änderung der Lebensumstände in den Griff zu bekommen. Sie hat eine immense praktische Bedeutung. Ich möchte das an vier Beispielen zeigen:

1. Jemand, der wiederholt nach einem Urlaub in Griechenland, Marokko oder Ägypten einen Schub erlitten hat, wird auf diese Reisen verzichten müssen (zumindestens in der heißen Jahreszeit).
2. Jemand, dessen MS dazu neigt, im Anschluss an eine Erkältung wieder aufzuflackern, sollte mehr als andere darauf achten, sich bei kühlem Wetter warm anzuziehen (Schal, Mütze), Zug zu meiden, bei einer Wanderung Vorsorge zu treffen, nicht ungeschützt in einen Regenschauer zu geraten, beim Nahen einer Grippe frühzeitig mit einem heißen Zitronentee, einem Grog oder einem Erkältungsbad vorzubeugen usw.
3. Jemand, der merkt, wie sich Überstunden und berufliche Überlastungen auf seine Krankheit auswirken, muss Mittel und Wege finden, wie man am besten Abhilfe schafft (ein Gespräch mit dem Vorgesetzten, Delegierung von Aufgaben, Verzicht auf bestimmte Leistungsprämien). Auch der Wechsel des Arbeitsplatzes, eine

Reduktion der Stundenzahl und eine vorzeitige Berentung sind im Extremfall zu erwägen.

4. Jemand, dessen MS sich verschlechtert, weil er durch die Pflege eines kranken Familienangehörigen überfordert ist, muss nach einer anderen Lösung suchen, auch wenn dies von Außenstehenden nicht verstanden wird.

12.5 ☝ Was bedeutet die hippokratische Prognoseregel?

Hippokrates schreibt: „Wer die Vergangenheit kennt, kennt auch die Zukunft." Die Frage ist, ob man diesen Satz auch auf die MS anwenden kann.

Genau betrachtet, ist die hippokratische Regel eine Zauberformel, obwohl sie so schlicht klingt. So wie wir einen Menschen danach beurteilen, welche Erfahrungen wir mit ihm gemacht haben, gelingt es in vielen Fällen, auch chronische Krankheiten immer besser einschätzen zu lernen, je genauer wir ihren bisherigen Verlauf kennen. Denn eine Krankheit verändert ihren Charakter ebenso selten wie ein Mensch.

Was bedeutet das praktisch? Ganz einfach: Auf alles, auf das die MS in der Vergangenheit empfindlich reagiert hat, wird sie in der Zukunft empfindlich reagieren. Darunter spielen die folgenden Faktoren eine Hauptrolle: Erkältungen und grippale Infekte, Wochenbett, Hitze und Stress (Prüfungen, Umzug, Kinder, die zu rasch hintereinander geboren werden, Kinder in der Pubertät, Überstunden, Mobbing, schwierige Schwiegermütter usw.).

In vielen Fällen weiß der MS-Betroffene über seine persönlichen „Risikofaktoren" Bescheid, kann also mit hoher Wahrscheinlichkeit voraussagen, ob er einen Schub bekommt oder nicht. Wissen ist Macht - allerdings können wir nicht alle widrigen Umstände vermeiden.

12.6 ☝ Mit welcher Wahrscheinlichkeit führt die MS in den Rollstuhl?

Ich bin 21 Jahre und habe gerade den ersten Schub einer MS hinter mir. Wann und mit welcher Wahrscheinlichkeit wird mich die Krankheit in den Rollstuhl bringen?

Zum Verlauf der MS gibt es eine wichtige Studie aus dem Jahr 1971. Die Einwohner von Rochester, Minnesota, wurden retrospektiv über 60 Jahre analysiert. Es zeigte sich, dass 74% der MS-Patienten 25 Jahre überlebten, im Vergleich zu 86% der Bevölkerung allgemein. Am Ende der 25 Jahre waren ein Drittel der überlebenden Patienten weiterhin arbeitsfähig und zwei Drittel gehfähig[11].

Das ist ein überraschend positives Ergebnis, obwohl die Zahlen sehr alt sind und sich auf einen Zeitraum von Anfang bis Mitte des 20. Jahrhunderts beziehen. Mit den heutigen Verhältnissen ist das kaum noch vergleichbar. Da das Netz der Diagnostik engmaschiger geworden ist, ist der Anteil an gutartigen Verläufen sehr viel höher. Wenn heutzutage eine MS diagnostiziert wird, dann wird sie bei normaler Lebenserwartung in mehr als 80% der Fälle nicht zu einer Rollstuhlabhängigkeit führen.

12.7 ☝ Was ist eine „stumme“ MS?

Ich habe gehört, es solle sogenannte „stumme“ MS-Formen geben. Aber wie kann man davon sprechen, wenn man sie doch gar nicht merkt?

Tatsächlich gibt es Formen der MS, die sich nie bemerkbar machen, oder allenfalls zu so flüchtigen Störungen führen, dass niemand auf die Idee käme, sie für MS-Symptome zu halten. Wie werden diese Fälle überhaupt entdeckt? Als Zufallsbefund bei Obduktionen.

Ich weiß, der Name allein weckt schauerliche Vorstellungen. Der Ort, den ich als Student am meisten verabscheute, war der Sektionssaal, in dem die Gehirne der Verstorbenen entnommen und in Scheiben geschnitten wurden, um zu erkennen, ob die Ursache des Todes im Inneren des Gehirns lag. Leichenöffnungen wurden früher sehr viel häufiger vorgenommen als heutzutage. Aus dieser Zeit wissen wir, dass nicht selten bei Patienten, die an einem Herzinfarkt oder an den Folgen eines Verkehrsunfalls gestorben waren, typische MS-Herde im Gehirn gefunden wurden. Hierbei handelte es sich um reine Zufallsbefunde, und

[11] Percy AK, Nobrega FT, Okazaki h: Multiple sclerosis in Rochester, Minnesota: A sixty-year appraisal. Arch Neurol 25:105, 1971.

die nachträgliche Analyse der Krankenakten ergab, dass sie nie wegen neurologischer Beschwerden einen Arzt aufgesucht hatten.

Man kann also eine MS haben und nichts davon merken. Das steht im offenkundigen Widerspruch zu dem düsteren Leumund der Erkrankung, und es ist nicht von geringem Interesse abzuschätzen, wie hoch wohl dieser Anteil von „stummer" MS sein mag.

	Zufallsbefunde bei der Obduktion	kalkulierte Häufigkeit	MS-Häufigkeit in Mitteleuropa
Gilbert (1983)	5 von 2450	204 auf 100.000	
Georgi (1961)	12 von 15.644	77 auf 100.000	
zusammen	17 von 18.094	94 auf 100.000	100 auf 100.000

Tabelle 3: Zufällig gefundene MS-typische Befunde bei der Obduktion, die sich klinisch nicht bemerkbar gemacht hatten, sind nahezu ebenso häufig wie klinisch diagnostizierte MS-Fälle.

Hierzu existieren zwei größere Studien, die eine genügend genaue Aussage zulassen. Wenn man beide zusammennimmt, ergibt sich, dass die Häufigkeit „stummer" MS-Fälle etwa 1:1000 beträgt und damit genauso hoch ist wie die Häufigkeit von diagnostizierten MS-Erkrankungen in Deutschland. Das heißt: Auf jeden diagnostizierten MS-Fall kommt einer, der so milde verläuft, dass er sich dem klinischen Nachweis entzieht. Oder anders gesagt: Die Hälfte alle MS-Erkrankungen verläuft stumm (Bates 1994).

12.8 Was ist eine „gutartige" MS?

Als mich meine Neurologin über meine Krankheit aufklärte, meinte sie tröstend, ich hätte eine gutartige Form der MS. 100%ig sicher könne man natürlich nie sein, aber nach ihrer Erfahrung brauche ich nicht zu fürchten, irgendwann einmal rollstuhlabhängig zu werden. Wollte sie mich bloß trösten, oder gibt es wirklich so etwas wie eine gutartige MS?

Ich bin überzeugt, dass eine erfahrene Neurologin oder ein erfahrener Neurologe tatsächlich in vielen Fällen den Verlauf der Erkrankung zuverlässig voraussagen kann. Sicherlich gehören viel Erfahrung und Intuition dazu.

Einer der frühesten Versuche, den gutartigen (benignen) Verlauf zu definieren, stammt von McAlpine[12]:

> „Ein benigner Verlauf liegt bei den Patienten vor, die „nach einer Krankheitsdauer von 10 Jahren keine Einschränkungen im Berufs- und Alltagsleben aufwiesen, aber sie müssen nicht notwendig symptomfrei sein."

Ganz allgemein spricht man von einer gutartigen MS, wenn die Erkrankung nur zu einem oder wenigen Schüben führt, und die Behinderung durch die MS bis ins hohe Lebensalter gering bleibt. Ich möchte einen typischen Fall schildern:

> Ein 50jähriger Patient berichtet, er habe im Alter von zwanzig eine Sehnervenentzündung links gehabt, wenige Jahre später sei es auch rechts zu einer vorübergehenden Sehstörung gekommen. Auch sei sein linkes Bein einmal mehrere Wochen lang taub gewesen, wann, wisse er nicht mehr genau. Weil er in letzter Zeit vermehrt unter Kopfschmerzen leide, sei ein Kernspintomogramm durchgeführt worden. Dort habe man weiße Flecken gesehen, die nach Meinung des Radiologen eindeutig für eine MS sprechen.

Nehmen wir an, er hätte eine MS (und auch ohne Liquoruntersuchung spricht vieles dafür, dass es so ist), dann hat er offensichtlich eine gutartige Verlaufsform. Man könnte einwenden: „Vielleicht ist seine MS nur bis jetzt gutartig gewesen und wird erst in den nächsten Jahren richtig heftig." Aus Erfahrung kann man jedoch mit großer Sicherheit sagen: Eine MS, die in den vergangenen knapp dreißig Jahren gutartig verlaufen ist, wird sich auch weiterhin gutartig verhalten. Nach so langer Zeit ist es also sehr unwahrscheinlich, dass die MS ihren Charakter ändert *(⇨ 12.3 ✍ Was besagt die 5-Jahres-Regel von Kurtzke?)*.

---

[12] McAlpine D et al. The benign form of multiple sclerosis. Brain 1961; 84:186-203

12.9 ☝ Warum nehmen die gutartigen MS-Verläufe zu?

Ich verstehe nicht ganz, warum die verbesserte Diagnostik dazu führt, dass immer leichtere MS-Fälle diagnostiziert werden?

Nehmen wir als Beispiel einen Fischer, dessen Netz eine Maschengröße von 5 cm hat. Durch dieses Netz werden also alle Fische, die im Querschnitt kleiner als 5 cm sind, hindurchschlüpfen. Daher muss der Fischer der Meinung sein, es gäbe keine Fische, die kleiner als 5 cm sind.

In genau dieser Lage war der MS-Forscher vor der Einführung der Kernspintomographie. Ihm stand nur ein grobes Netz zur Verfügung, um MS-Kranke aufzufinden. Er diagnostizierte die schweren Fälle, die so dramatisch verliefen, dass man sie gar nicht übersehen konnte, während ihm die vielen leichten Verlausformen „durch die Maschen" fielen. So wurde das Bild der MS aus rein methodischen Gründen durch die schlimmeren Verlaufsformen geprägt.

Die Ursache der MS

13 Die Ursache der MS

13.1 ☝ Warum gehört gerade die MS zu den wenigen Krankheiten, deren Ursache immer noch unbekannt ist?

Erich Segal („Love Story“) beschreibt in einem Roman, wie der Dekan einer medizinischen Fakultät die frischgebackenen Studenten mit einer kurzen, aber eindrucksvollen Ansprache begrüßt. Sie endet mit folgenden Worten:

„Zum Abschluss möchte ich Ihnen ein Geheimnis verraten und dabei betonen, dass es für mich nicht weniger demütigend ist, es zu verraten, als für Sie, es anhören zu müssen.“

Er drehte sich um und schrieb etwas an die Wandtafel.

Zwei einfache Ziffern - die Zahl sechsundzwanzig.

Verwundertes Raunen füllte den Saal.

Der Dekan wartete, bis es wieder still wurde, atmete tief ein und sah sein Publikum offen an.

„Gentlemen, ich fordere Sie auf, sich folgendes tief ins Gedächtnis zu prägen: Es gibt Tausende von Krankheiten auf dieser Welt, aber welche Ursachen sie haben, das ist nur für sechsundzwanzig von ihnen bekannt. Alles übrige ist - Rätselraten.“

Das war alles. Mit militärischer Haltung und sportlichem Elan verließ er Podium und Saal. Die Zuhörer waren zu verblüfft, um zu applaudieren.“

Es ist tatsächlich immer noch so, dass wir die wenigsten Krankheiten richtig erklären können, weder die Arteriosklerose, das Rheuma und das Asthma, noch die Schüttellähmung, die Alzheimersche Krankheit und den Krebs – nicht einmal den einfachen Kopfschmerz. Wenn die Ursache der MS nach wie vor im Dunkeln liegt, dann hat das nichts damit zu tun, dass zu wenig geforscht wird, wie böse Zungen behaupten. Entweder liegt es daran, dass die Ursache so ungewöhnlich ist, dass noch niemand daran gedacht hat (z.B. ein übersehener Umweltfaktor, ein bisher als harmlos geltendes Bakterium oder ein noch nicht entdecktes Virus), oder daran, dass die MS nicht eine Ursache, sondern ein kompliziertes Netz von Ursachen hat.

Jede Woche erscheinen mehr als 100 wissenschaftliche Artikel über die MS in Fachzeitschriften. Es gibt wohl keinen Forscher mehr, der die Literatur ganz überschaut. An Hypothesen besteht kein Mangel. Allmählich ist der Faktenberg so groß geworden, dass ernsthaft befürchtet werden muss, man werde die Wahrheit ebenso wenig finden wie eine Nadel im Heuhaufen. Im wesentlichen gibt es vier Forschungsansätze:

1. Die MS wird durch einen bekannten oder einen unbekannten Erreger verursacht;
2. Sie ist eine Autoaggressionskrankheit;
3. Erbfaktoren spielen eine Rolle; und
4. das Auftreten der MS wird durch unsere moderne Lebensweise gefördert.

13.2 Was ist eine Ursache?

Ich verstehe den Unterschied zwischen Ursache und auslösenden Faktoren nicht ganz. Wenn ich z.B. viel Geld bei einer Börsenspekulation verloren habe und einen Herzinfarkt erleide, was ist dann die Ursache: der Stress oder die Verengung eines Herzkranzgefäßes?

Was eine Ursache ist, ist eine philosophische Frage. Wenn man jemanden fragt: „Was ist die Ursache des Herzinfarkts?", dann wird er antworten: „Die Verengung eines Herzkranzgefäßes." Fragt man weiter: „Was ist die Ursache der Verengung?", dann erhält man die Antwort „Die Arteriosklerose". Insistiert man wie ein Kind, könnte man fragen: „Was ist die Ursache der Arteriosklerose?" Die ehrliche Antwort hierauf ist: „Wir wissen es nicht." Das einzige, was wir sagen können, ist, dass die Arteriosklerose besonders häufig auftritt, wenn die sog. Risikofaktoren Stress, Bluthochdruck, Zuckerkrankheit, Rauchen und Übergewicht vorliegen. Wohlgemerkt sind die Risikofaktoren keine Ursache im strengen Sinn, sondern Bedingungen, die eine statistische Wahrscheinlichkeit erhöhen.

Sie sehen, dass der Ursachenbegriff sich im Nebel verliert, je weiter wir fragen. Dasselbe trifft auch für die MS zu. Auf die Frage: „Was ist die Ursache der MS?“, lautet die Antwort: „Eine chronische Entzündung des ZNS.“ Die nächste Frage ist: „Was ist die Ursache der Entzündung?“ „Eine Autoaggression, also ein irrtümlicher Angriff der weißen Blutkörperchen auf körpereigenes Gewebe.“ Und schon auf die dritte Frage: „Was ist die Ursache der Autoaggression?“, müssen wir mit der Antwort passen.

Auch wenn eine Virusinfektion am Anfang der Entstehung einer MS stehen sollte, muss trotzdem im Laufe des Lebens ein weiterer Faktor wirksam werden, um die Erkrankung auszulösen oder Verschlechterungen zu verursachen. Die Engländer und Amerikaner sprechen von einem *trigger*, das ist der Abzugshahn eines Gewehrs. Triggerfaktoren könnten sein, dass Lymphozyten unter Medikamenten oder belastenden Lebensumständen aggressiver oder achtloser werden *(⇨ 16.5 Was ist Psychoimmunologie?),* aber auch, dass das Myelin durch Umweltgifte geschädigt wird *(⇨ 13.11 Ist die MS eine Zivilisationskrankheit?)* oder sich in Stress-Situationen verändert *(⇨ 16.6 Was ist das Hitzeschock-Protein?).*

13.3 ☝ Was sind auslösende Faktoren?

In englischen und amerikanischen Lehrbüchern wird hinsichtlich der Krankheitsentstehung der MS zwischen prädisponierenden und präzipitierenden Faktoren unterschieden.

Prädisponierend (vorbereitend) können demnach sein

- Vererbung,
- der MS vorausgehende Krankheiten,
- Umweltgegebenheiten (z.B. Breitengrad, Leben in der Stadt oder auf dem Land, der sozioökonomische Status, Mangel an Spurenelementen im Trinkwasser, beruflicher Umgang mit giftigen Stoffen) oder
- Ernährungsgewohnheiten

Unter den präzipitierenden, d.h. auslösenden Faktoren können aufgeführt werden:

- virale Infekte,
- Schwangerschaft und Wochenbett,
- Impfungen,
- seelische Belastungen,
- körperliche Überanstrengung und
- Unfälle.

Bei der MS müssen also mindestens zwei Dinge zusammentreffen: eine notwendige, aber nicht hinreichende Voraussetzung dafür, überhaupt diese Krankheit bekommen zu können, und ein auslösendes Ereignis; deshalb spricht man auch von der „Doppelschlag-Hypothese".

Die Prädisposition kann leicht- oder hochgradig sein. Prädisposition und auslösende Faktoren stehen in einem umgekehrten Verhältnis: Je geringer die Anlage bzw. je schwächer der Krankheitskeim, desto stärker das auslösende Ereignis, oder anders herum gesagt: Wenn die Anlage sehr ausgeprägt ist, reicht der geringste Anlass, um die Krankheit in Erscheinung treten zu lassen. Insofern gibt der Auslöser Hinweise auf die Aggressivität des Krankheitskeims.

13.4 ☝ Was wird von einer guten MS-Theorie erwartet?

Es gibt eine Unmenge von Theorien, über die Ursache der MS. Wie kann man erkennen, ob an einer Theorie etwas dran ist?

Wenn eine Hypothese zur Ursache der MS ernst zu nehmen sein soll, muss sie auf zwölf Fragen eine befriedigende Antwort geben können:

1. Warum erkranken Frauen häufiger als Männer?
2. Warum liegt der Erkrankungsbeginn überwiegend zwischen Menarche und Menopause?
3. Welche Erklärung gibt es für den Breitengrad-Effekt?
4. Wie sind die Migrationsstudien zu deuten?
5. Warum bekommen Japaner so selten und Zigeuner überhaupt keine MS?

6. Warum tritt die MS familiär gehäuft auf?

7. Warum sind der Mittelstand und die privilegierten Schichten bevorzugt betroffen?

8. Warum kam es zu der Epidemie auf den Färöer-Inseln?

9. Welchen Grund hat die lange Ruheperiode zwischen dem Erwerb der Erkrankung (möglicherweise in Form einer viralen Infektion in der Kindheit) und ihrem Ausbruch ?

10. Wie ist der schubweise Verlauf zu erklären?

11. Warum liegt im Zentrum der Herde immer eine Vene?

12. Warum hat die MS Vorzugslokalisationen (Rückenmark, Optikusnerv, Ufer der Seitenventrikel)?

Zur Zeit ist keine Theorie in der Lage, die bekannten Tatsachen widerspruchsfrei zu erklären.

13.5 ☝ Wie lautet die „klassische" MS-Theorie ?

Wenn die Ursachen der MS nicht bekannt sind, gibt es dann überhaupt eine allgemein akzeptierte MS-Theorie, und wenn ja, wie wird sie begründet?

Die klassische MS-Theorie besagt, dass drei Faktoren zusammenkommen müssen, damit eine MS entsteht:

1. eine erbliche Anlage;

2. ein Virusinfekt in der Kindheit; und

3. eine fehlgeleitete Autoimmunreaktion.

Sie stützt sich auf folgende Argumente:

1. Die Zwillingsforschung beweist, dass eine erbliche Veranlagung besteht, ob jemand mehr oder weniger anfällig ist, eine MS zu bekommen *(⇨ 13.6 ☝ Ist die MS erblich?).*

2. Die Epidemie auf den Färöer-Inseln macht es wahrscheinlich, dass es einen MS-Erreger gibt *(⇨ 14.1 Gab es wirklich eine MS-Epidemie auf den Färöer-Inseln?).*

3. Migrationsstudien legen nahe, dass, wenn es einen MS-Erreger gibt, der Zeitpunkt der Infektion vor der Pubertät liegen muss *(⇨ 14.4 ✍ Welcher Schluss ist aus den Migrationsstudien zu ziehen?).*

4. Die Autoaggressionshypothese geht auf Komplikationen der Tollwutschutzimpfung zurück, die Anfang des 20. Jahrhunderts zu Hirnentzündungen führten. Die wiesen Ähnlichkeiten mit der akuten MS *(⇨ 3.19 Was ist die „akute" MS (ADEM)?)* auf und ließen sich auf Verunreinigungen des Impfstoffes mit Kaninchenhirn zurückführen. So entstand die Autoimmun-Hypothese der MS: Die MS beruht auf einem irrtümlichen Angriff von T-Lymphozyten auf die weiße Hirnsubstanz *(⇨ 15.1 ✍ Ist die MS eine Autoaggressionskrankheit?).*

Wenn man alle vier Punkte zu einer Theorie vereinigt, liest sich das wie ein spannender Krimi:

Während der Kindheit soll ein unbekannter Erreger unbemerkt in das Gehirn eindringen, sich dort in die weiße Hirnsubstanz, das Myelin, einnisten und zunächst einmal in einen langen Schlaf fallen. Es kann nur vermutet werden, dass es sich dabei um ein Virus handelt.

Viren sind einmal scherzhaft als eine „schlechte Nachricht, eingehüllt in Protein" bezeichnet worden. Sie besitzen also eine Eiweißhülle und an deren Struktur werden sie von Lymphozyten als Fremdkörper erkannt. Nun gibt es aber einen Trick, das Abwehrsystem zu täuschen, indem das Virus sich wie der Wolf mit einem Schafspelz verkleidet. Ein Virus, das in einen Mantel gehüllt ist, dessen Oberfläche körpereigenen Substanzen, z.B. dem Myelin, täuschend ähnlich ist, kann sich unbemerkt in das Gehirn einschleichen und lange Zeit unentdeckt bleiben. In welchem Ausmaß sich das Myelin und die virale Eiweißhülle ähneln, hängt von Erbfaktoren ab *(⇨ 13.6 ✍ Ist die MS erblich?).*

Aus noch nicht näher bekannten Gründen kann das Virus geweckt werden und seinen Zufluchtsort verlassen. Wenn es dabei mit Lymphozyten in Berührung kommt, erkennen diese endlich, dass es sich um einen Eindringling handelt, der sich unter falscher Flagge eingeschmuggelt hat, und versuchen, ihn zu eliminieren. In der Hitze des Gefechts zerstören sie aber nicht nur das Virus, sondern auch die Struktur, die es zu seinem Schutz imitiert hat.

Auf diese Weise leben die Betroffenen in einer ständigen Bedrohung, denn bisher weiß niemand, wer der Eindringling ist und was die Entzündungsschübe auslöst.

13.6 ☝ Ist die MS erblich?

Meine Schwester hat MS. Wie groß ist die Wahrscheinlichkeit, dass ich auch an MS erkranke?

Von einer Vererbung im engeren Sinn spricht man in der Medizin nur, wenn mindestens 25% der Kinder erkranken. Bei der MS liegt der Anteil wesentlich niedriger: Wenn ein Elternteil MS hat, beträgt die Wahrscheinlichkeit, dass eines der Kinder MS bekommt, 2%. Die Wahrscheinlichkeit, an MS zu erkranken, wenn eines der Geschwister an MS erkrankt, beträgt 3%.[13]

Die Frage, welche Rolle Erbfaktoren bei einer Krankheit spielen, lässt sich am besten durch Zwillingsuntersuchungen beantworten. Eineiige Zwillinge haben dieselben Erbanlagen. Wenn die MS also rein erblich wäre, müsste also, wenn einer erkrankt, ohne Ausnahme der andere auch erkranken. In der sorgfältigsten Studie fand sich jedoch nur eine Konkordanz (gemeinsames Erkranken an MS) bei 12 von 35 Paaren eineiiger Zwillinge (34%) und nur bei 2 von 49 Paaren zweieiiger Zwillinge (4%).[14] Das bedeutet, dass ein Erbfaktor vorhanden ist, aber für sich allein nicht ausreicht, eine MS auszulösen. Übrigens ist das nicht ungewöhnlich, sondern fast alle Krankheiten, sei es Krebs oder die Arteriosklerose, besitzen in gleicher Weise eine genetische Veranlagung.

---

[13] A Compston: The genetic epidemiology of multiple sclerosis. Phil Trans R Soc Lond B (1999), 354, 1623-1634

[14] George C Ebers, 1983

	Wahrscheinlichkeit, an einer MS zu erkranken
Ein eineiiger Zwilling hat MS.	34%
Ein zweieiiger Zwilling hat MS.	4%
Eines der Geschwister hat MS.	3%
Vater oder Mutter haben MS.	2%
In der Familie sind alle gesund.	0.1%

Tabelle 4: Zur Erblichkeit der MS

13.7 Was haben die Wikinger mit der MS zu tun?

Stimmt es, dass das MS-Gen von den Wikingern stammt?

Die höchste Erkrankungsrate an MS findet sich auf den Orkney- und Shetland-Inseln. Während die MS-Rate in Deutschland unter 1:1000 liegt, beträgt sie dort 1:500. Das Risiko ist ebenfalls sehr hoch in Schottland, Irland und Nordengland. Darüber ist viel nachgedacht worden. Der berühmte amerikanische MS-Forscher Charles M. Poser vertritt die Wikinger-Theorie: Die MS beruhe auf einer genetischen Veranlagung auf den Chromosomen der Wikinger und trete vorwiegend in den Gegenden auf, welche von den Wikingern überfallen worden seien und wo sie sich mit der Bevölkerung vermischt hätten.

Wikinger, das ist eine Bezeichnung für die Nordeuropäer (Dänen, Schweden, Norweger), die zwischen circa 800 und 1100 n. Chr. von Skandinavien aus als Kaufleute, Krieger und Eroberer nach West-, Mittel- und Südeuropa und Russland kamen.

Gegen die Wikinger-Hypothese spricht, dass die Wikinger nicht nur Schottland, Nordengland, die Shetland- und Orkney-Inseln eroberten, sondern auch im 9. Jahrhundert die Färöer-Inseln besiedelten, auf denen es bis zum Zweiten Weltkrieg keine MS gab.

13.8 ☝ Warum tritt die MS bei Frauen häufiger als bei Männern auf?

Das weiß niemand so genau. Die einen sagen, der hohe Frauenanteil sei typisch für alle Autoimmunerkrankungen, sei also ein Indiz dafür, dass es sich bei der MS tatsächlich um eine Autoimmunkrankheit handele, die anderen meinen, es müsse etwas mit den weiblichen Hormonen zu tun haben. Für die letztere Annahme sprechen auch zwei weitere Tatsachen: Erstens, dass die MS selten vor der ersten Regelblutung und selten nach der letzten Regelblutung beginnt, und 2. dass die Schubhäufigkeit im Wochenbett, also einer Phase hormoneller Umstellung erhöht ist.

13.9 ☝ Ist die MS eine Erkrankung der höheren sozialen Schichten?

Kann die MS nicht auch durch bestimmte Gewohnheiten, die in einer Familie von Generation zu Generation weitergegeben werden, gefördert werden und so einen Erbfaktor vortäuschen?

Tatsächlich wurde in einer nicht ganz unumstrittenen englischen Studie festgestellt, dass die MS typischerweise eine Erkrankung des mittleren und höheren Bürgertums ist, aber nur selten in Slums vorkommt. Der Grund soll die übertriebene Reinlichkeit sein, eine Einstellung, die ja tatsächlich von den Großeltern auf die Eltern und von diesen auf die Kinder tradiert wird. Auch auf diese Weise wäre also eine familiäre Häufung zu erklären. Aber würde Sauberkeit nicht gerade vor einer Ansteckung mit dem MS-Erreger, wer immer es auch sein mag, schützen? Es gibt hier eine Parallele zur Kinderlähmung (Polio), die auch die gehobenen Bürgerschichten bevorzugt.

In den Entwicklungsländern war die Kinderlähmung lange Zeit unbekannt. Das kam daher, dass die Bevölkerung wegen der ungenügenden hygienischen Verhältnisse völlig durchseucht und damit immun war. Wenn ein Kind geboren wurde, besaß es dieselben Antikörper wie die hochimmune Mutter, da es diese während der Schwangerschaft übernommen hatte. Diese angeborene passive Immunität schützte den Säugling während des 1. Lebensjahres vor Erkrankung. Innerhalb dieser Zeit hatte er sich jedoch längst selbst infiziert und eine eigene Immunität aktiv erworben, die ihn zeitlebens vor einer Erkrankung bewahrte.

In zivilisierten Ländern mit hohem hygienischen Standard ist die Chance wesentlich kleiner, dass sich ein Kind schon ansteckt, d.h. Antikörper entwickelt, während es noch unter dem Schutz der Antikörper der Mutter steht. Bei einer späteren Infektion ist es dem Virus schutzlos ausgeliefert

13.10 MS – Vererbung oder Virus?

Wie lässt sich die Erblichkeit mit der Virushypothese vereinbaren?

Das ist wirklich eine interessante Frage. Normalerweise denkt man ja, das eine schließt das andere aus: Entweder ist eine Krankheit durch einen Erreger (ein Bakterium oder ein Virus) bedingt oder durch einen Erbfaktor. Bei der MS kommt beides zusammen – und zwar so: Die Menschen unterscheiden sich nicht nur durch die Blutgruppe, sondern jede Körperzelle besitzt an ihrer Außenseite Eiweißmoleküle, an denen sie vom Immunsystem als körpereigen erkannt wird. Dieses Muster ist genetisch festgelegt. Wenn jemand Oberflächenmerkmale für Oligodendrozyten vererbt bekommt, die besonders leicht mit einem Virus verwechselt werden können, ist das Risiko groß, dass es irrtümlich zu einer Attacke gegen das eigene Myelin kommt.

13.11 Ist die MS eine Zivilisationskrankheit?

Mein Freund arbeitet seit seinem 17. Lebensjahr in einer Autolackiererei. Schon bevor die MS ausgebrochen ist (jetzt drei Jahre her), hat er häufig unter Kopfschmerzen gelitten. Kann seine MS etwas mit den Dämpfen und den organischen Lösungsmitteln zu tun haben? Gibt es darüber Untersuchungen?

Dass es Krankheiten durch chronische Vergiftungen gibt, ist unbestritten. In Lewis Carrolls „Alice im Wunderland“ gibt es einen verrückten Hutmacher, der jeden Tag Geburtstag feiert. Die lustige Geschichte hat einen ernsten Hintergrund. Im vorigen Jahrhundert verwendeten die Hutmacher zur Herstellung von Biberfellmützen eine Substanz, die Quecksilber enthielt. Durch den hohen Dampfdruck dieser Verbindung atmeten sie erhebliche Mengen ein, was zur Quecksilbervergiftung führte mit den Hauptmerkmalen Vergesslichkeit, abnorme Ermüdbarkeit, Depressionen und Persönlichkeitsveränderungen.

Nun spielt das Quecksilber aber auch in unserer Zeit eine große Rolle. Schätzungsweise 5.000 t Quecksilber gelangen pro Jahr in die Ozeane, wo es von Meerespflanzen aufgenommen wird. Die Meerespflanzen werden von Fischen gefressen, wo sich das Quecksilber dann anreichert. In Japan erlitten 1953 bis 1960 über hundert Fischer so erhebliche Quecksilbervergiftungen, dass 43 starben. Grund waren Fabrikabwässer, die viel Quecksilber enthielten und in eine Bucht geleitet wurden, aus denen eine nahegelegene Ortschaft ihren Thunfisch bezog. Dieser enthielt das Tausendfache des Quecksilbers, das im Meerwasser anzutreffen ist.

Aber das Quecksilber ist nur ein Beispiel für mögliche Hirnschäden durch Umweltgifte. Ich habe es besonders erwähnt, weil manchmal Amalgamfüllungen als Ursache der MS angeschuldigt werden. Darauf möchte ich jedoch in einem eigenen Abschnitt eingehen *(⇨ 33.10 ✐ Soll ich mir meine Amalgamplomben entfernen lassen?).*

Ein anderer möglicher Hinweis auf eine toxische Genese der Erkrankung ist eine Häufung von MS-Fällen in einer Fabrik von Rochester (NY), in der mit Zink gearbeitet wird. Unter den 5039 Mitarbeitern fand man 11 gesicherte MS-Fälle. Das liegt weit über der Erkrankungsrate, die in den Regionen mit der höchsten MS-Häufigkeit gefunden wird. Häufungen dieser Art, sogenannte „cluster“, können uns sicher bei der Suche nach der Ursache der MS helfen und sind in jedem Fall sehr ernst zu nehmen, allerdings sind Häufungen auch gerade für Zufallsereignisse typisch. Ärzte wissen das vom Notdienst: Entweder es kommt kein Notfall oder es kommen fünf gleichzeitig.

Interessant ist in diesem Zusammenhang auch ein rätselhaftes Krankheitsbild (SMON), das in den 60er Jahren auftrat und wie die MS mit einer Sehnervenentzündung und aufsteigenden Lähmungen einherging. In Japan wurden wenigstens 1000 Todesfälle gezählt und 30.000 Fälle von Erblindung und Lähmung der unteren Extremitäten. Erst später wurde es mit der Einnahme von Oxychinolin-Präparaten in Zusammenhang gebracht. Oxychinolin (Mexaform®) war ein Mittel gegen „Sommerdurchfall“, eine harmlose Darmstörung, die viele Reisende in tropischen Ländern befällt und die ohne Behandlung zwei Tage dauert.

Eine andere chemische Substanz, die bewiesenermaßen die weiße Hirnsubstanz, das Myelin, schädigt, ist das Hexachlorophen. Es wurde in Krankenhäusern zur Desinfektion vor allem im Zusammenhang mit der Behandlung von Kindern benutzt. Auch Seifen und desodorierende Sprays enthielten die Substanz. Sie gelangt über die Haut ins Blut und von dort ins Gehirn, wo sie sich in der weißen Substanz anreichert. Die Myelinhüllen schwellen an und zersetzen sich.

Es gibt also Beispiele für Schadstoffe, die das Myelin schädigen bzw. MS-ähnliche Krankheitsbilder verursachen können. Am besten gesichert ist der Zusammenhang zwischen organischen Lösungsmitteln und MS. Das ist sicher ein sehr heikles Thema, da es um hohe Entschädigungssummen geht. Dementsprechend vorsichtig drückt sich Anne-Marie Landtblom in einem Übersichtsartikel aus, der 1997 in *Neurology* erschien. Sie hat 13 Studien ausgewertet, die den Zusammenhang zwischen MS und beruflichem Kontakt mit organischen Lösungsmitteln untersucht haben. In 9 davon konnte ein sogenannter Risikofaktor bestimmt werden, also eine Zahl, die angibt, um welchen Faktor das Risiko, eine MS zu erleiden, für jemanden erhöht ist, der beruflich mit organischen Lösungsmitteln zu tun hat (Schuh- und Lederindustrie, Autolackierereien, Maler- und Anstreicherberufe). Nur in einer Studie fand sich kein erhöhtes Risiko, in den 8 anderen war die Wahrscheinlichkeit, eine MS zu bekommen, um das 2- bis knapp 5-fache erhöht. Das höchste Risiko von 4,9 fand sich in einer italienischen Studie aus dem Jahr 1982, welche das Vorkommen von MS unter Arbeitern in der Schuh- und Lederindustrie in Florenz mit der übrigen berufstätigen Bevölkerung verglich.

In dieselbe Richtung weisen die Ergebnisse einer besonders umfangreichen Studie aus Norwegen, die 1996 auf dem Internationalen Kongress für Arbeitsmedizin in Stockholm vorgestellt wurden. Unter 11.542 Anstreichern war das MS-Risiko im Vergleich zu 46.213 Beschäftigten ohne berufliche Exposition zu organischen Lösungsmitteln immerhin um das 1,9-fache erhöht.

Zusammenfassend muss man sagen, dass die Befürchtungen ernst zu nehmen sind. Jeder Bundesbürger nimmt pro Jahr mit der Nahrung 3-4 kg reine Chemie zu sich, und viele fragen sich zu Recht, ob Pestizide, Lösungsmittel, Konservierungsstoffe, Asbest, Schwefelwasserstoffverbindungen, Lindan und Dioxine tatsächlich unbedenklich sind, auch wenn sie bestimmte Grenzwerte nicht überschreiten. Trotzdem reichen die Beweise zur Zeit noch nicht aus, um von einem gesicherten Verdacht sprechen zu können. Meine ganz persönliche Meinung ist, dass bei der MS vieles zusammenkommt: eine erbliche Anlage, ein Virusinfekt in der Kindheit, Stress und eine chronische Schädigung des Myelins durch Umweltgifte. Es ist jedoch schwer abzuschätzen, welches Gewicht letztere im Ensemble der vielen Teilfaktoren haben. Von Schadstoffmessungen im Blut und „Giftausleitungen" halte ich wenig. Es gibt keine verlässlichen „Normwerte", vor allem ist völlig unbekannt, wie sich die Wirkungen mehrerer Schadstoffe gegenseitig verstärken bzw. abschwächen.

13.12 ☝ Was versteht man unter dem Breitengradeffekt?

Stimmt es eigentlich, dass die MS immer seltener wird, je mehr man sich dem Äquator nähert?

Das stimmt tatsächlich. Es gibt zwei relativ breite Bänder, die sich etwa in Höhe des 37. Breitengrades nördlich und südlich parallel zum Äquator um die Erde schlingen, in denen die MS-Häufigkeit am höchsten ist. Weniger bekannt ist, dass ein Breitengradeffekt nicht nur bei der MS vorkommt. So hatte man sich zum Beispiel im 17. Jahrhundert gewundert, warum das Gelbfieber verschwand, wenn die davon betroffenen Segelschiffe einen bestimmten Breitengrad überschritten hatten und in kühlere Gegenden segelten. Im nächsten Jahr jedoch sollte dasselbe Schiff, das in Hamburg seine Salpeterladung löschte und keinen einzigen Fall von Gelbfieber mehr zu melden hatte, auf hoher See, mitten auf dem Atlantik beim Passieren des Äquators, wieder von Gelbfieber befallen werden. Man wusste eben noch nichts von den durch Insekten übertragenen infektiösen Erkrankungen und von der Tatsache, dass die entlang des Äquators weitverbreiteten Gelbfiebermücken, die durch ihre Stiche die gefährlichen Gelbfieberviren übertragen konnten, warme Temperaturen bevorzugen.

Aus dem Breitengradeffekt wurde bei der MS zunächst einmal der naheliegende Schluss gezogen, es handele sich um einen Erreger, der sich in feuchten und kalten Regionen besonders wohl fühle. Aber es ist nicht nur das Wetter, das die MS-armen von den MS-reichen Regionen unterscheidet. Es könnten auch die Ernährungsgewohnheiten sein, die hygienischen Verhältnisse oder rassische Unterschiede *(⇨ 32.1 ✍ Gibt es eine MS-Diät?).*

14 Auf der Suche nach dem MS-Erreger

14.1 Gibt es einen MS-Erreger?

Glauben Sie wirklich, dass es einen MS-Erreger gibt?

Ich glaube – und mehr als von einem Glauben kann man beim derzeitigen Stand der MS-Forschung nicht sprechen –, dass die MS eine multifaktorielle Krankheit ist, also eine Krankheit, bei der viele (= multi) Faktoren eine Rolle spielen. Einer davon könnte ein MS-Erreger sein, mit dem sich der später Betroffene in der Kindheit oder frühen Jugend infiziert, vielleicht sogar, ohne es zu merken. Indizien hierfür sind die Epidemie auf den Färöer-Inseln *(⇨ 14.2 Gab es wirklich eine MS-Epidemie auf den Färöer-Inseln?)* und die Ergebnisse der Migrationsstudien *(⇨ 14.4 ✍ Welcher Schluss ist aus den Migrationsstudien zu ziehen?)*. Da man MS-Herde sehr genau unter dem Mikroskop untersucht hat und bisher keinen Erreger hat sichtbar machen können, kann man nur vermuten, dass er sehr klein, also zum Beispiel ein Virus ist. Alle diese Annahmen sind jedoch alles andere als sicher. Wenn es jedoch ein Virus ist (mein Hauptfavorit ist das Epstein-Barr-Virus *⇨ 14.6 Ist das Epstein-Barr-Virus der gesuchte MS-Erreger?*), dann ist es nur eine notwendige, aber keineswegs hinreichende Ursache, eine MS zu bekommen.

14.2 Gab es wirklich eine MS-Epidemie auf den Färöer-Inseln?

Stimmt es, dass es richtige MS-Epidemien gegeben haben soll. So zum Beispiel nach dem Zweiten Weltkrieg auf den Färöer-Inseln? Was ist da dran? Und bedeutet das nicht, dass die MS doch ansteckend ist?

Im April 1940 landeten die ersten englischen Soldaten auf den Färöern, einer kleinen Inselgruppe genau in der Mitte zwischen Schottland und Island. Bislang hatte es hier keine MS gegeben. Von 1943 bis 1986 kam es zu 41 MS-Erkrankungen. Ob man hier wirklich von einer Epidemie sprechen sollte, ist allerdings die Frage.

Jedenfalls war die Häufung interessant genug, dass sie von J.F. Kurtzke, der durch die Kurtzke-Skala und die 5-Jahres-Regel zur MS bekannt geworden ist, untersucht wurde. Die Soldaten mussten etwas mitgebracht haben, gegen das die Bevölkerung ziemlich schutzlos war. An erster Stelle wurde an einen Erreger gedacht, gegen den die Soldaten immun waren, der aber auf den Färöern bislang nicht vorgekommen war. Viele mögliche Ursachen wurden erwogen. Dabei schien ein Zusammenhang besonders erfolgversprechend zu sein: Die Einheimischen auf den Färöer-Inseln hielten keine Hunde; diese wurden erst von den Soldaten mitgebracht. Sollten vor allem Kinder durch einen zu engen Kontakt mit Hunden gefährdet sein?

14.3 Was ist die Masern-Staupe-Hypothese der MS?

Ich habe gehört, dass die MS etwas mit Haustieren, vor allem Hunden, zu tun haben soll?

1977 erschien im *Lancet* ein Artikel[15], in dem von einer Familie berichtet wurde, in der es zu einer tragischen Häufung von MS-Fällen gekommen war. Die Eltern hatten 4 Töchter, von denen im Jahre 1974 bei dreien (im Alter von 27, 22 und 20 Jahren) die ersten Symptome einer MS auftraten. Die vierte Schwester, ein zweieiiger Zwilling der 22jährigen, hatte keine neurologischen Symptome. Sie hatte das Elternhaus bereits 1971 verlassen. Es hatte ein intensiver Kontakt zwischen den drei erkrankten Schwestern und einem betagten Hund der Familie stattgefunden, der im Dezember 1973 eine akute Enzephalopathie erlitt. Bei der tierärztlichen Untersuchung zeigte er einen ataktischen Gang und einen Nystagmus. Eine Behandlung des Hundes mit Cortison und Phenytoin führte zu einer völligen Genesung innerhalb von zwei bis drei Wochen. Er machte einen gesunden Eindruck und blieb neurologisch unauffällig, bis er zwei Jahre später starb.

Als mögliche Erklärung boten die Autoren die Übertragung des Staupevirus vom Hund auf die drei Schwestern an. Das war insofern interessant, als das Masern- und das Staupevirus einander sehr ähnlich sehen, so ähnlich, dass die Impfung der Welpen gegen Staupe mit ei-

[15] Cook und Dowling: A possible association between house pets and multiple sclerosis. Lancet, May 7, 1977

nem abgewandelten Masernimpfstoff erfolgt. Die Theorie lautete, dass Menschen, die als Kind eine Maserninfektion durchgemacht haben und sich später mit Staupeviren infizieren, eine MS entwickeln können, weil die gegen das Masernvirus gerichteten Lymphozyten durch das Staupevirus „scharfgemacht" und in ihrem Angriffsverhalten geändert würden.

Gerade bei der MS ist eine besondere Vorsicht gegenüber eleganten Hypothesen angezeigt. Sie erweisen sich häufig trotz aller anscheinenden Schlüssigkeit als falsch. Heutzutage wird die Masern-Staupe-Hypothese kaum noch vertreten. Aber auch für die übriggebliebenen Anhänger wird es bald eine eindeutige Antwort geben: Wenn die Hypothese nämlich stimmen würde, müsste die Masernschutzimpfung, die seit mehr als einer Generation vorgenommen wird, zu einer drastischen Abnahme der MS führen.

14.4 ✍ Welcher Schluss ist aus den Migrationsstudien zu ziehen?

Wenn ein Deutscher schon als Kind nach Kenia kommt, soll er ebenso selten an MS erkranken wie die dortigen Eingeborenen. Wenn er aber erst als 15jähriger auswandert, dann ist sein Erkrankungsrisiko so hoch, wie wenn er in Deutschland geblieben wäre. Irgendwie habe ich nie so richtig verstanden, was man daraus schließen kann.

Studien an Auswanderern zeigen, dass um das 15. Lebensjahr herum eine kritische Grenze liegt. Wenn es einen MS-Erreger gibt, scheint man sich am ehesten damit zwischen dem 12. und 15. Lebensjahr zu infizieren. Man spricht auch von einem „Empfänglichkeits-Fenster". Wenn man schon als Kind in ein MS-armes Land auswandert, ist die Chance, dass man verschont bleibt, groß.

Aufgrund dieser Tatsache war es naheliegend, nach einem Krankheitserreger zu fahnden, der 1. im Norden häufig und am Äquator selten ist, der 2. in aller Regel während der Pubertät zu einer Infektion führt und 3. das Gehirn mitbeteiligt. Hier kommen vor allem Späterkrankungen an Masern, Windpocken und Mumps in Frage *(⇨ 14.5 Was ist die Poskanzer-Hypothese?)*, aber auch das Epstein-Barr-Virus *(⇨ 14.6 ✍ Ist das Epstein-Barr-Virus der gesuchte MS-Erreger?)*.

14.5 Was ist die Poskanzer-Hypothese?

Kann es sein, dass Masern auf das Gehirn schlagen können, wenn sie zu spät durchgemacht werden?

Das ist die Poskanzer-Hypothese, die auf einen amerikanischen Neurologen namens Poskanzer zurückgeht. Er verwies darauf, dass Kinderkrankheiten ihren Charakter verändern können, je nachdem in welchem Alter sie auftreten. Erkrankt ein Kind im 1. Lebensjahr, kann es später zu einer chronischen Hirnentzündung kommen, die der MS ähnlich ist. Erkrankt es wie üblich im Kindergartenalter, verlaufen die Masern normal. Die Vermutung war, ob die Masern andere Auswirkungen haben, wenn sie erst nach dem 10. Lebensjahr ausbrechen, vor allem, da ja das Myelin erst im Kindesalter langsam ausreift.

Tatsächlich wurde gefunden, dass MS-Patienten im Vergleich zu Gesunden häufig ungewöhnlich spät (im Alter zwischen 11 und 15 Jahren) erkranken[16], das entspricht dem „Empfänglichkeits-Fenster" für MS *(⇨ 14.4 ✐ Welcher Schluss ist aus den Migrationsstudien zu ziehen?).* Mit Spannung wird nach Amerika geschaut, wie sich die seit einem Jahrzehnt konsequent durchgeführte Masern-Schutzimpfung auf die MS-Häufigkeit auswirken wird. Ein erstes Ergebnis ist in den nächsten Jahren zu erwarten.

Eine ähnliche Überlegung kann für das Epstein-Barr-Virus (EBV) angestellt werden. In Entwicklungsländern bzw. in Bevölkerungsgruppen mit einem niedrigen sozio-ökonomischen Status („arme Leute") wird die überwiegende Mehrzahl der Kinder bereits in den ersten Lebensjahren meist unbemerkt mit EBV infiziert. In den Industrieländern ist nur ca. die Hälfte aller Kinder bereits im Vorschulalter mit EBV infiziert. Damit steigt die Wahrscheinlichkeit, als Jugendlicher oder junger Erwachsener nach Erstkontakt mit dem EBV am Pfeifferschen Drüsenfieber zu erkranken *(⇨ 14.6 ✐ Ist das Epstein-Barr-Virus der gesuchte MS-Erreger?).*

---

[16] C.B. Sullivan e.a.: Multiple sclerosis and age at exposure to childhood diseases and animals. Neurology 1984;34:1144-8

14.6 Ist das Epstein-Barr-Virus der gesuchte MS-Erreger?

Ich habe gehört, es kann jetzt als erwiesen gelten, dass das Epstein-Barr-Virus die Ursache der MS ist.

Unter allen in Frage kommenden MS-Erregern ist das Virus, das nach seinen Entdeckern Epstein-Barr-Virus (EBV) genannt wird, tatsächlich der Hauptverdächtige. Bewiesen ist allerdings nichts. Das EBV gehört zu der Gruppe der Herpesviren und irgendwann einmal im Leben befällt es 60-90% der Normalbevölkerung. In der Kindheit läuft die Infektion üblicherweise unbemerkt ab, kann aber in der Pubertät zum Pfeifferschen Drüsenfieber mit eitriger Angina und allgemeiner Lymphknotenschwellung führen. Da es am häufigsten von Mund zu Mund übertragen wird, wird es auch als „Kussfieber" bezeichnet.

Aus vier Gründen gilt es als hochverdächtig:

1. Bei allen MS-Patienten ohne Ausnahme sind Antikörper gegen das Epstein-Barr-Virus nachweisbar.
2. Die Wahrscheinlichkeit, an einer MS zu erkranken, nach dem Pfeifferschen Drüsenfieber ist um das Zwei- bis Dreifache erhöht[17].
3. Vor kurzem konnte nachgewiesen werden, dass der Antikörpertiter vor Ausbruch der MS im Vergleich zu Kontrollen hochsignifikant erhöht ist[18].
4. Es ist gezeigt worden, dass viele MS-Schübe von einem Anstieg der Antikörpertiter gegen das Epstein-Barr-Virus begleitet werden[19].

Interessant ist auch, dass ein Eiweiß, das in der weißen Hirnsubstanz unter Stresseinfluss entsteht, in einem entscheidenden Merkmal mit

[17] Operskalski EA et al. A case-control study of multiple sclerosis. Neurology 1989;29:825-29

[18] A Ascherio e.a. Epstein-Barr Virus Antibodies and Risk of Multiple Sclerosis – a prospective Study. JAMA 2001;286:3083-3088

[19] Wandinger KP Neurology 2000;55:178-185

dem Eiweißmantel des EBV übereinstimmt *(⇨ 16.7 Was ist die EBV-Stress-Hypothese?).*

14.7 Hat mein Herpes labialis etwas mit meiner MS zu tun?

Es soll einen Zusammenhang zwischen Herpesviren und MS geben. Hat mein Herpes an den Lippen etwas mit meiner MS zu tun?

Nein, sicher nicht. Richtig ist, dass sich die Indizien verdichten, der gesuchte MS-Erreger könnte in der Gruppe der Herpesviren zu finden sein. Sie haben die Eigenart zu rezidivieren, also in Schüben aufzutreten, und sie haben eine besondere Neigung, das Nervengewebe zu befallen. Auch das Epstein-Barr-Virus *(⇨ 14.6 ✐ Ist das Epstein-Barr-Virus der gesuchte MS-Erreger?)* gehört dazu. Verwirrenderweise gibt es mindestens sechs unterschiedliche Typen von Herpesviren, die völlig verschiedene Krankheitsbilder verursachen, darunter das Varicella-Zoster-Virus, das in der Kindheit für die Windpocken verantwortlich ist und viele Jahre später im Erwachsenenalter in Zeiten einer Abwehrschwäche die Ursache einer Gürtelrose (Zoster) sein kann. Harmlos, aber lästig ist eine Form des Herpes-simplex-Virus, das zu den unangenehmen kleinen Bläschen führt, die meist an den Lippen auftreten und schubweise immer wiederkommen. Auslösend sind oft harmlose Infekte, Sonnenbestrahlung oder Stress. Die Bläschen können aber auch durch Ekel vor der Schale einer Frucht oder einem schmutzigen Glas provoziert werden. Mit der MS hat es nichts zu tun.

14.8 Welche Rolle spielt das Herpesvirus Nr. 6?

Wissen Sie etwas über ein bisher unbekanntes Herpesvirus, das die Ursache der MS sein soll?

1996 wurde in einer amerikanischen Fachzeitschrift über den Fall einer jungen Frau berichtet, die an einer dramatischen Form der Multiplen Sklerose erkrankte und kurze Zeit später daran starb. Zum ersten Mal in der MS-Forschung fand sich im Gehirn ein ausgeprägter Befall mit einem Virus. Dabei handelte es sich um ein bis dato unbekanntes Exemplar, das aber offensichtlich zur Gruppe der Herpesviren gehörte. Man hat ihm den Namen Herpesvirus Nr. 6 gegeben. Einige Fragen bleiben offen, zum Beispiel die, ob es sich wirklich um eine MS gehandelt hat *(⇨ 3.19 Was ist die „akute“ MS (ADEM)?)*. Aber der Fall zeigt auch, dass wir die Suche nicht auf die bekannten Erreger beschränken dürfen, sondern auch auf die unbekannten oder die bisher als harmlos erachteten ausdehnen müssen.

14.9 Was ist an der Chlamydien-Hypothese dran?

Ich habe gehört, dass die Chlamydien der gesuchte MS-Erreger sein sollen.

In den letzten Jahren sind immer wieder die Chlamydien als mögliche MS-Ursache ins Gerede gekommen. Dazu hatte der folgende Fall Anlass gegeben:

> Ein 24jähriger junger Mann wurde im Januar letzten Jahres in der Vanderbilt-Universität mit dem ersten Schub einer MS aufgenommen. Unter Cortison kam es nur zu einer vorübergehenden Besserung. Ein Schub folgte dem anderen. Man gab Betaferon, kombinierte es mit Imurek und versuchte es schließlich mit Blutwäschen. Nichts konnte das Fortschreiten der Krankheit aufhalten. Schließlich griff man, als er im Juli bereits bettlägerig war und Sprach- und Schluckstörungen hatte, zum Äußersten und infundierte ein Krebsmittel, das Endoxan. Zu dieser Zeit wurde noch einmal eine große Routineuntersuchung des Blutes durchgeführt, und man fand eher zufällig eine massive Erhöhung der Antikörper gegen Chlamydien. Das Endoxan® wurde sofort abgesetzt und eine hochdosierte Antibiotikabehandlung begonnen. Darunter bildete sich wie durch ein Wunder die Symptomatik innerhalb von Wochen zurück und der Patient konnte die Klinik gehend verlassen.

Chlamydien sind kleine eiförmige Mikroorganismen, die gerade eben unter einem guten Mikroskop zu sehen sind. Bis vor kurzem wurden sie noch für große Viren gehalten, da sie sich nur in Zellen vermehren können. Nach heutiger Auffassung sind sie aber eindeutig den Bakterien zuzuordnen.

Ihre Vermehrung erfolgt auf eine merkwürdige Weise. Außerhalb der Zelle existieren sie als eine kleine, kugelige Schrumpfform (etwa wie eingetrocknete Spinnen), die von Mensch zu Mensch oder von Säugetieren oder Vögeln auf den Menschen übertragen wird. Wenn sie in eine Zelle eingedrungen sind, bilden sie in ihrem Innern eine Blase, in der sie sich vermehren. Wenn es immer enger wird, schrumpfen sie wieder und werden schließlich, wenn die Blase platzt, nach außen entleert, wo sie dann weitere Zellen infizieren.

Obwohl man aus einem Einzelfall keine Rückschlüsse ziehen sollte, ist die oben beschriebene rasche Besserung unter Antibiotika schon erstaunlich. Einer der entschiedensten Vertreter der Chlamydien-Hypothese ist Prof. Wolfgang Stille von der Johann-Wolfgang-von-Goethe-Universität Frankfurt. Ich habe ihn gefragt: „Wenn Ihre Tochter den ersten Schub einer MS bekäme, was täten Sie?“ Er hat mir geantwortet, er würde sie mindestens 2 Monate lang mit einem Tetrazyklin (ein Antibiotikum wie Penicillin) behandeln.

Viele Ärzte teilen seinen Optimismus nicht, mit den Chlamydien den lange gesuchten MS-Erreger gefunden zu haben. Lassen Sie uns den letzten Fall einmal von einer anderen Warte aus betrachten. Jemand hat einen schweren MS-Schub und sein Immunsystem wird massiv mit Cortison, Betaferon®, Imurek®, Blutwäschen und schließlich auch noch Endoxan® unterdrückt. Ist es dann verwunderlich, dass es in dieser Extremsituation aufgrund der Immunsuppression zu einer ungehemmten Vermehrung von Bakterien kommt, die sonst völlig harmlos sind und bei 60 bis 80% der Bevölkerung normalerweise im Blut nachgewiesen werden können? Diese führen dann zu einer zusätzlichen heftigen Infektion, die die MS verschlimmert und fälschlicherweise mit ihr in einen Topf geworfen wird. Dasselbe ist übrigens bei der Tuberkulose bekannt, die unter einer Cortisontherapie „aufflackern“ kann.

Meiner Ansicht nach haben wir es in diesem Fall nicht mit einer reinen MS zu tun, sondern mit einer MS, die durch eine Chlamydieninfektion kompliziert wurde. So ist die deutliche Besserung, zu der es kam, als der Patient mit Antibiotika behandelt wurde, nicht weiter erstaunlich.

14.10 ☝ Habe ich meine MS von einem Zeckenbiss?

Ich habe gehört, es soll eine Krankheit geben, die der MS täuschend ähnlich sieht und von einer Zecke übertragen wird.

Alle Jahre taucht in schöner Regelmäßigkeit in Illustrierten die Behauptung auf, viele MS-Kranke hätten gar keine MS, sondern in Wirklichkeit eine Borreliose und seien durch eine hochdosierte

Antibiotikatherapie heilbar. Leider ist nicht viel daran. Eine Borreliose kann nur in extrem seltenen Fällen mit einer MS verwechselt werden *(⇨ 5.8 ✍ MS und Zeckenbiss - Habe ich eine Borreliose?)*.

14.11 MS-Erreger: notwendig, aber nicht hinreichend?

Ist nicht alles gewonnen, wenn der MS-Erreger entdeckt worden ist? Warum ist er nur eine notwendige, aber keine hinreichende Ursache für die MS?

Tatsächlich denken viele: Wenn wir den MS-Erreger dingfest gemacht haben, dann ist alles gut, dann wissen wir, wo er lauert, können aus seinen Vorlieben und Abneigungen erschließen, wie wir uns am besten vor ihm schützen können, und werden vielleicht sogar ein Mittel finden, um ihn unschädlich zu machen. Ich gehe jedoch eher davon aus, dass der MS-Erreger an sich harmlos ist, viele von uns befällt und nur dann eine MS auslösen kann, wenn mehrere unglückliche Umstände zusammenkommen.

Im letzten Jahrhundert kam es zu einer erbitterten Fehde zwischen Louis Pasteur und dem Physiologen Claude Bernard. Pasteur kämpfte für die Annahme, der Erreger sei allein die Ursache der Infektionskrankheiten, demgegenüber vertrat Bernard die Ansicht, Erreger könnten nur dann gefährlich werden, wenn sie auf ein geeignetes „Milieu" träfen. Ich weiß nicht, aus welchem Grund, aber jedenfalls widerrief Pasteur auf dem Sterbebett mit dem vielzitierten Satz: „Der Krankheitserreger ist nichts, das Terrain ist alles."

Auf die MS übertragen, könnte das heißen: Bei der MS gibt es Begleitumstände, die der Vermehrung des Virus einen fruchtbaren Boden bereiten oder aus einem harmlosen „Haustier-Virus" ein aggressives „Raubtier-Virus" machen. Die Lebensumstände, die das Virus sozusagen „scharf" machen, können wichtiger sein als das Virus selbst. Und da die Krankheit andererseits nicht ohne das Virus auftreten kann, ist es eine notwendige, aber keine hinreichende Ursache.

15 MS und Autoaggression

15.1 ☝ Ist die MS eine Autoaggressionskrankheit?

Wie ist man darauf gekommen, dass die MS eine Autoaggressionskrankheit sein könnte?

Es begann damit, dass Ende des 19. Jahrhunderts im Zusammenhang mit der Tollwut-Schutzimpfung unerklärliche Todesfälle auftraten. Wenige Tage bis Wochen nach der Impfung entwickelten die betroffenen Patienten Lähmungserscheinungen, Taubheitsgefühle und Hirnnervenausfälle und starben kurze Zeit später. Das klinische Bild, aber auch die mikroskopisch nachweisbaren Hirnveränderungen hatten keine Ähnlichkeit mit der Tollwut, sondern erinnerten vage an die MS.

Fast ein halbes Jahrhundert lang wurden die Impfkomplikationen auf das abgeschwächte Tollwutvirus zurückgeführt, bis 1937 Affen, denen das Rückenmarksgewebe von Kaninchen gespritzt worden war, Symptome entwickelten, die mit der Impfreaktion identisch waren. Erst jetzt erkannte man, dass die Impfkomplikationen auf einer Überempfindlichkeitsreaktion gegen das artfremde Rückenmarksgewebe beruhten. Das Tollwutvirus wurde damals nämlich im Gehirn und Rückenmark von Kaninchen gezüchtet, und der Impfstoff war mit Resten davon verunreinigt. So entstand die Hypothese, dass es sich bei der MS um eine Überreaktion des Immunsystems gegen die weiße Hirnsubstanz handele.

15.2 Was ist eine virale Mimikry?

Auf der einen Seite sucht man fieberhaft nach dem MS-Erreger, auf der anderen spricht man von einer Autoaggressionskrankheit. Wie hängt die Erreger- mit der Autoaggressionshypothese zusammen?

Die Virus- und die Autoaggressionshypothese scheinen ebenso schwer miteinander vereinbar zu sein wie die Virushypothese und die Erblichkeit. Es gelingt aber doch - und zwar durch die Annahme einer „viralen Mimikry“. Ein bekanntes Beispiel für Mimikry ist der Birkenspanner, dessen Flügel genau dasselbe schwarzweiße Muster aufweisen wie ein

Birkenstamm, so dass er darauf von seinen Feinden nicht entdeckt werden kann. In ganz ähnlicher Weise versuchen Viren die Lymphozyten zu täuschen. Dazu „verkleiden“ sie sich, indem sie sich in einen Eiweißmantel hüllen, der körpereigenen Substanzen zum Verwechseln ähnlich ist. Ein so getarnter Eindringling kann lange unentdeckt bleiben. Wird er schließlich doch durch das Immunsystem entlarvt, so kann das für den Organismus verheerende Auswirkungen haben, denn das Problem ist, dass der Körper Antikörper bildet, die nicht nur den Erreger, sondern auch das imitierte körpereingen Gewebe angreifen und zerstören.

Auf die MS übertragen heißt das, dass es Viren gibt, die auf ihrer Kapsel ein Muster tragen, das der weißen Hirnsubstanz (Myelin) ähnelt. Man hat tatsächlich einige Viren gefunden, die theoretisch in Betracht kommen könnten. So stimmen z.B. Bestandteile des Epstein-Barr-Virus in einer Kette von 5 Aminosäuren mit der Proteinhülle des Myelin überein *(⇨ 16.7 Was ist die EBV-Stress-Hypothese?).*

15.3 Was ist die experimentelle allergische Encephalomyelitis?

Ich habe gehört, dass man bei Tieren eine MS erzeugen kann, indem man ihnen Maschinenöl, abgetötete Tuberkelbazillen und zerstampftes Rückenmarksgewebe unter die Haut spritzt. Warum ist eine so grausliche Mischung nötig, um eine künstliche MS zu erzeugen?

Da es sich aus ethischen Gründen verbietet, Experimente an Menschen durchzuführen, hat man nach einer Tierkrankheit gesucht, die der MS ähnlich ist. Es stellte sich jedoch heraus, dass Tiere normalerweise keine MS-verwandten Krankheiten bekommen. Deshalb wurde ein künstliches Tiermodell der MS, die experimentelle allergische Encephalomyelitis (EAE), entwickelt. Der Grundgedanke war, Tieren artfremdes Gehirn- oder Rückenmarksgewebe zu spritzen, um auf diese Weise Lymphozyten gegen die weiße Hirnsubstanz zu „allergisieren“, wie es als Komplikation bei der Tollwutschutzimpfung vorgekommen war. Die Methode hatte jedoch vier Schönheitsfehler:

1. Es gelang nur bei einem kleinen Teil der Tiere, durch eine Injektion von artfremdem Hirngewebe allein eine Entzündung hervorzurufen. Die Ausbeute wurde erst größer, als man nach vielen ver-

geblichen Versuchen das zerriebene Hirngewebe mit Tuberkelbakterien und Mineralöl versetzte.

2. Die Tiere erkrankten nach wenigen Tagen und nicht, wie im Falle der MS, nach Jahren.
3. Die unter dem Mikroskop erkennbaren Veränderungen wiesen nur geringe Ähnlichkeiten mit MS-Herden auf, wobei vor allem die Entmarkung im Hintergrund stand; und
4. Die verlief Krankheit nicht schubförmig.

1965 haben Stone und Lerner eine schubförmige EAE bei Meerschweinchen beschrieben, die gleich nach der Geburt immunisiert wurden, wenn sie noch relativ resistent gegen eine akute EAE sind. Klinische Zeichen entwickelten sich zwei Wochen bis zwei Monate später und hielten oft für viele Wochen an, wobei ein Verlauf mit Rückbildungen und Verschlimmerungen charakteristisch war. Insgesamt muss die Annahme, die EAE sei ein geeignetes Tiermodell der MS, mit einer Reihe von Fragezeichen versehen werden.

15.4 Stimmt die Theorie von den „wildgewordenen" Lymphozyten?

Wenn es sich bei der MS um „wildgewordene" Lymphozyten handelt, muss ich dann nicht alles tun, um mein Immunsystem herunterzufahren?

Die Theorie von den „wildgewordenen" Lymphozyten ist sicher zu einfach. Es gibt nicht nur aggressive Lymphozyten, sondern auch „friedliche" Lymphozyten, die andere Lymphozyten unterdrücken. Sie werden als Suppressorzellen (= Unterdrückerzellen) bezeichnet und sorgen am Ende der Schlacht dafür, dass sich die aggressiven Lymphozyten wieder beruhigen.

Bei der eben erwähnten EAE *(⇨ 15.3 Was ist die experimentelle allergische Encephalomyelitis?)* ergab sich ein interessanter Befund: Die Zahl der Schübe stand im umgekehrten Verhältnis zur Zahl der Suppressorzellen. Somit ist es vorstellbar, dass die MS nicht, wie bisher angenommen, auf der zerstörerischen Aktivität „wildgewordener"

Lymphozyten beruht, sondern auf einem verminderten Schutz durch Suppressorzellen[20].

Die Vorstellung von einem überaktiven Immunsystem ist also irreführend. Die zunehmende Verbrechensrate in einer Stadt kann nicht nur damit etwas zu tun haben, dass es immer mehr Verbrecher gibt, sondern auch damit, dass die Zahl der Polizisten reduziert wurde.

[20] Robert H. Swanborg in Encyclopedia of immunology, Ed. Ivan M. Rott, Academic Press, 199?, S. 533-535.

MS und Psyche

16 MS und Psyche

16.1 ☝ Was hat meine MS mit meiner Psyche zu tun?

A: „Bei jedem Schub kann ich genau angeben, warum ich ihn bekommen habe, und dasselbe gilt für den Ausbruch meiner Erkrankung. Immer waren es seelische Belastungen, die meine MS aus dem Gleichgewicht gebracht haben."

B: „Ich kann das Gerede von Psyche und MS nicht mehr hören. Für mich ist das ein Reizthema. Genauso gut könnte man behaupten, ein gebrochenes Bein oder ein Herzinfarkt hätten seelische Ursachen. Je weniger die Ärzte wissen, desto mehr bemühen sie die Psychologie. Für mich ist das alles Unsinn."

Die einen sind sicher, dass ihre MS durch seelische Belastungen beeinflusst wird, dass sich ihre Symptome unter Stress verstärken und dass ihre Schübe, ja sogar der Ausbruch der Erkrankung, in Zusammenhang mit schweren seelischen Krisen stehen. Die anderen lehnen jede Beziehung zwischen MS und Psyche rigoros ab. Sie empfinden es als „Psycho-Mythologie", wenn behauptet wird, die Aktivität einer Krankheit könne durch seelisches Wohlbefinden positiv und durch finanzielle Sorgen, Ehekonflikte oder eine berufliche Überlastung negativ beeinflusst werden. Sie möchten nicht für etwas verantwortlich gemacht werden, was sie der Willkür eines blinden und unbarmherzigen Schicksals zuschreiben, während die Anhänger der gegenteiligen Meinung gerade darin eine Chance sehen: den Verlauf der Erkrankung durch eine Veränderung ihrer Lebensverhältnisse steuern zu können.

Die Wahrheit liegt, wie so oft, in der Mitte. Es gibt wenige Krankheiten, die rein organisch oder rein psychisch verursacht sind. Die meisten Krankheiten stellen eine Mischung aus körperlichen und seelischen Anteilen dar. Das ist sogar für das Paradebeispiel einer organischen Krankheit anerkannt, den Herzinfarkt: Es gibt eine spezifische Persönlichkeit, die zum Herzinfarkt prädisponiert, und es gibt Stresssituationen, die ihn auslösen. Kein Internist würde verabsäumen, einem Herzinfarktpatienten ins Gewissen zu reden, für ein ruhiges, ausgeglichenes

Leben (und eine gesunde Ernährung) Sorge zu tragen, um einem zweiten Infarkt vorzubeugen.

Vorurteile gibt es auf beiden Seiten. Bei den „Psychikern" werden der Gesundungswille und die Macht der Selbstheilungskräfte leicht überschätzt, psychologische Erklärungen an den Haaren herbeigezogen, der „Chemie" ein zu großer Argwohn entgegengebracht und Scharlatanen wird allzu naiv vertraut. Von den „Organikern" wird der Körper zu sehr als Maschine und Krankheit als „reiner Betriebsunfall" betrachtet, sie sind blind für das Ungesunde ihrer Lebensweise, spielen die Bedeutung von „Stress" herunter und machen es sich zu bequem, wenn sie eine medikamentöse Behandlung vor eine Lebensstiländerung setzen.

Bisher galt der Streit als rein ideologisch. In letzter Zeit sind jedoch zwei wichtige Arbeiten in *Neurology* erschienen, die ein neues Licht auf den Zusammenhang zwischen MS und Psyche werfen *(⇨ 16.2 ✍ Lässt sich der Zusammenhang zwischen MS und Psyche wissenschaftlich beweisen?* und *⇨ 16.3 ✍ Was hat die Lebensqualität mit dem Verlauf der MS zu tun?).* Übrigens kann sogar ein Beinbruch „psychische" Ursachen haben, wenn jemand z.B. seiner Angebeteten imponieren will und zu waghalsig die Skipiste hinunterrast.

16.2 ✍ Lässt sich der Zusammenhang zwischen MS und Psyche wissenschaftlich beweisen?

Meine MS ist zum ersten Mal nach einem Verkehrsunfall, bei dem ich meinen Mann und meine jüngste Tochter verloren habe, ausgebrochen. In allen Büchern über MS steht, dass es nie bewiesen worden sei, dass psychische Belastungen etwas mit der MS zu tun hätten. Für meinen Fall bin ich mir ganz sicher, dass es so ist. Gibt es wissenschaftliche Studien, die sich mit der Auslösung der MS durch seelische Erschütterungen befassen?

Die gibt es, aber sie kommen zu widersprüchlichen Ergebnissen. Das hat zunächst einmal etwas damit zu tun, dass die MS eine sehr individuelle Krankheit ist, und es zum Wesen des Individuellen gehört, dass es sich einer statistischen Erfassung entzieht. Es ist schwer vorherzusagen, wie ein Mensch auf Stress am Arbeitsplatz, Schikanen durch einen unangenehmen Vorgesetzten, Krankheit und Tod in der Familie oder einen Ehekonflikt reagiert. Das heißt, der objektive Schweregrad einer

Belastung steht oft in keinem Verhältnis dazu, wie diese subjektiv wahrgenommen wird. Es stellt sich die Frage: Ist es überhaupt sinnvoll, von einem „objektiven“ Grad einer Belastung zu sprechen? Sogar der Tod eines Elternteils wird ganz unterschiedlich erlebt, abhängig davon, ob er plötzlich und unerwartet oder nach langem Leiden auftritt. Nicht zu vernachlässigen ist der Einfluss der religiösen Einstellung, die vielen Menschen Trost bietet.

Eine zweite notorische Schwierigkeit bei MS-Studien ergibt sich daraus, dass Schübe und Entzündungsherde im Gehirn nicht gleichgesetzt werden können. Erst in den letzten Jahren wurde deutlich, dass nur etwa jeder 10. frische Herd zu wahrnehmbaren Symptomen im Sinne eines Schubes führt. Grob vereinfacht heißt das: Wenn 10 MS-Kranke einer schweren seelischen oder körperlichen Belastung ausgesetzt sind, wird nur einer davon mit klinisch nachweisbaren Symptomen reagieren, was statistisch sicher nicht überzeugend ist. Daraus folgt: Auch wenn ein Zusammenhang zwischen MS und Belastungen existieren sollte, würde er statistisch nicht nachweisbar sein, wenn man nur das Auftreten von Neuerkrankungen bzw. Schüben untersucht, wie das in den bisher vorliegenden Studien ausnahmslos der Fall ist.

Dass es sich hierbei keineswegs um eine theoretische Erwägung handelt, zeigt die Arbeit von D. C. Mohr, die 2000 in *Neurology* erschien:

> 36 Patienten mit einer schubförmigen MS wurden einmal pro Monat über 28 bis zu 100 Wochen untersucht. Zu den Untersuchungen gehörten ein Kernspintomogramm mit Gadolinium, psychologische Tests und Fragebögen mit dem Schwerpunkt auf negativen Ereignissen in der Familie und im Beruf.

Das Ergebnis war überraschend: Die Wahrscheinlichkeit, dass 4 bis 8 Wochen nach einer seelisch belastenden Situation frische Herde auftraten, war hochsignifikant erhöht, während die klinisch nachweisbare Schubrate anscheinend keinen Zusammenhang mit den seelischen Belastungen zeigte.[21]

Damit ist einerseits der Einfluss von negativen Lebensereignissen auf die Krankheitsaktivität bewiesen und andererseits erklärt, warum dieser

---

[21] DC Mohr e.a. Psychological stress and the subsequent appearance of new brain MRI lesons in MS. Neurology 2000; 55: 55-61

in den vorangegangenen Studien nicht nachweisbar war. Nicht klar ist, warum die Zeitspanne zwischen der seelischen Belastung und den frischen Herden mehrere Wochen beträgt.

16.3 ☝ Was hat die Lebensqualität mit dem Verlauf der MS zu tun?

Meinen Sie wirklich, dass Glück und Harmonie einen positiven Einfluss auf den Krankheitsverlauf nehmen können?

Ich bin überzeugt davon, obwohl es sicher Ausnahmen gibt. Bei Krebs und Herzkrankheiten ist bekannt, dass die Lebensqualität und die eigene Einschätzung des Gesundheitszustandes gute Voraussagen über den Krankheitsverlauf und die Sterblichkeit ermöglichen. Damit stellt sich die interessante Frage, ob die Lebensqualität auch bei der MS ein prognostischer Faktor ist.

Leider ist es sehr schwierig, Forschungsgelder für Studien zu bekommen, die eine rein psychologische Fragestellung haben. Darum war es eine günstige Gelegenheit für Monica W. Nortvedt, als von der Firma Hoffmann-La Roche in Norwegen eine MS-Studie mit einem Alphainterferon durchgeführt wurde. Um den Einfluss der häufigen subkutanen Injektionen auf die Lebensqualität einzuschätzen, wurden die Patienten begleitend auch psychologisch untersucht. Dabei ergab sich ein sehr interessantes Nebenergebnis, das 2000 in *Neurology* veröffentlicht wurde.[22]

An der Studie nahmen 97 Patienten mit schubförmiger MS teil. Die Studiendauer betrug 1 Jahr. Neben regelmäßigen kernspintomographischen Untersuchungen wurde der EDSS bestimmt *(⇨ 11.2 Was ist die erweiterte Kurtzke-Skala (EDSS)?)*. Zusätzlich wurde ein standardisierter Fragebogen benutzt, der 36 Fragen enthielt, die das körperliche und seelische Wohlbefinden, den allgemeinen Gesundheitszustand, Schmerzen, soziale Beziehungen usw. betrafen. Die erste Frage lautete z.B.: „Würden Sie ganz allgemein sagen, dass Ihr Gesundheitszustand ausgezeichnet / sehr gut / gut / ausreichend / schlecht ist?“

---

[22] MW Nortvedt e.a. Quality of life as a predictor for change in disability in MS. Neurology 2000; 55: 51-54

Von den 38 Patienten, die ihren Gesundheitszustand als ausreichend oder schlecht einstuften, kam es bei 16 (48%) zu einer Verschlechterung des EDSS, während in der Gruppe der Patienten, die ihren Gesundheitszustand als gut bis ausgezeichnet eingeschätzt hatten, eine Verschlechterung nur bei 12 (23%) eintrat. Eine ähnliche Beziehung zeigte sich, wenn man den Untertest „seelisches Wohlbefinden" betrachtete. 41% der Patienten, die hier niedrige Werte hatten, verschlechterten sich, gegenüber 28% in der Gruppe, die sich seelisch wohl fühlten. Dasselbe galt für Vereinsamung.

Die durchschnittliche Verschlechterung auf der EDSS-Skala betrug in der gesamten Gruppe 0.19. Das Viertel der Patienten, deren seelisches Wohlbefinden am schlechtesten war, verschlechterte sich um 0.48, während der Rest nur eine Verschlechterung von 0.10 aufwies. Der Unterschied zwischen diesen beiden Gruppen war tatsächlich größer als der Behandlungseffekt in der PRIMS-Studie aus dem Jahre 1998 (große Doppelblindstudie, welche die Wirkung von Rebif® untersuchte). Dort betrug die jährliche Verschlechterung 0.24 für die Plazebogruppe und 0.12 für die Patienten, die mit Rebif® (Betainterferon-1a) behandelt worden waren. Das heißt: Die Lebensumstände könnten einen stärkeren Einfluss auf das Fortschreiten der MS haben als eine Behandlung mit immunmodulierenden Medikamenten.[23]

Nun könnte man meinen, die Beziehung zwischen der subjektiven Selbsteinschätzung und die Veränderungen auf der EDSS-Skala könnte ganz einfach dadurch erklärt werden, dass Patienten, die einen ungünstigen Krankheitsverlauf haben, ihren allgemeinen Gesundheitszustand schlechter beurteilen und auch seelisch bedrückter sind. Aber die Ergebnisse blieben unverändert, wenn man Patienten miteinander verglich, die nach objektiven Kriterien, also hinsichtlich des EDSS bei Studienbeginn, der kernspintomographisch nachweisbaren Herde und der Schubzahl in den letzen zwei Jahren, dieselbe Krankheitsaktivität hatten.

[23] Neurology 2000;55:51-54

16.4 ☝ Wie wirken sich seelische Belastungen auf das Immunsystem aus?

Ehrlich gesagt, kann ich mir nicht vorstellen, wie sich Sorgen oder Depressionen auf unser Immunsystem auswirken können.

Tatsächlich galten solche Gedanken bis vor kurzem auch als abwegig. Lymphozyten waren für Immunologen relativ engstirnige Kugeln, deren Oberfläche mit Rezeptoren bestückt ist und die nichts anderes können, als körperfremdes von körpereigenem Gewebe unterscheiden. Aber dann fiel auf, dass die Milz, die eine herausragende Rolle in der Immunabwehr spielt, reich mit sympathischen Nervenfasern versorgt ist. Besonders interessant war auch, dass die Nervenendigungen in der Milz von Lymphozyten umlagert waren wie ein Bahnhof von Taxis. Warum eigentlich, denn bisher war man immer davon ausgegangen, dass keine Kommunikation zwischen dem Immunsystem und dem Nervensystem stattfindet? Als man genauer nachschaute, entdeckte man, dass die Lymphozytenoberfläche neben den Rezeptoren zusätzlich mit Antennen übersät ist, die auf Stresshormone, aber auch auf Endorphine ansprechen. Lymphozyten sind also wesentlich intelligenter, vor allem aber sensibler, als man bisher angenommen hatte und stellen ein wichtiges Zwischenglied zwischen Seele und Körper dar. Vereinfacht gesagt: Unsere Stimmungsschwankungen führen zu Umstimmungen der Lymphozytenaktivität.

16.5 Was ist Psychoimmunologie?

Ich habe gehört, man könne Lymphozyten konditionieren wie einen Hund. Ist das wirklich wahr? Wenn das möglich wäre, könnte man dann nicht die MS mit Gedanken heilen?

Aufgrund der klassischen Arbeiten von Pawlow ist bekannt, dass der Anblick eines Knochens bei Hunden die Magensaftsekretion steigert. Ertönt immer gleichzeitig mit dem Vorzeigen des Knochens eine Glocke, reicht schließlich der Klang der Glocke allein aus, um die Reaktion hervorzurufen. Man nennt das einen bedingten Reflex. Nicht bekannt war, dass Lymphozyten auf dieselbe Weise trainiert werden können wie Hunde.

Hierzu gibt man einem Tier ein Medikament, welches das Immunsystem unterdrückt, z.B. Cyclophosphamid (Endoxan®). Gleichzeitig bietet man ihm gesüßtes Wasser an. Erwartungsgemäß geht nach ein paar Tagen die Zahl der Lymphozyten zurück. Interessant ist jedoch, was passiert, wenn man nach ein oder zwei Wochen das Experiment wiederholt, dieses Mal aber das Zuckerwasser allein verabreicht. Wie im ersten Fall sinkt die Immunreaktion ab. Die Lymphozyten haben also gelernt, auf das Zuckerwasser genau so zu reagieren wie auf das Immunsuppressivum.

1982 führten Robert Ader und Nicholas Cohen eine Variante dieses Versuchs durch. Sie experimentierten mit einem Stamm von Mäusen, die aufgrund einer Überreaktion ihres Immunsystems spontan erkrankten. Sie neigten also in besonderer Weise zu Autoaggressionskrankheiten. Normalerweise wird die Krankheit bei Mäusen wie bei Menschen durch die Behandlung mit einem immunsuppressiven Medikament unter Kontrolle gebracht. Die beiden Forscher zeigten, dass sie mit Hilfe der oben genannten Konditionierung das reale Medikament durch Zuckerwasser ersetzen konnten. Untersuchungen wie diese überzeugten Wissenschaftler, dass es ein starkes Bindeglied zwischen dem Nerven- und dem Immunsystem gibt. Welche Auswirkungen diese Tatsache auf die MS-Therapie haben wird, ist zur Zeit noch nicht abzusehen.

In Amerika sind erste ermutigende Versuche unternommen worden, den Lupus erythematodes (ebenfalls eine Autoimmunerkrankung) zunächst mit einer Kombination von Cortison, Rosenöl und Lebertran zu behandeln, und diese schließlich durch die alleinige Gabe von Rosenöl und Lebertran zu ersetzen.

16.6 Was ist das Hitzeschock-Protein?

Stimmt es, dass im Gehirn unter Stress ein abnormes Eiweiß entsteht?

Das Hitzeschock-Protein (HSP) gehört zu der großen Familie der Stressproteine. Sie werden gebildet, wenn eine Zelle Stressbelastungen wie Hitze, Kälte oder Sauerstoffmangel ausgesetzt wird. Eines davon, das Apha-Crystallin hat die Aminosäurekette R-R-P-F-F mit dem Epstein-Barr-Virus gemeinsam. Daraus wurde die derzeit attraktivste Hypothese zur Ursache der MS abgeleitet. *(⇨ 16.7 Was ist die EBV-Stress-Hypothese?).*

16.7 Was ist die EBV-Stress-Hypothese?

Wie ist die Stress-Hypothese mit dem Epstein-Barr-Virus vereinbar?

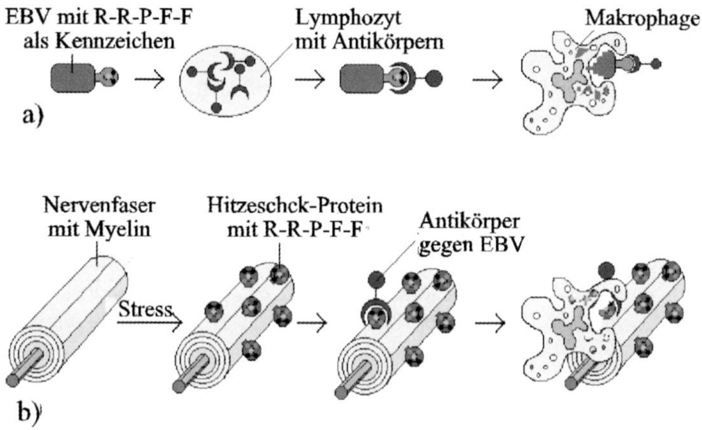

Abbildung 18: Die EBV-Stress-Hypothese. In der Kindheit werden Lymphozyten gegen das Epstein-Barr-Virus (EBV) „allergisiert“. Später im Erwachsenenalter kommt es unter Stress zur Ausbildung des Hitzeschock-Proteins auf der Oberfläche des Myelins. Da es dieselbe Aminosäurekette hat wie das EBV wird es zerstört.

Unter bestimmten Bedingungen, z.B. durch Stress, bildet sich in der weißen Hirnsubstanz ein bestimmtes Eiweiß, das unter normalen Bedingungen nicht im Gehirn vorkommt: das sogenannte Hitzeschock-Protein *(⇨ 16.6 Was ist das Hitzeschock-Protein?)*. Es ist durch ein „Motiv“ von 5 Aminosäuren in der Reihenfolge R-R-P-F-F charakterisiert. Nun kommt genau dieses R-R-P-F-F im Eiweißmantel des Epstein-Barr-Virus vor. Es ist also denkbar, dass es irgendwann einmal in der Kindheit zu einer harmlosen Virusinfektion gekommen ist, die der oder die Betroffene nicht einmal bemerkt hat. Nur die Lymphozyten erinnern sich. Wenn sie jetzt auf genau dasselbe Merkmal stoßen, halten sie das Myelin irrtümlich für ein Virus und greifen es an.[24]

16.8 Was ist Stress?

Kann man wirklich sagen, dass Stress die Ursache der MS ist? Hat nicht jeder Stress? Und kann Stress nicht auch etwas ganz Gesundes sein?

Niemand behauptet, dass Stress die Ursache der MS ist. Aber er kann ein wichtiger auslösender Faktor sein. Der Stress ist einerseits ein hochbedeutsames Konzept, das aus dem modernen medizinischen Denken nicht mehr wegzudenken ist, andererseits ist es so vage, dass jeder alles hineininterpretieren kann. Was Stress ist, ist so schwer fassbar wie die Umweltverschmutzung oder die Klagen über den Verfall der bürgerlichen Tugenden. Zunächst einmal ist festzuhalten, dass Stress etwas Positives und Lebensnotwendiges ist. Ein Knochen, der nicht belastet wird (das heißt, unter Stress steht), wird entkalken und brüchig werden, ohne Stress wird unsere Muskulatur schwach, und wenn jemand keine Probleme mehr zu lösen hat, dann werden seine kleinen grauen Zellen im Gehirn verkümmern.

Unter gewissen Umständen kann der Stress jedoch ins Negative umschlagen, zu einem lebensfeindlichen Prinzip werden und unsere Gesundheit gefährden. Leider sind diese Umstände bei jedem Menschen anders. Man kann unter einer extremen körperlichen Belastung stehen wie nach dem Kriegsende die Trümmerfrauen. Sie fielen abends todmüde ins Bett, aber kaum jemand wurde krank. Im Gegensatz dazu kann der Stress von außen gar nicht erkennbar sein, wenn jemand im Alltagstrott immer pünktlich um 8 Uhr in sein Büro geht, Tag für Tag dasselbe macht, aber unter der Trostlosigkeit und den Launen und den verletzenden Bemerkungen seines Chefs leidet. Nichts Spektakuläres, aber er wird immer häufiger krank. Als Faustregel gilt: Alles, was Spaß und Sinn macht, ist kein negativer Stress.

Aber auch Schicksalsschläge können sehr unterschiedliche Auswirkungen haben. Jemand kann seine Mutter und kurz darauf den Vater, vielleicht sogar das eigene Kind verlieren, und er oder sie bleibt gesund.

[24] Nature 1995; 375:798-801

Ein anderer wird krank, wenn die Tochter in der Schule sitzenbleibt. Vieles spielt dabei ein Rolle, nicht zuletzt die Geborgenheit eines Menschen in seinem religiösen Glauben.

Der Mensch neigt dazu, Gründe zu finden, auch wenn es keine gibt. Er sieht Gesichter oder ein springendes Pferd in den Wolken. Er sucht nach Ordnung in einer Welt, die ihm sonst unheimlich und chaotisch erscheinen würde. All dies ist wahr, reicht aber nicht aus, den Stress als verzweifelte Suche nach Struktur selbst dort, wo keine ist, abzutun. Es gab in der Vergangenheit eine Reihe von Studien, welche einen Zusammenhang zwischen Stress und Schüben nachzuweisen schienen, und ebenso viele, die ihn widerlegten. Erst jetzt ist deutlich geworden, dass allen diesen Untersuchungen ein systematischer Fehler zugrunde lag *(⇨ 16.2 ✍ Lässt sich der Zusammenhang zwischen MS und Psyche wissenschaftlich beweisen?).*

16.9 ☝ Was hat meine MS mit meiner Lebensgeschichte zu tun?

Meine MS ist zum ersten mal in einer schweren Lebenskrise aufgetreten. Kann da ein Zusammenhang sein?

Als mir Barbara Zaruba ihren Namen nannte, fügte sie hinzu: „Das ist ein Name, den Sie sicher nie vergessen werden. Meinen Sie nicht auch, ich hätte damit gut in einem Zirkus auftreten können?“ Wie ich später in ihrem Buch „Multiple Sklerose – Wie ich die Hoffnung wiederfand“ las, imponierte sie als Kind ihren Freunden wirklich damit, dass sie auf den Händen gehen konnte. Bis zum heutigen Tag ist sie ein Mensch geblieben, der andere zum Lachen bringt. Ihre Lebensgeschichte, die sie in ihrem Buch erzählt, zeigt ein anderes Bild von ihr, und so lautet der Titel eines Kapitels auch „Gefühle unter der Tarnkappe“. Da sie für eine bestimmte Gruppe von MS-Patienten typisch ist, möchte ich sie kurz schildern.

Ihren 1. Schub bekam sie mit 27 Jahren, als ihre Ehe mit einem leichtlebigen und lebensuntüchtigen Mann in eine Krise geriet. Sie trennte sich von ihm und wurde sieben Jahre lang von der Krankheit in Ruhe gelassen. Dann verliebte sie sich in einen fünf Jahre jüngeren „ewigen“ Studenten. Als sie spürte, dass er sie verlassen würde, erlitt sie den 2. Schub.

Zu ihrer Kindheit berichtet sie, dass ihr Vater wegen Betrügereien ins Gefängnis kam, als sie zwei Jahre alt war. Obwohl er nie wieder in die Familie zurückkehrte, litt sie unter der Schande, von der das ganze Dorf wusste. Später verklärte sie ihn zu einer tragischen Gestalt, einem einsamen Wolf. Ihr wenige Jahre älterer Bruder geriet ebenfalls auf die schiefe Bahn. Im Gegensatz zu ihm war sie das bravste Kind von der Welt. Um Gottes Willen wollte sie nicht so sein wie ihr Bruder oder ihr Vater.

Sie brauchte lange, um zu begreifen, dass sie das Kind ihres Vaters war, seine Gene in sich hatte, dass sie alles in sich verdrängte und unterdrückte, was nur im Entferntesten an ihren Vater erinnerte. Dazu schreibt sie: „Wie viele Menschen mit MS war ich viel zu intolerant mit mir, zu selbstkritisch, stellte viel zu hohe Ansprüche an mich. So konnte ich mir etwas sehr Wichtiges nicht gestatten: Mich so zu lieben, wie ich bin.“

Darf man Krankengeschichten interpretieren wie einen Roman oder eine Novelle? Die Medizin ist nicht nur Naturwissenschaft, wie einige meinen, sie beschäftigt sich nicht nur mit den Konzentrationen von bestimmten Stoffen im Blut, dem Herzen als Pumpe und dem Gehirn als bioelektrischem Geschehen, sondern die Medizin ist auch und nicht zuletzt eine Geisteswissenschaft, indem sie jeden Menschen in seiner Besonderheit begreift. Es ist unverzichtbar, Regeln, Durchschnittswerte und die Ergebnisse großer Studien zu kennen, aber es ist ebenso notwendig, das Allgemeine auf das Besondere anzuwenden, denn das individuelle Schicksal eines Menschen kann ein Krankheitsbild mehr formen als reine chemisch-physikalische Gesetzmäßigkeiten. Darum ist es bedauerlich, wenn dieser Teil der medizinischen Ausbildung zu kurz kommt.

Ich erinnere mich, wie wir auf dem Gymnasium die Erzählung „Der Verbrecher aus verlorener Ehre“ von Friedrich Schiller interpretierten, wie wir versuchten, aus seiner Lebensgeschichte abzuleiten, warum er ein Verbrecher werden musste. Natürlich ist das einseitig, indem es Faktoren, die sich dem deutenden Verstehen entziehen wie z.B. Erbanlagen, unberücksichtigt lässt, aber es zeigt einen wichtigen Aspekt auf. Beides ist zu berücksichtigen: Vererbung und Lebensgeschichte, so wie es unsinnig wäre zu behaupten, bei einem Rechteck sei die Breite wichtiger als die Länge. Ähnlich ist es mit der MS. Auf der einen Seite sind

Faktoren, die wir nicht kennen oder nicht beeinflussen können, wie die angeborene Struktur der weißen Hirnsubstanz oder der zufällige Kontakt mit einem Virus, aber auf der anderen Seite steht das, was aus zunächst noch harmlosen Bestandteilen einen gefährlichen Cocktail machen kann.

Ich glaube weder, dass man die Konstellation, in der sich die MS von Barbara Zaruba entwickelte, verallgemeinern kann, noch halte ich viel von der Idee, dass ein unterdrückter Selbsthass sich in eine Autoaggressionskrankheit „materialisieren" kann, aber nach meiner Erfahrung stehen bei vielen MS-Kranken schwere Belastungen am Beginn der Erkrankung.

16.10 Gibt es einen spezifischen Konflikt bei der MS?

Man sagt, Ehrgeiz führt zu Migräne, Stress zum Herzinfarkt und heruntergeschluckter Ärger zum Magengeschwür. Haben die Menschen, die an MS erkranken, auch eine spezielle Problematik?

Ich habe einmal mit einem Kollegen zusammengearbeitet, der überzeugt war, im Grunde genommen hätte jeder MS-Patient dasselbe Problem: plötzlicher Liebesentzug. Er war so überzeugt davon, dass er praktisch bei jedem Patienten einen Beweis für seine Hypothese fand. Manchmal wirkten seine Erklärungsversuche allerdings arg an den Haaren herbeigezogen. Das ist ja ganz allgemein das Problem der Psychologie: Es gibt nichts, was man nicht psychologisch erklären könnte.

Im Gegensatz dazu meine ich etwas sehr Einfaches: Obwohl ich überzeugt bin, dass es psychische Auslöser sowohl für den Ausbruch der MS als auch für die einzelnen Schübe gibt, meine ich, dass diese *nicht spezifisch* sind. Jeder Mensch kommt mit kleinen Webfehlern zur Welt, die bei Belastungen besonders gefährdet sind. Andere Schwachstellen entstehen im Laufe des Lebens z.B. durch virale Infektionen. Und so wie eine Kette an ihrem schwächsten Glied reißt, so wird sich die Überforderung oder der Missbrauch des Körpers dort bemerkbar machen, wo er am anfälligsten ist. Der eine kommt mit einer Schwäche der Bronchien zur Welt, der zweite neigt zu Kopfschmerzen, dem dritten schlägt alles auf den Magen und der vierte hat es mit dem Kreuz. Bei Belastungen jedweder Art, seien sie körperlicher oder seelischer

Natur, sind diese Bereiche in besonderer Weise gefährdet. Dieser „Ort der geschwächten Widerstandskraft“ ist bei der MS das Myelin.

16.11 Ist nicht alles irgendwie psychosomatisch?

Der Begriff „Psychosomatik“ ist ein weites Feld. Genau genommen, so wird gesagt, gibt es keine Erkrankung, die nicht irgendwie psychosomatisch ist. Sogar ein Beinbruch könne auf diese Weise erklärt werden. Zum Beispiel, wenn ein Junge einem Mädchen imponieren will und mit seinen Skiern waghalsig einen gefährlichen Abhang hinunterrast und dabei stürzt. Aus psychosomatischer Sicht sei dann die eigentliche Ursache ein Minderwertigkeitskomplex und eine unglückliche Liebesbeziehung.

Wie dem auch sei, von einem so weitgespannten Begriff von Psychosomatik möchte ich hier nicht sprechen. Es geht mir um Zusammenhänge auf einer anderen Ebene, zum Beispiel der 75jährige Mann, dessen Frau gestorben ist, und der wenige Monate später eine Grippe und anschließend eine Lungenentzündung bekommt und ebenfalls stirbt. Das kann Zufall sein, ist es aber in den meisten Fällen nicht.

> In einer Studie, die in der kalifornischen Gemeinde Alameda durchgeführt wurde, wurde eine Zufallsstichprobe von 6928 gesunden Erwachsenen über 9 Jahre beobachtet. Die Gruppe der Personen mit den geringsten sozialen Bindungen und menschlichen Beziehungen wies bei Männern eine 2,3mal und bei Frauen eine 2,8mal so hohe Sterblichkeit auf wie die Gruppe mit guter familiärer Bindung und ausgeprägten sozialen Kontakten. Diese Korrelation zwischen sozialer Integration und Sterblichkeit war unbeeinflusst von dem selbst berichteten Gesundheitszustand zur Zeit des Beginns der Untersuchung und des Todesjahrs, dem gesellschaftlichen Status sowie gesundheitsschädigendem Verhalten wie Rauchen, Alkohol und Übergewicht.[25]

Psychosomatisch heißt nicht psychogen, es bedeutet auch nicht, dass Erbfaktoren keine Rolle spielen. Es besagt nur, dass für die Entwick-

[25] Bermann LF, Syme SL: Social Networks, Host Resistance and Mortality. A Nine-Year-Follow-Up Study of Almeda County Residents. American Journal of Epidemiology 109 (1979) 2, 186-204

lung einer Krankheit ein aus dem Erleben stammender Faktor eine wesentliche, aber nicht allein ausschlaggebende Rolle spielen muss.

Bleibt die Frage, wie es sein kann, dass sich Stress, Einsamkeit, Resignation oder Depressionen auf unseren Gesundheitszustand auswirken können? Das Verbindungsglied zwischen Psyche und Körper ist vermutlich unser Immunsystem *(⇨ 16.4 ☝ Wie wirken sich seelische Belastungen auf das Immunsystem aus?).*

16.12 ☝ Bin ich an meiner Krankheit selber schuld?

Wenn es psychosomatische Zusammenhänge bei der MS gibt, bin ich dann nicht selber an meiner Krankheit schuld?

Ende der 70er Jahre erschien ein einflussreicher Essay mit dem Titel „Krankheit als Metapher". Er stammte von Susan Sontag, einer amerikanischen Schriftstellerin und Journalistin, die an Brustkrebs erkrankte und sich auf Anraten ihrer Freunde auch an einen Psychotherapeuten wandte. Was sie dort am meisten erbitterte, war das Gefühl einer Unterstellung, der Unterstellung nämlich, es sei kein Zufall, dass gerade sie zu genau diesem Zeitpunkt von genau dieser Krankheit befallen worden sei.

Sie fühlte sich auf einmal nicht nur wegen der düsteren Prognose ihrer Krankheit verzweifelt, sondern zusätzlich schuldig und sie schämte sich, krank zu sein. Sie beschreibt, wie man versucht habe, ihr einzureden, dass Krebs eine Krankheit sei, zu der vor allem seelisch Angeschlagene neigen. All das kam ihr ungerecht und einseitig vor. Sie sehnte sich nach einem Arzt, der ihre Krankheit als eine Krankheit betrachtete, als eine ernste Krankheit zwar, aber als eine Krankheit, weder Fluch noch Strafe noch Peinlichkeit. Eine Krankheit ohne tiefere „Bedeutung".

Ich denke, dass Susan Sontag mit ihrer bewegenden Attacke in vielerlei Hinsicht recht hat, und ich kann ihre Ablehnung einer übertriebenen Form der Psychologisierung gut verstehen. Sie meint, dass eine große Neigung bestehe, zufällige Begleitumstände überzuinterpretieren, wenn man die wirklichen Ursachen nicht kenne, wie das z.B. beim Magengeschwür passiert sei. Jahrzehntelang habe man Stress und hinuntergeschluckten Ärger als Ursache angeschuldigt und erst jetzt habe sich herausgestellt, dass es ein Bakterium, der Helicobacter, sei. Und genau so (sagen Hardliner) wird es bei der MS sein: Irgendwann einmal im 21. Jahrhundert wird man den Erreger entdecken und alles Gerede von Psychosomatik und gesunder Lebensweise wird sich als falsch und unangemessen erweisen.

Ich bin nicht sicher, ob es so sein wird. Es wäre denkbar, dass der gesuchte MS-Erreger nur eine notwendige, aber keineswegs entscheidende Voraussetzung dafür ist, ob jemand erkrankt. Vielleicht ist der Erreger der MS an sich völlig harmlos, kommt überall vor und befällt nahezu jeden von uns.

Ein Beispiel dafür ist die Endocarditis lenta, die gefürchtete Entzündung der Herzinnenwand. Der Erreger ist der vergrünende Streptococcus, der bei jedem Menschen ein harmloser Bewohner der Mundhöhle ist. Immer wieder gelangen einige Bakterien ins Blut, werden aber dort sofort vom Immunsystem angegriffen und vernichtet. Nur unter ganz ungünstigen Bedingungen, wenn die Abwehrkräfte daniederliegen, kann es passieren, dass sich ein Bakterium auf einer Herzklappe ansiedelt, sich dort vermehrt und diese zerstört. Zwar ist der Erreger der vergrünende Streptococcus, aber der eigentliche Grund für die Erkrankung ist die Abwehrschwäche.

Schaden kann ein Erreger nur dann stiften, wenn mehrere unglückliche Umstände zusammentreffen.

16.13 MS und Neurose?

Kann man nicht beides haben: eine MS plus eine Neurose?

Neurosen sind häufig. Darum können sie auch bei der MS vorkommen, ohne dass das eine etwas mit dem anderen zu tun hat. Man kann also Läuse und Flöhe haben.

Neurosen haben oft einen ungünstigen Einfluss auf den Krankheitsverlauf: Sie können den Ausbruch der MS bzw. das Auftreten von Schüben fördern, indem sich Kranke z.B. aus neurotischen Gründen überlasten, sich unterdrücken lassen oder sich in verwickelte Liebesabenteuer stürzen; und sie können den Umgang mit der Erkrankung erschweren, indem sie entweder ausgeblendet, instrumentalisiert oder depressiv verarbeitet wird. Aus diesen Gründen kann eine Psychotherapie sinnvoll sein.

16.14 Was ist eine Neurose?

Unter einer Neurose kann ich mir überhaupt nichts vorstellen. Vor allem nicht, wie sich längst vergessene Dinge aus der Kindheit später störend bemerkbar machen können.

Eine einfache Definition lautet: Eine Neurose ist eine erworbene seelische Gesundheitsstörung, die auf einem Konflikt beruht, der in der Kindheit verwurzelt ist. Der Konflikt ist immer unbewusst.

Somit hat eine Neurose aus klassischer Sicht drei Merkmale:

- Sie ist nicht angeboren, sondern im Laufe des Lebens entstanden.
- Die Ursache ist nicht im „Hier und Jetzt“ zu suchen, sondern liegt weit zurück.
- Alles, was der Betroffene selbst zur Erklärung beizutragen versucht, lenkt von den wirklichen Ursachen ab. Darum braucht er die Hilfe eines Außenstehenden, der sich im Labyrinth der Psyche auskennt.

Das klingt etwas abstrakt. Darum ein Beispiel, das ich dem Buch „Grundformen der Angst“ von Fritz Riemann entnehme. Seitdem es vor 50 Jahren zum ersten Mal erschienen ist, hat es sich im Laufe der Jahrzehnte zum Kultbuch auch für Laien entwickelt, die sich näher mit der Psychoanalyse befassen wollen.

> Eine junge Frau hat in den schwierigen Nachkriegsjahren ein Kind von einem Mann empfangen, der sie kurze Zeit später verlässt. Als das Kind geboren wird, hat sie das Kind einerseits sehr lieb, andererseits wirft sie ihm vor, ihr Leben zerstört zu haben. Erschwerend kommt hinzu, dass es dem Vater wie aus dem Gesicht geschnitten ähnlich ist. Der Mutter ist ihre innere Abneigung quälend bewusst und sie versucht deshalb, das Kind besonders liebevoll aufzuziehen. Sie ist übervorsichtig: Das Kind darf nicht im Sandkasten spielen, weil es sich im Schmutz anstecken könnte, es muss noch im Frühling eine Pudelmütze tragen, damit es keine Erkältung bekommt, es darf nicht Fahrrad fahren, weil es stürzen und sich ver-

letzen könnte, und der Umgang mit Freunden wird ihm verboten, damit es nicht in schlechte Gesellschaft gerät. Wenn das Kind versucht zu revoltieren, bekommt es entweder Süßigkeiten oder Spielzeug, oder die Mutter legt sich theatralisch auf das Sofa und sagt: „Du hast mich so enttäuscht, ich glaube, ich überlebe das nicht.“

Das Kind kann gar nicht anders, als seine Mutter, die es in einem „goldenen Käfig“ aufzieht, zu hassen, gleichzeitig muss es ihm aber als undankbar und als eine schlimme Sünde vorkommen, jemanden abzulehnen, der ihm jeden Wunsch von den Augen abliest. Das ist der innere Konflikt, der diesen Menschen, wenn er älter geworden ist, zerreißen kann.

Er kann dazu führen, dass er auf leiseste Vorwürfe seiner Lebenspartnerin bzw. seines Lebenspartners überempfindlich reagiert, oder dass es nach dem Tod der Mutter zu schweren Selbstvorwürfen kommt, sie nicht genug geliebt zu haben, und es jetzt nicht mehr gutmachen zu können. Das Ergebnis ist eine neurotische Depression.

Die wichtigsten Fragen bei depressiven Verstimmungen und MS

- Haben Sie schon immer zur Schwermut geneigt? (depressive Persönlichkeit)
- Hat sich die Diagnose MS wie ein Schatten über ihr Leben gelegt? (depressive Krankheitsverarbeitung)
- Haben Sie in letzter Zeit schwere Schicksalsschläge hinnehmen müssen? (reaktive Depression)
- Ist die Depression ohne Grund über Sie gekommen? (endogene Depression)
- Spritzen Sie sich Betainterferone oder Copaxone®? (Depression als medikamentöse Nebenwirkung)

16.15 Was ist eine endogene Depression?

Ich habe einen verständnisvollen Mann und liebe Kinder. Meine Mutter hilft mir, wo sie kann. Alles ist in schönster Ordnung. Trotzdem habe ich alle Lebensfreude verloren und verspüre eine große Leere in mir. Nachts kann ich nicht schlafen. Es sind immer wieder dieselben unnützen Gedanken, die mich quälen. Manchmal denke ich, es wäre besser, es gäbe mich nicht mehr. Warum bin ich nur so abgrundtief unglücklich?

Wenn jemand so spricht, dann hat er eine endogene Depression. Das ist eine Traurigkeit, die sich nicht aus der Lebenssituation eines Menschen ableiten lässt, die auch keine Bezüge zu einem Kindheitstrauma hat, sondern unerklärlich und rätselhaft über einen Menschen kommt. Ich sprach von Traurigkeit, aber die Stimmung des endogen Depressiven hat nur eine oberflächliche Ähnlichkeit mit dem, was wir als Heimweh, Abschiedsschmerz und Trauer empfinden. Sie ist im wahrsten Sinn des Wortes eine „Seelenfinsternis".

Ich hatte vor vielen Jahren das Glück, Jan Kuiper, einen Psychoanalytiker aus Amsterdam, anlässlich der Lindauer Psychotherapiewochen kennenzulernen, und er hat mein Leben insofern stark beeinflusst, als er es war, der mich dazu brachte, meine Psychoanalyseausbildung abzubrechen. Er hielt dort eine begeisternde Vorlesungsreihe über die Allgemeine Neurosenlehre. Ich war sehr beeindruckt, und da ich mich damals in einer Krise befand, was mein Verhältnis zur Psychoanalyse anging, fasste ich mir ein Herz und sprach ihn nach einer Vorlesung an. „Wenn Sie Zeit haben, lassen Sie uns ein wenig spazieren gehen", sagte er freundlich. Während ich ihm meine Sorgen, Nöte und Zweifel erzählte, war er damit beschäftigt, Regenwürmer, die sich auf dem Trottoir verlaufen hatten, sorgfältig wieder in die Blumenbeete zurückzubugsieren. Auch das hat mich sehr beeindruckt. Er antwortete mir mit großem Ernst, dass er selbst zunehmende Zweifel an der Psychoanalyse hege und riet mir, erst einmal eine Denkpause einzulegen und mich erst danach endgültig zu entscheiden. Ich ging dann in die Neurologie und blieb dort hängen.

Etwa zwei Jahre später entdeckte ich zufällig in einer Buchhandlung ein neues Buch von ihm. Es trug den Titel „Seelenfinsternis". Darin schreibt er, wie er selbst bis vor wenigen Jahren die Existenz der „endogenen" Depression abgelehnt habe, bis er selbst daran erkrankte. Seitdem wisse er, dass diese Form der Schwermut nichts, aber auch gar nichts mit einer Neurose zu tun habe. Ganz offensichtlich war er schon zu der Zeit erkrankt, als ich mit ihm in Lindau gesprochen hatte.

Das vorherrschende Symptom der endogenen Depression ist das Gefühl der Leere. Gerade weil die Zeit stillzustehen scheint, gibt es keine

Hoffnung auf Rettung oder Besserung. Manche Psychiater meinen sogar, dies sei der Kern der endogenen Depression: das Stillstehen der Zeit. Erkennbar ist die endogene Depression an der Antriebsarmut, dem starren, ausdruckslosen Gesicht, der monotonen Sprechweise, den quälenden Gedanken, die immer um dieselben trüben Themen kreisen, den absurden Selbstvorwürfen, den Schlafstörungen und dem „Morgentief", wenn nach einer durchwachten Nacht der Tag wie ein unwegsames Gebirge vor einem liegt.

Hier helfen keine psychologischen Erklärungen. Diese Depressionen haben ihren Ursprung in einer uns noch unbekannten Störung des Hirnstoffwechsels. Sie bedürfen einer medikamentösen Behandlung. Der Gesunde hüte sich davor zu glauben, er könne sich in die Stimmungslage eines Depressiven hineinversetzen. Auch die tiefste Traurigkeit, die er je erlebt hat, verhält sich zur Melancholie des Depressiven wie eine Pfütze zum Meer.

16.16 Was ist eine depressive Persönlichkeit?

Ob es fließende Übergänge zwischen den Stimmungsschwankungen einer depressiven Persönlichkeit und einer endogenen Depression gibt, ist umstritten. Eine Gruppe von Psychiatern meint, dass die endogene Depression durch eine Kluft von den neurotischen Depressionen getrennt ist. Während letztere verstehend aus dem Lebenszusammenhang abgeleitet werden können, hat die andere keine psychologischen Gründe.

Ich glaube eher, dass sich die Depressionen eher in der Tiefe der Gefühlsstörung unterscheiden, wobei bei erblicher Veranlagung die Gefahr eines Absturzes in melancholische Tiefen sicher größer ist. Außerdem gibt es einen sogenannten „Typus melancholicus", einen Menschentyp, der sehr sensibel ist, sich alles zu Herzen nimmt und übergenau und gewissenhaft ist. Dieser soll eine gewisse Anfälligkeit für endogene Depressionen besitzen. Es handelt sich zumeist um sehr wertvolle und gesellschaftlich angesehene Menschen. Man könnte fast meinen, die Neigung zu Depressionen ist der Preis für ihre Tüchtigkeit. Sie sind übrigens ebenso häufig unter MS-Betroffenen vertreten wie Menschen mit einer hysterischen Persönlichkeitsstruktur.

16.17 Was ist eine hysterische Persönlichkeit?

Hysterie hat zwei Bedeutungen: Zum einen bezeichnet sie jemanden, der sich Krankheiten einbildet, oder sich mit Krankheiten wichtig machen will, zum anderen eine schillernde Persönlichkeit. Nur von ihr soll hier die Rede sein. Als „hysterisch" wird jemand bezeichnet, der gern auffällt, der immer im Mittelpunkt stehen will, der ausgefallene Kleidung bevorzugt, immer zu spät kommt, aber trotzdem ein gerngesehener Gast auf allen Geselligkeiten ist, weil er die Menschen durch seine unkonventionelle Art mitreißt und bezaubert. Das schillernde Spektrum von bizarr anmutenden Beschwerden und Symptomen bei der MS hat von jeher die Ärzte zunächst zu einer psychogenen Deutung verführt.

Sind Hysteriker besonders verletzlich? Neigen sie mehr als andere dazu, sich zu verausgaben und über ihre Kräfte zu leben? Sind es Menschen, die sich in Leidenschaft verzehren, aber dafür einen hohen Preis zahlen müssen? Ein Carmen-Typ - begehrt, aber schließlich allein gelassen? Oder besteht gar kein Zusammenhang, ist das alles Zufall?

Zu den größten und schönsten Bibliotheken, die ich kenne, zählt die Central Library in Los Angeles. Für sich allein betrachtet, ist sie ein eindrucksvolles Gebäude aus den Goldenen Zwanzigern, aber zwischen den Wolkenkratzern der City wirkt sie wie ein Zwerg. Dort fand ich ein Buch über die MS, das den Titel „One particular harbor" trug . Es stammt von Janet Lee James, einer bekannten Radiomoderatorin in den USA. Mit 23 Jahren erkrankte sie an MS. Jetzt erst recht, denkt sie, und beschließt, sich einen Jugendtraum zu erfüllen. Sie zieht nach Alaska, arbeitet als Köchin in einer Kneipe für Trucker, besteigt Gletscher, geht auf Walfang, nimmt an einem Hundeschlittenrennen teil, zieht am Abend durch die Bars, ist immer auf Männerjagd und lebt in einer Hütte ohne Elektrizität und fließendes Wasser. Als sie als Smutje auf einem Frachtschiff arbeitet und das Schiff in einem Sturm in Seenot gerät, kommt es zu einem Schub, der den Übergang in das chronisch progrediente Stadium ihrer Erkrankung markiert. Trotzdem unternimmt sie mit ihrer Mutter noch eine Wildwasserfahrt, bei der sie kentert und beinahe ertrinkt, und besteigt mit ihren letzten Kräften einen Gletscher. Schon im Rollstuhl fliegt sie auf die Philippinen, um sich dort von Wunderheilern behandeln zu lassen. Nach der ersten „Operation" kann sie tatsächlich wieder gehen. Aber der Erfolg hält nicht an. Jetzt lebt sie schwerkrank bei ihren Eltern.

„Ja“, dachte ich spontan, als ich ihre Lebensgeschichte las, die spannend wie ein Roman ist, „genau so sind MS-Patienten.“ So pauschal stimmt das natürlich nicht, es gibt ängstliche MS-Betroffene, die sich in ihre Wohnung einschließen, sich nichts mehr trauen, oder andere, die im Augenblick der Diagnoseeröffnung alle Lebensfreude verlieren. Trotzdem, das Bild, das ich von der typischen MS-Patientin habe, entspricht dem von Janet Lee James. Sie hat das, was in der psychoanalytischen Typenlehre als „hysterische Persönlichkeit“ beschrieben wird.

16.18 Gibt es eine MS-Euphorie?

Wegen ihrer schillernden Symptomatik überrascht es nicht, dass die MS trotz der verbesserten diagnostischen Möglichkeiten noch immer die Krankheit ist, die am häufigsten als Hysterie verkannt wird. Ganz allgemein wird der hysterische Mensch als ein besonders glücklicher Mensch angesehen, und diese sehr oberflächliche Einschätzung wird auch auf MS-Kranke übertragen, wie es in dem Begriff der „belle indifférence“, der schönen Gleichgültigkeit, zum Ausdruck kommt.

In Wirklichkeit sind sie jedoch nichts weniger als gleichgültig. Auch wenn sie ihre Diagnose noch nicht kennen, fühlen sie, dass etwas Unverständliches in ihrem Körper geschieht. Sie versuchen sich abzulenken und lachen bei jeder sich bietenden Gelegenheit, um nicht ständig an das denken zu müssen, was sie auf dem Grund ihrer Seele beunruhigt und quält.

Vor kurzem hatte ich die Gelegenheit, die in Frankfurt lebende Schriftstellerin Anja Lundholm kennenzulernen. Als Halbjüdin floh sie 1938 aus Nazi-Deutschland und arbeitete in Rom im Untergrund, bis sie an die Gestapo verraten wurde. In den fünfziger Jahren erkrankte sie an einer MS. Die jetzt 83-Jährige erzählte mir scheinbar distanziert vom Freitod ihrer jüdischen Mutter, die ihren arischen Mann nach den Geschehnissen in der Reichskristallnacht durch ihre Existenz nicht weiter gefährden wollte, von der Nacht in der Todeszelle einer römischen Villa und dem frühen Tod der eigenen Kinder. Das KZ Ravensbrück habe sie nur überlebt, indem sie sich zum Clown des Lagers gemacht habe und nicht nur ihre Leidensgefährtinnen, sondern sogar die Aufseherinnen zum Lachen brachte.

Wie wenig das mit Ausblendung zu tun hatte, wurde in beklemmender Weise deutlich, als sie erzählte, wie sie einmal heimlich in die Abstellkammern ging, wo die Leichen wie Holzscheite übereinander gestapelt lagen, und sie versuchte, in ihren Gesichtern mit den offenen Mündern und fehlenden Augen etwas über das Geheimnis des Todes zu erfahren. In dieser schauerlichen Situation kam sie zu der Gewissheit, dass nichts von dem, was ein beseelter Mensch wirklich ist, sterben kann. Das, zusammen mit der Hoffnung, dass sich alles wendet, selbst das Schrecklichste, half ihr zu überleben. Lächelnd berichtete sie, wie später ein Arzt die Diagnose einer MS-Euphorie stellte.

16.19 Krankheit als Weg?

Es gibt romantisierende Vorstellungen von Krankheit. Die drei häufigsten sind:

1. Krankheit sei eine Chance, ein Weg zu tieferen Einsichten. Sie könne einem sogar den Sinn des Lebens offenbaren.
2. Krankheit sei ein Warnruf des Körpers, der einen uneinsichtigen Menschen dazu zwinge, sein Leben zu ändern und aufzuhören, mit seinen Kräften Raubbau zu treiben.
3. Krankheitssymptome bringen unbewusste Probleme symbolisch zum Ausdruck.

Für einige Kranke sind solche Gedanken ein Trost und eine Hilfe, andere – und zwar die weit überwiegende Mehrheit – lehnen sie ab. Sie empfinden sie als verniedlichend, esoterisch und wirklichkeitsfremd. Auch wenn es unbestritten ist, dass Krankheit in Einzelfällen einen Sinn haben kann und dass jemand durch seine Erkrankung reift, kommen die meisten Erkrankungen doch schicksalhaft über einen Menschen, sind eine schwere Belastung und eine unheimliche Bedrohung.

Ich glaube, dass viele MS-Erkrankungen tatsächlich in körperlichen oder seelischen Belastungssituationen auftreten, dass sie also sehr wohl eine Abhängigkeit von der Lebenssituation eines Menschen aufweisen, dass dieser Zusammenhang jedoch unspezifisch ist, so wie der Tropfen, der das Fass zum Überlaufen bringt, nicht die eigentliche Ursache ist – sondern die vielen Tropfen, die das Fass vorher bis an den Rand gefüllt haben. Dass ein Symptom ein Symbol für einen Konflikt ist, den wir aus unserem Bewusstsein verdrängt haben, halte ich für eine unzulässige Mystifizierung.

16.20 Soll ich gegen meine Krankheit ankämpfen?

Nicht ganz selten höre ich, dass jemand auf sich und seine Krankheit schimpft, die MS als einen Feind auffasst und sich nicht damit abfinden kann, sich ständig mit der Bedrohung oder Beeinträchtigung auseinandersetzen zu müssen.

Nach meiner Erfahrung ist das keine kluge Art, mit der Erkrankung umzugehen - sie wird dadurch nicht friedlicher; im Gegenteil. Ein Tiefpunkt kann auch ein Wendepunkt sein. Und so ist es sicher besser, sich mit der MS zu arrangieren, so wie man sich oft im Leben auf Umstände einstellen muss (der Umzug aus einer Stadt, in der man viele Freunde und Bekannte hat, in ein langweiliges Dorf; nach der Heirat das Zusammenleben mit den Schwiegereltern usw.), die einem zunächst ungünstig, belastend oder sogar unerträglich erscheinen.

Es gibt ganz verschiedene Möglichkeiten, wie man mit der Diagnose umgehen kann. Besonders häufig sind die nachstehenden 8 Reaktionen:

1. Die Diagnose wird abgelehnt. Die Ärzte irren sich. Es werden Gründe gesucht, warum die Diagnose zumindestens zweifelhaft ist: Im Liquor sind keine oligoklonalen Banden nachweisbar, die VEP sind normal oder die weißen Punkte sind nicht ganz typisch usw..

2. Die Diagnose wird zur Kenntnis genommen, aber verdrängt: „Es kommt, wie es kommen soll, ob ich mir nun Sorgen mache oder nicht. Also versuche ich, den Kopf in den Sand zu stecken, lebe weiter wie bisher und hoffe, dass es das Schicksal trotz allem gut mit mir meint."

3. „Die Diagnose ist mir so unheimlich und unangenehm, dass ich mich nicht damit auseinandersetzen möchte. Aber es kann ja nichts schaden, wenn ich jetzt gesundheitsbewusster lebe."

4. „Auch wenn die Ärzte recht haben sollten, ich werde die Diagnose nicht akzeptieren und dagegen ankämpfen so lange ich kann."

5. „Ich habe einige Zeit gebraucht, um die Diagnose zu akzeptieren. Aber mit Hilfe meines Partners habe ich gelernt, dass das Leben trotzdem noch lebenswert ist."

6. „Nachdem ich den ersten Schock überwunden hatte, habe ich langsam begonnen, mich mit meiner Krankheit anzufreunden. Während

ich früher einfach in den Tag hinein gelebt habe, freue ich mich jetzt jeden Morgen, wenn ich aufwache, dass ich mich immer noch gesund fühle. Das Leben und die Gesundheit sind für mich wertvoller geworden."

7. „Ich bin krank, aber ich bin sicher, dass ich der Krankheit nicht ausgeliefert bin."

8. „Die Krankheit hat mein ganzes Leben zerstört. Es hat keinen Sinn, gegen sie anzukämpfen. Sie ist doch stärker als ich."

Die Einstellungen 5,6 und 7 kommen aus meiner Sicht dem idealen Umgang mit der Krankheit am nächsten. Es soll auch einen Patiententyp geben, der sich durch die Krankheit aufgewertet fühlt, der endlich etwas hat, mit dem er das Mitleid oder die Aufmerksamkeit anderer Menschen auf sich ziehen kann. Er hat kein anderes Thema, spricht von morgens bis abends von seinen Symptomen, was er gelesen, von anderen gehört oder im Fernsehen gesehen hat. Er ist der Schrecken aller MS-Kliniken, niemand will mit ihm an einem Tisch sitzen, man macht einen Bogen um ihn, wenn er vor der krankengymnastischen Abteilung wartet, biegt schnell nach links ab, wenn er einem entgegen kommt. So wird er einsam und immer verbitterter. Es ist sehr schwierig, einem solchen Patienten zu helfen.

16.21 ☝ Psychotherapie bei MS?

Meine Neurologin hat mir eine Psychotherapie empfohlen. Meint sie etwa, meine MS sei psychisch bedingt?

Nein, das meint sie sicher nicht. Aber auch bei organischen Krankheiten gibt es mindestens zwei gute Gründe, den Rat eines Psychotherapeuten einzuholen:

1. wenn man mit der Bedrohung durch die Krankheit nicht fertig wird;

2. wenn man merkt, dass sich die MS unter seelischen Belastungen verstärkt.

Denn wenn eine Krankheit auf die Lebensumstände reagiert, dann ist es auch wahrscheinlich, sie durch eine Änderung der Lebensumstände in den Griff zu bekommen. Dabei ist man sich meist selbst zu nah, und man sieht den Wald vor lauter Bäumen nicht. Und manchmal ist auch der Knoten, der einen fesselt, zu kompliziert, und man braucht jemanden, der einem hilft, ihn zu lösen.

Leider haben aber viele Patienten das Gefühl, dass die „normalen" Psychotherapeuten ihren Problemen nicht gerecht werden. Das hat im Wesentlichen drei Gründe:

- Die Erklärungsmodelle der Neurosenlehre sind auf organische Erkrankungen schwer übertragbar.
- Die übliche Abstinenz des Therapeuten, der Fragen nicht oder mit Gegenfragen beantwortet und keine Gefühlsregungen zeigt, ist für die MS nicht geeignet und sollte durch das lebendige partnerschaftliche Gespräch ersetzt werden, in dem Beratung, Erklärung, Aufklärung, Trost und mitfühlendes Verständnis gleichermaßen ihren Platz haben.
- Leider fehlen Psychotherapeuten, die in gleicher Weise Kenntnisse über ein sehr kompliziertes neurologisches Krankheitsbild und die verschlungenen Wege der Psyche haben.

17 Müdigkeit und MS

17.1 ☝ Warum bin ich immer so müde?

Also, seit einiger Zeit bin ich vom Schlaf verfolgt. Das heißt, obwohl ich nicht arbeiten gehe, nur den Haushalt mache, könnte ich 24 Stunden nur schlafen, was mittlerweile sogar meine Beziehung beeinflusst. Mein Partner geht in 2 Schichten arbeiten, und ich bin diejenige, die müde ist.

Die Müdigkeit ist eines der häufigsten und fast immer verkannten MS-Symptome. Manche Patienten sagen, dass sie sich wie eine leere Batterie fühlen, die man immer wieder auflädt, die aber gleich wieder erschöpft ist.

6 mögliche Ursachen für das Müdigkeitssyndrom

1. Weniger Muskelfasern leisten die Arbeit, die sonst alle tun.
2. Durch die teilweise Verzögerung der Nervenimpulse, arbeitet die Muskulatur nicht mehr reibungslos.
3. Alltägliche Handlungen verlaufen nicht mehr „wie im Schlaf", jeder Bewegungsablauf bedarf der erhöhten Konzentration.
4. Herde im Hirnstamm können die Funktion des „Wachzentrums" beeinträchtigen.
5. Schon ein leichter Anstieg der Körpertemperatur stört die Nervenfunktion in MS-Herden.
6. Der MS-Betroffene befindet sich in einem Stadium der chronischen Rekonvaleszenz.

Es folgt eine detaillierte Erläuterung dieser sechs Punkte:

1. Jeder größere Muskel besteht aus Tausenden von Muskelfasern. Jeweils 10 – 20 davon werden von einer Nervenfaser versorgt. Sterben einzelne Nervenfasern ab, fällt dementsprechend das Vielfache an Muskelfasern aus. Die Ausfälle sind jedoch über den ganzen Muskel verstreut, so dass sie erst bei längerer Belastung auffallen.

2. Die Schwächung der Muskeln ist das eine, die gestörte Koordination der Muskeln untereinander das andere. Auch sie kann bei geringer und kurzer Belastung unterhalb der Wahrnehmungsschwelle bleiben. Die elektrischen Impulse stauen sich an entmarkten Nervenabschnitten, kommen verzögert am Zielmuskel an und arbeiten ständig gegen einen Widerstand, da sie sich in das Gesamtgefüge des Bewegungsablaufes nicht mehr reibungslos einordnen. Auch wenn keine Schwäche oder Lähmung sichtbar ist, kann der Muskeltonus im Sinne einer leichten Spastik schon leicht erhöht sein, so dass die Bewegungen zäher und anstrengender sind, wie bei jemandem, der versucht, in knöcheltiefem Wasser zu laufen.

3. Zu den Störungen, die die Muskulatur selbst betreffen, kommt, dass jede noch so alltägliche Situation der erhöhten Konzentration bedarf. Nichts läuft mehr „wie im Schlaf", selbst einfache Tätigkeiten, wie das Abspülen des Geschirrs, bedürfen der angespannten Aufmerksamkeit. Die Betroffenen müssen genau darauf achten, wie sie ein Glas oder einen Teller anfassen, weil diese Abläufe nicht mehr so automatisch und verlässlich sind, auch wenn z.B. das Gefühl in den Fingerspitzen nur diskret herabgesetzt ist. Viele Patienten klagen, dass sie in Gesellschaften rasch ermüden, weil sie im Stimmengewirr Mühe haben, die Hintergrundsgeräusche auszublenden. Auch merken sie, wie ihr Gleichgewichtssinn im Laufe des Tages nachlässt. Dann nehmen sie gerne mal einen Türrahmen mit und stolpern häufig. Alles, was gesunde Menschen „mit links" erledigen, müssen sie mit größerer Sorgfalt tun.

4. Für die Aufmerksamkeit, aber auch für das Wachen und Schlafen, ist im Hirnstamm ein weitverzweigtes Netz von Nervenzellen, die Formatio reticularis, zuständig. Die Impulse, die von hier ausgehen, regen die Aktivität der Hirnrinde an oder bremsen sie. Meines Wissens gibt es keine Untersuchungen darüber, ob MS-Kranke mit Hirnstammherden häufiger und intensiver unter Müdigkeit leiden als andere, aber ich könnte es mir gut vorstellen. Es ist auch denkbar, dass sich hier so winzige Schädigungen befinden, dass sie sich dem Nachweis im Kernspintomogramm entziehen.

Diese erhöhte Aufmerksamkeit, das ständige Ankämpfen gegen einen Widerstand in einer nicht mehr reibungslos funktionierenden Muskulatur und die verminderte Zahl aktiver Muskelfasern erklären die rasche Entwicklung der MS-typischen Müdigkeit.

5. Vermutlich spielt aber auch das Uhthoff-Phänomen *(⇨ 2.10 ✐ Was ist das Uhthoff-Phänomen?).* in diesem Zusammenhang eine wichtige Rolle. Die Körpertemperatur nimmt als Folge einer körperlichen Anstrengung zu und schwankt auch im Laufe des Tages. Gegen Abend liegt sie um ein halbes Grad höher als morgens. Vielleicht ist das der Grund, warum viele MS-Betroffene so früh ins Bett gehen.

6. Obwohl es naheliegend ist anzunehmen, das Müdigkeitssyndrom stehe mit der Ausprägung der kernspintomographischen Veränderungen im Zusammenhang, ist das oft nicht der Fall; das heißt, es gibt MS-Patienten, die glaubhaft ein schweres Müdigkeitssyndrom haben, obwohl radiologisch nur wenige Herde nachweisbar sind. Da dieser Sachverhalt wenig bekannt ist, kommt es nicht selten zu verletzenden Fehleinschätzungen.

   Beispiel: Herr G. hat seit 6 Jahren eine MS. Obwohl er sonst nur wenige Ausfälle hat, leidet er unter einem schweren Erschöpfungssyndrom und ist deshalb nicht mehr in der Lage, seinem Beruf nachzugehen. Er stellt nach langem Zögern einen Rentenantrag und wird zu einem neurologischen Gutachten einbestellt. Die Rente wird abgelehnt, weil der Gutachter unter anderem schreibt, dass die subjektiv empfundene leichte Erschöpfbarkeit nicht auf die MS zurückzuführen sei, da im Kernspintomogramm nur geringgradige Veränderungen, also nur wenige Herde, nachweisbar wären. Deshalb müsse man von einer erheblichen „psychogenen Überlagerung" ausgehen.

   Damit meint der Arzt wohl, dass zwar eine leichte Form der MS vorliege, diese aber unmöglich die Ursache für die ausgeprägte Belastungsschwäche sein könne. Also handelt es sich entweder um einen Menschen, der mit einem „schwachen Nervenkostüm" zur Welt gekommen ist, oder aber um eine Rentenneurose.

   Das ist ein Fehlurteil. Sehr viel wahrscheinlicher ist es, dass die Müdigkeit Ausdruck des unaufhörlich stattfindenden Abwehrkampfes gegen den unbekannten MS-Erreger ist. Wir müssen uns den MS-Kranken als einen chronisch Rekonvaleszenten vorstellen.

Sein Zustand ist am ehesten mit dem eines Menschen zu vergleichen, der eine akute Lungenentzündung überwunden hat. Er ist auf dem besten Wege, wieder gesund zu werden, aber er ist es eben noch nicht ganz. Und die Mattigkeit, die ihn lähmt, ist durchaus kein unnützes Symptom, sondern hat ihren Sinn. Sie zwingt den Genesenden, die Ruhe einzuhalten, die der Körper braucht, um die Krankheit vollständig zu überwinden. Bei der MS könnte es ähnlich sein. Dann wäre das Müdigkeitssyndrom nicht nur ein lästiges Symptom, sondern eine vernünftige Stimme des Körpers, die den Patienten schützt und vor Überlastungen warnt.

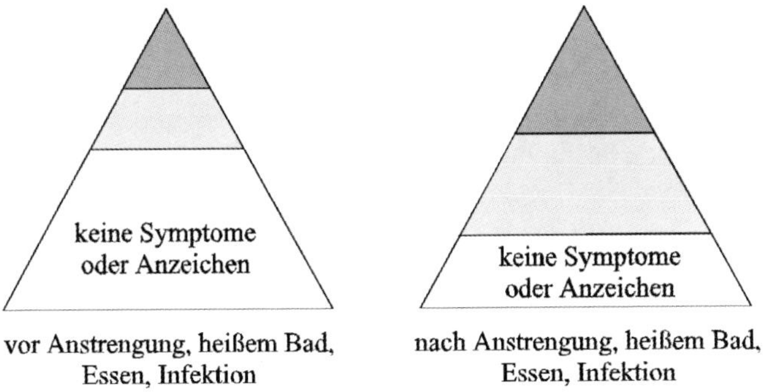

Abbildung 19: Auswirkungen der MS-Müdigkeit: links vor und rechts nach einer Anstrengung. Ganz oben in der Pyramide: Symptome, die vom Arzt bei der Untersuchung wahrgenommen werden; in der Mitte: Symptome, die der Betroffene erlebt, die aber bei der ärztlichen Untersuchung nicht feststellbar sind; unten: beschwerdefreie Zone – ein neurologisches Symptom wird weder als Symptom erlebt noch als Anzeichen wahrgenommen.

Das Überzeugendste, was ich über das Müdigkeitssyndrom gelesen habe, habe ich in dem Buch „Multiple Sklerose: Ein Erfahrungsbericht" von Alexander Burnfield gefunden. Der Autor ist Psychiater und selbst an MS erkrankt.

Er hat die Problematik sehr schön an zwei Dreiecken verdeutlicht. Das 1. Dreieck zeigt eine breite beschwerdefreie Basis. Sie repräsentiert den leichtgradigen Myelinschaden, der sich unter Ruhebedingungen nicht bemerkbar macht. Im 2. Dreieck ist eindrucksvoll zu sehen, wie der neurologische Schaden für den Betroffenen spürbarer wird, wenn er erhöhten Temperaturen oder einer Belastung ausgesetzt wird. Vorher unsichtbare Symptome erscheinen, als ob man den Vorhang einer Bühne öffnet.

17.2 Was kann ich gegen meine Müdigkeit tun?

Was macht man bei MS, wenn man immer müde und erschöpft ist? Ich schaffe es nicht mal, meinen Haushalt zu machen, so müde bin ich immer. Gibt es was zum Einnehmen? Mein Arzt weiß leider auch nicht weiter. Ich schlafe schon sehr viel, aber ich kann doch nicht „nur" schlafen!

Die Behandlung des Müdigkeitssyndroms gilt als unbefriedigend. Oft werden jedoch leicht zu behebende Ursachen übersehen. Um sich davor zu schützen, hat sich die nachstehende Liste bewährt:

1. Gibt es chronische oder aktuelle Belastungen?
2. Liegen Hinweise auf eine berufliche Überforderung vor, oder fällt ihm oder ihr im Gegenteil zuhause die Decke auf den Kopf?
3. Wie steht es mit der Partnerschaft? Stimmt die sexuelle Beziehung?
4. Wie ist die Lebenseinstellung? Besteht eine Neigung zur Überlastung? Muss alles Hundertfünfzigprozentig sein? Lautet die Lebensdevise: „Ich bin nur etwas wert, wenn ich Höchstleistungen vollbringe.“?
5. Wie ist der oder die Betroffene vor der MS-Erkrankung mit Lebensschwierigkeiten umgegangen? Ist es zu einem „Leistungsknick“ gekommen?
6. Gibt es Hinweise auf eine endogene Depression? Wie ist der Nachtschlaf? Morgentief? Selbstvorwürfe? Wahnhafte Ideen?
7. Sind Konzentrations- und Gedächtnisstörungen festzustellen?
8. Wie ausgeprägt ist der kernspintomographische Befund? Ausgeprägt oder leicht? Kommen neben „weißen Flecken“ auch „schwarze Löcher“ vor? Ist der Hirnstamm mitbetroffen? Ist der Hirnbalken verschmälert?

9. Ist mit Sicherheit ausgeschlossen, dass andere, von der MS unabhängige Krankheiten vorliegen (z.B. eine Blutarmut, eine andere chronische Entzündung oder ein Tumor)? Sind die Schilddrüsenwerte normal?

10. Besonders wichtig: Werden Medikamente eingenommen, die als Nebenwirkung Müdigkeit haben? Betablocker? Antispastika? Betainterferone? Antidepressiva?

Je nachdem wie die Analyse ausfällt, ergibt sich der therapeutische Ansatz. Hat jemand eine ausgeprägte Gangstörung und zeigen sich in seinem Gehirn viele herdförmige Veränderungen, dann ist seine Müdigkeit vor allem die Folge einer Hirnleistungsschwäche und wird durch die Anstrengung, sich nur mit Mühe und gegen Widerstand einer spastisch erhöhten Muskelspannung fortbewegen zu können, verstärkt. Damit ist die Müdigkeit die natürliche Folge der MS-bedingten Beeinträchtigungen und kann und sollte nicht bekämpft werden.

Hat jemand nur geringgradige kernspintomographische Veränderungen im Gehirn, aber eine schwere Müdigkeit, dann ist abzuklären, ob diese auf einer Belastungsschwäche beruht, die er oder sie „schon immer" hatte, oder auf Schwierigkeiten, mit der Diagnose zu leben. Wenn aber offenbar ist, dass der Betroffene mit der Diagnose angemessen umgeht und es sich vor Beginn der Erkrankung um einen temperamentvollen, leistungsfähigen Menschen gehandelt hat, also ein eindeutiger Leistungsknick vorliegt, dann ist es wahrscheinlich, dass die Müdigkeit MS-spezifisch ist und mit den im Körper ablaufenden immunologischen Abwehrvorgängen zusammenhängt. Hier ist zu prüfen, ob sich die krankheitsbedingt herabgesetzte Leistungsfähigkeit mit einer vollschichtigen Berufstätigkeit vereinbaren lässt, oder ob hier z.B. eine Stundenreduzierung sinnvoll ist.

Hat jemand geringe radiologisch fassbare Veränderungen, ist aber in einer schweren Ehekrise, dann stehen psychotherapeutische Maßnahmen im Vordergrund.

Liegen jedoch die Zeichen einer endogenen Depression vor *(⇨ 0 Was ist eine endogene Depression?)*, ist eine Behandlung mit Antidepressiva angezeigt.

Wird die Müdigkeit durch antispastische Medikamente, wie z.B. Lioresal® verstärkt, sollte überlegt werden, ob dieses Medikament wirklich notwendig ist.

Bei einer Schilddrüsenunterfunktion muss diese durch Schilddrüsenhormone kompensiert werden, und ist es durch die Diagnosestellung zu einer übertriebenen Ängstlichkeit gekommen, so dass sich jemand aus Angst, einen neuen Schub zu erleiden, in Watte wickelt und in einen Glaskasten setzt, dann stehen aktivierende Maßnahmen wie Sport im Vordergrund.

Je genauer die Analyse ist, desto seltener werden sog. Psychostimulantien (Captagon®, Ritalin®) zum Einsatz kommen, deren Nebenwirkungen (innere Unruhe, Schlafstörungen, Psychosen) fast immer ihren geringen Nutzen übertreffen. Bevor man dazu greift, sollte man es mit der Naturheilkunde versuchen, z.B. Kneippschen Güssen, Rosmarinbädern oder Ginseng. Ein Geheimrezept findet sich im Kapitel „Sanfte Medizin“ *(⇨ 30.3 ✐ Sanfte Medizin - Was kann sie bei der MS tun?).*

18 MS und Hirnleistungsschwäche

18.1 Warum bin ich immer so vergesslich?

Ich habe das Gefühl, dass ich geistig langsam abbaue. Ich kann mir viele Dinge nicht mehr merken und habe auch manchmal Verständnisprobleme, ist das nur Konzentrationsschwäche oder vielleicht auch mehr?

Die leichte Erschöpfbarkeit der MS-Kranken ist von einer Hirnleistungsschwäche zu unterscheiden. Obwohl man nicht gern darüber spricht, kommt diese bei MS-Patienten gelegentlich vor. In seltenen Fällen kann sie sehr ausgeprägt sein und einer Demenz täuschend ähnlich sehen.

Man hat lange versucht, die geistig-seelischen Beeinträchtigungen bei MS-Kranken mit der Zahl der MS-Herde und mit dem Grad der äußeren und inneren Atrophie des Gehirns zu korrelieren. Ein eindeutiger Zusammenhang war jedoch nie gefunden worden. Dann zeigte sich, dass bei einigen Patienten der Hirnbalken, das Corpus callosum, auffällig verschmälert ist.

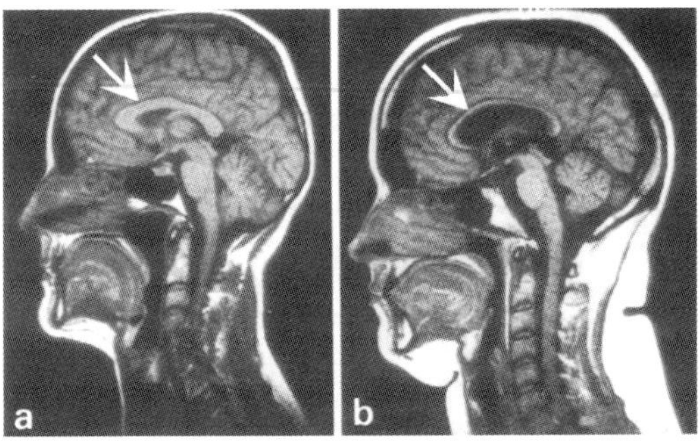

Abbildung 20: Hirnbalken
(a) normal und (b) verschmälert

Noch bis vor kurzem war dem Hirnbalken wenig Beachtung geschenkt worden. Man wusste, dass die rechte Hirnhälfte für die linke Körperseite und die linke Hirnhälfte für die rechte Körperseite zuständig ist. Im übrigen nahm man an, dass sich beide Hirnhälften in ihrer Funktion nicht wesentlich voneinander unterscheiden, und der in der Mitte liegende bananenförmige Hirnbalken schien keine weitere Aufgabe zu haben, als die rechte und die linke Hirnhälfte zusammenzuhalten.

Erst durch eine raffinierte Untersuchungstechnik erkannte man, dass der Hirnbalken eine mächtige Verbindung zwischen den beiden Hirnhälften darstellt und aus 200 Millionen Nervenfasern besteht, von denen 100 Millionen von links nach rechts und 100 Millionen in umgekehrter Richtung verlaufen. Daneben ergab sich die interessante Tatsache, dass beide Hirnhälften spezialisiert sind, und dass wir nicht ein Hirn, sondern zwei Hirne haben, wobei das rechte Gehirn das intuitive, künstlerische und das linke das berechnende, logische Gehirn ist. Damit beide Gehirne sich ergänzen können und es nicht zum Widerstreit von zwei verschiedenen „Seelen" in unserer Schädelkapsel kommt, ist es von ausschlaggebender Bedeutung, dass beide Gehirne ständig miteinander kommunizieren; und genau das tun sie über den Hirnbalken. Bei der Ausmessung des Hirnbalkens konnte zum ersten Mal eine verlässliche Beziehung zwischen der Verschmälerung dieser Struktur und der Hirnleistungsschwäche nachgewiesen werden: Je dünner der Hirnbalken, desto größer sind die Probleme mit Konzentration und Gedächtnis[26].

18.2 Was kann ich gegen meine Gedächtnisstörungen tun?

Die Einnahme von Vitaminen wird von Neurologen gemeinhin belächelt. Nun fanden englische Wissenschaftler heraus, dass eine direkte Beziehung zwischen niedrigen Spiegeln von Folsäure und Vitamin B12 und dem Auftreten der Alzheimerschen Krankheit besteht. Bei dieser handelt es sich um eine degenerative Erkrankung des Gehirns, welche das Gedächtnis und andere geistige Fähigkeiten zerstört.

Das **O**xford **P**roject to **I**nvestigate **M**emory and **A**geing (OPTIMA) wurde 1988 gestartet und untersuchte über 10 Jahre die Blutproben von Hunderten von Patienten. Es zeigte sich, dass Personen mit einem erniedrigten Folsäure- und B12-Spiegel viermal häufiger an einem Mor-

[26] W Weihe e.a. Multiple Sklerose: Balkenatrophie und Psychosyndrom. Nervenarzt (1989) 60: 414-419

bus Alzheimer erkrankten. Gleichzeitig war die Konzentration der Aminosäure Homocystein erhöht. Beide Vitamine, Folsäure und Vitamin B12, sind erforderlich, um Homocystein abzubauen. Die Ergebnisse wurden 1998 in den Archives of Neurology veröffentlicht und führten immerhin dazu, dass seitdem in den USA den Grundnahrungsmitteln wie Brot Folsäure zugefügt wird.

Insofern könnte die regelmäßige Einnahme von B-Vitaminen (z.B. Vitamin B-Komplex forte Lichtenstein N 2-3mal 1 Drg täglich) vorbeugend sinnvoll sein, auch wenn die MS und die Alzheimersche Krankheit nichts miteinander zu tun haben.

18.3 Brain-Jogging und MS?

Politiker wie Konrad Adenauer oder Schauspieler wie Heidi Kabel sind bis ins hohe Alter geistig lebendig geblieben. Hat das etwas damit zu tun, dass sie ihr Gehirn immer trainiert haben? Oder ist es eher umgekehrt, dass das Gehirn sich durch zu starke Beanspruchung abnutzt wie bei Immanuel Kant oder vermutlich auch bei Albert Einstein?

Man weiß es nicht. Allgemein akzeptiert ist jedoch dies: Bei älteren Menschen, denen man regelmäßig Rätsel und Konzentrationsaufgaben stellt, z.B. das Lösen von Kreuzworträtseln und das Zusammensetzen von Puzzlespielen, zeigt sich eine über Monate anhaltende Verbesserung der Hirnleistung. Noch wirksamer sind regelmäßige körperliche Aktivität, zwischenmenschliche Beziehungen und ein selbstbestimmtes Leben.

Alles spricht dafür, dass es gut ist, sein Gehirn täglich zu trainieren. Noch wichtiger scheint mir jedoch noch etwas anderes zu sein: Wenn Menschen bis ins hohe Alter geistig lebendig bleiben, dann liegt es eher daran, dass sie Freude am Leben haben zusammen mit dem Gefühl, gebraucht zu werden. Nur das sinnvolle Tun hält unser Gehirn gesund: Ein Großvater, der seine Enkelkinder um sich herum hat, bleibt sicher geistig länger lebendig als jemand, der sich nur mit Kreuzworträtseln beschäftigt

Medikamentöse Behandlung der MS

19 Cortison

19.1 ☝ Einleitung: Wie wirkt Cortison?

„Cortison" ist ein sehr ungenauer Begriff. Andere Bezeichnungen sind Glukokortikosteroide oder Kortikoide. Das Cortison, das natürlicherweise von der Nebennierenrinde produziert wird, heißt Hydrocortison, während das am häufigsten verwendete synthetisch hergestellte Cortison das Methylprednisolon (z.B. Urbason®) ist. Es wirkt etwa viermal stärker als Hydrocortison. Wenn im Folgenden von „Cortison" die Rede ist, ist immer das Methylprednisolon gemeint *(⇨ 19.3 Wie unterscheiden sich die einzelnen Cortisonpräparate untereinander?).*

Unter der Annahme, dass die MS eine Autoaggressionskrankheit ist, bei der „wildgewordene" Lymphozyten die weiße Hirnsubstanz zerstören, wird Cortison bei der MS eingesetzt, um

- das Umgebungsödem des frischen Herdes zum Abklingen zu bringen;
- die Blut-Hirn-Schranke abzudichten;
- die Angriffslust der Lymphozyten zu dämpfen.

Seitdem es 1944 gelungen ist, das Nebennierenrinden-Hormon synthetisch herzustellen und für eine breite Anwendung verfügbar zu machen, sind Ärzte und Patienten in zwei feindliche Lager gespalten: begeisterte Befürworter, die auf dem soliden Boden der Schulmedizin stehen und Cortison für eines der wichtigsten Medikamente halten, und erbitterte Gegner, die sich eher zur alternativen Fraktion rechnen und die eine Behandlung mit Cortison als einen schädlichen Eingriff in die natürlichen Heilungsvorgänge betrachten.

Wie man zu Cortison steht, ist also eher eine Glaubens- als eine wissenschaftliche Frage und hat viele verwirrende Aspekte. Es beginnt damit, dass Cortison zusammen mit Adrenalin und Nor-adrenalin ein Stresshormon ist und die Kampfbereitschaft, den Blutdruck und den Blutzucker steigert, aber gleichzeitig die Wundheilung und die Immunabwehr unterdrückt.

Erstaunlich ist auch, dass es bei einem so potenten Medikament bisher nicht gelungen ist, die optimale Dosierung zu finden. In den sechziger Jahren war es Standard, jeden Patienten mit einem frischen Schub über eine Woche mit zweimal 50mg Methylprednisolon i.m. pro Tag zu behandeln. Dann setzte sich eine Zeit lang die Behandlung in Tablettenform durch und zwar beginnend mit 60mg täglich und schrittweiser Reduzierung innerhalb von 4 bis 6 Wochen. Anschließend gab es eine Phase, in der man mit der intravenösen Gabe von 100 mg Methylprednisolon begann und nach einer Woche auf eine orale Behandlung umstellte. Seit Beginn der neunziger Jahre wird in vielen Kliniken eine hochdosierte Stoßtherapie durchgeführt. Dabei werden Infusionen mit 500-1000 mg Methylprednisolon über 3 bis 7 Tage verabreicht.

Die wichtigsten Neben wirkungen von Cortison

frühzeitige Nebenwirkungen

- Herzjagen, innere Unruhe, Gereiztheit, Schlaflosigkeit, Akne
- Haarausfall
- Erhöhung der Infektanfälligkeit durch Hemmung der Immunabwehr
- gesteigerte Blutgerinnung mit erhöhter Thromboseneigung
- akute Augeninnendrucksteigerung (Glaukom, grüner Star)
- Hüftkopfnekrose
- Cortison-Psychosen

mittelfristige Nebenwirkungen

- Cushing-Syndrom mit Vollmondgesicht und Stammfettsucht
- Stressgeschwüre

späte Nebenwirkungen

- Cortison-Osteoporose

Ein großes Problem sind die Nebenwirkungen. Unter den frühzeitig auftretenden sind an erster Stelle Akne, innere Unruhe, und manische Psychosen zu nennen. Dazu kommen Entgleisungen des Blutzuckers, Bluthochdruck, eine verstärkte Neigung zu Thrombosen, Knochennekrosen und eine verminderte Infektabwehr. Bei den mittelfristigen Nebenwirkungen steht das Cushing-Syndrom mit Vollmondgesicht und

Stammfettsucht im Vordergrund, und unter einer Langzeittherapie ist mit der gefürchteten cortisonbedingten Osteoporose zu rechnen.

Das ist eine schwerwiegende Liste, die sicher niemand auf die leichte Schulter nehmen möchte, und es erhebt sich die Frage, warum Cortison überhaupt bei der MS eingesetzt wird. Darauf gibt es eine ganz klare Antwort: Weil es den Schub verkürzt, und weil es in vielen Fällen einen euphorisierenden Effekt hat, d.h. dass sich die Patienten unter Cortison „besser" fühlen. Die Cortisonwirkung ist oft so eindrücklich, dass man sich ihrer Überzeugungskraft kaum entziehen kann. Man muss sich das möglichst plastisch vor Augen führen, um nicht in der Diskussion aneinander vorbeizureden, denn als Gesunder ist man allzu leicht geneigt, den Glauben von MS-Patienten an „ihr" Cortison als kritiklos abzutun, wenn man den zauberhaften Effekt nicht am eigenen Leib gespürt hat. Stellen Sie sich nur einmal vor, wie ein Patient, der wegen rasch zunehmender Gangstörungen bettlägerig wird, schon unter der ersten Infusion mit Cortison bemerkt, dass sich seine Lebensgeister erholen, und er schon am nächsten Tag wieder in der Lage ist, kurze Strecken zu gehen. Wer so etwas einmal erlebt hat, hat wenig Verständnis für Ärzte, die sagen, dass Cortison bei der MS eher schade als nutze.

Trotzdem bleiben die Bedenken. Abgesehen von den Nebenwirkungen, beziehen sie sich vor allem darauf, dass Cortison die Wundheilung beeinträchtigt. Aber wie kann es dann zu der in vielen Fällen so offensichtlichen Besserung kommen?

Wenn ein MS-Herd entsteht, bildet sich um ihn herum eine entzündliche, wässerige Schwellung aus, ganz ähnlich wie bei einem Insektenstich. Man spricht auch von einem Umgebungsödem. Dieses lässt den Herd größer erscheinen, als er in Wirklichkeit ist. Cortison wirkt nun wie ein Schwamm oder Löschpapier, es saugt das Wasser aus dem geschwollenen Gewebe, und es kommt zu einer raschen Besserung, weil der Druck auf die Nerven nachlässt.

Aber das Wunder ist nur scheinbar, weil die Besserung nach ein paar Tagen auch ohne das Cortison eingetreten wäre. Es besteht also absolut kein Zweifel daran, dass durch Cortison die Rückbildung der Symptome beschleunigt wird, aber es muss bedacht werden, ob dadurch der Heilungsprozess günstig beeinflusst wird. Schließlich handelt es sich bei dem Umgebungsödem ja um eine vernünftige Reaktion des Körpers. Wenn man es vorzeitig zum Abklingen bringt, besteht die Gefahr, dass die Entzündung nicht gründlich genug bekämpft wird, und dass es zu einer zu schnellen und unvollständigen Narbenbildung kommt. So etwa würde ein Arzt argumentieren, der eine kritische Haltung gegenüber Cortison einnimmt.

Ob man überhaupt mit Cortison behandeln sollte, bleibt also aus vielen Gründen eine stritttige Frage. Unbestritten ist, dass unter Cortison die Schübe rascher abklingen und die beruflichen Ausfallzeiten herabgesetzt werden. Bedingt für Cortison sprechen die stimmungsaufhellende Wirkung des Medikaments und der psychologische Faktor, dass Arzt und Patient das Gefühl haben, dem Geschehen nicht tatenlos gegenüber zu stehen. Auf der anderen Seite stehen sechs, teils schwerwiegende Gegenargumente:

1. Solange unsicher ist, dass die MS tatsächlich eine Autoaggressionskrankheit ist, muss die Gabe von Cortison als problematisch gewertet werden.
2. Die Dosierung ist Modeströmungen unterworfen, und bisher hat sich kein einheitliches Behandlungsschema durchsetzen können.
3. Eine Beurteilung des Therapieerfolges ist dadurch erschwert, dass es zur Natur der Schübe gehört, sich auch ohne Therapie zurückzubilden.
4. Die Rückbildung der Symptome erfolgt lediglich rascher, aber nicht besser bzw. vollständiger *(⇨ 0 Welches Ergebnis hatte die Optikusneuritis-Studie?)*.
5. Wenn es allein um die raschere Rückbildung der Schübe geht, dann ist dieser Effekt durch die Vielzahl erheblicher Nebenwirkungen zu teuer erkauft.
6. Cortison beeinträchtigt möglicherweise die Heilungsvorgänge und leistet Reaktivierungen *(⇨ 0 Was sind Reaktivierungen?)* und evtl. sogar dem Übergang in das progrediente Stadium Vorschub *(⇨ 19.17 Kann Cortison den MS-Verlauf auch ungünstig beeinflussen?)*.

Deshalb sollte in jedem einzelnen Fall der Einsatz von Cortison sorgfältig abgewägt werden.

19.2 Wann sollte eine Behandlung mit Cortison erwogen werden?

Weitgehende Einigkeit besteht darüber, dass leichte Schübe eher nicht, aber schwere Schübe eher doch mit Cortison behandelt werden sollten *(⇨ 4.8 Was ist ein leichter Schub?).* Eine Cortisonbehandlung ist auch dann zu erwägen, wenn eine leichtere Symptomatik über länger als eine Woche langsam zunimmt.

Wenn Cortison – und auch in diesem Punkt besteht Übereinstimmung -, dann am besten in Form der sogenannten Pulstherapie, wobei die Dosierung zwischen 500 bis 1000 mg Methylprednisolon/Tag über 3 bis 5 Tage schwankt. Ob man danach ausschleichen soll oder nicht, wird unterschiedlich gehandhabt.

19.3 Wie unterscheiden sich die einzelnen Cortisonpräparate untereinander?

Gibt es eigentlich einen Unterschied zwischen den einzelnen Cortisonpräparaten? Ist das eine bei der MS mehr zu empfehlen als das andere?

Im Prinzip unterscheiden sich die im Handel befindlichen Cortisonpräparate lediglich durch ihre Wirkungsintensität. Um sie miteinander vergleichen zu können, wird die Wirkung des körpereigenen Cortisons, das auch als Hydrocortison bezeichnet wird, gleich 1 gesetzt. Gemessen am Hydrocortison haben dann das Prednisolon (Decortin H®) und das Methylprednisolon (Urbason®) die vierfache, Triamcinolon (Volon A®) die fünffache und das Dexamethason (Fortecortin®) die 30fache Wirkung.

Das heißt, wenn jemand sagt, er hätte drei Infusionen mit je 100 mg „Cortison" bekommen, ist das vieldeutig. Wenn es sich z.B. um Fortecortin® handelt, das sechs- bis achtmal stärker als Methylprednisolon ist, entspricht das 600-800 mg Methylprednisolon.

19.4 ☝ Cortison – Was ist die richtige Dosierung?

Was ist besser: dreimal 1000mg oder fünfmal 500mg Methylprednisolon?

Es gibt keine verbindliche Antwort. Ich empfehle dreimal 500mg Methylprednisolon an drei aufeinanderfolgenden Tagen als Infusion in 250ml Kochsalzlösung.

Praktische Durchführung der Cortison-Stoßtherapie in der Klinik

Am Tag vor Beginn der Cortisontherapie: Blutsenkungsgeschwindigkeit, Blutbild, Urinstatus, um eine frische Infektion auszuschließen. Als Magenschutz nachmittags 300 mg Sostril® und als Thromboseprophylaxe 1 A Liquemin® s.c..

1. Tag: 500 mg Methylprednisolon in 250 ml NaCl-Lösung in einer ½ Stunde. Nachmittags 300 mg Sostril® und 1 A Liquemin®.
2. Tag: 500 mg Methylprednisolon in 250 ml NaCl-Lösung in einer ½ Stunde. Nachmittags 300 mg Sostril® und 1 A Liquemin®.
3. Tag: 500 mg Methylprednisolon in 250 ml NaCl-Lösung in einer ½ Stunde. Nachmittags 300 mg Sostril® und 1 A Liquemin®.

Am Tag nach Beendigung der Cortisontherapie: 300 mg Sostril® und 1 A Liquemin®.

19.5 Welches Ergebnis hatte die Optikusneuritis-Studie?

Ich habe von einer großen Studie gehört, in der es um die Frage ging, wie Cortison auf die auf die Sehnervenentzündung wirkt. Was ist dabei herausgekommen?

Ende der 80er Jahre wurde die Optic Neuritis Study Group gegründet, zu der Ärzte aus fünfzehn großen amerikanischen Kliniken gehörten. Als Hauptziel hatten sie sich gesetzt, den Einfluss von Cortison auf die Sehnervenentzündung nach strengsten wissenschaftlichen Kriterien zu untersuchen. Die Ausgangssituation war, dass niemals eine überzeugende klinische Studie vorgelegt wurde, welche die günstige Wirkung von Cortison belegt, obwohl Cortison etwa seit 1960 bei der Sehnervenentzündung und der MS Anwendung findet.

1992 wurden die ersten Ergebnisse im *New England Journal of Medicine* veröffentlicht[27]. Sie waren enttäuschend. Die hochdosierte intra-

[27] Beck RW et al: A randomized controlled trial of corticosteroids in the treatment of acute optic neuritis. N Engl J Med 326:581, 1992

venöse Pulstherapie mit Cortison (250 mg Methylprednisolon alle 6 Stunden über 3 Tage), gefolgt von oralem Cortison über 11 Tage beschleunigte zwar die Wiederherstellung der Sehfähigkeit, verbesserte aber nicht den Grad der Rückbildung. Anders gesagt: Ein Jahr nach einer Sehnervenentzündung sahen die Patienten, die ein Plazebo bekommen hatten, genauso gut wie die Patienten, die mit Cortison behandelt worden waren. Überraschenderweise ergab sich, dass Patienten, die allein orales Cortison erhalten hatten, eine erhöhte Rate von neuen Attacken einer Optikusneuritis auf demselben Auge aufwiesen. Das könnte ein Hinweis sein, dass zumindest orales Cortison die Abheilung des Entzündungsherdes beinträchtigt, und der Grund dafür sein, dass es immer wieder zum Aufflackern von alten Herden kommt.

Ein Jahr später wurde die zweite Untersuchung der Optikusneuritis-Studiengruppe mit der Fragestellung „Kann eine rechtzeitige hochdosierte Cortisonbehandlung den Ausbruch einer MS verhindern?“ vorgelegt. Dahinter steckte der folgende Gedankengang: Eine MS beginnt häufig mit einer Sehnervenentzündung. Wenn man diese sofort und konsequent behandelt, könnte es möglich sein, den gerade eben beginnenden Krankheitsprozess zum Stillstand zu bringen, so wie man einen Schwelbrand unter Kontrolle bringen kann, wenn man ihn rechtzeitig erkennt und löscht. Es wurde untersucht, wieviel Prozent der Patienten mit einer Optikusneuritis innerhalb von 2 Jahren eine klinische sichere MS entwickeln. Dabei wurden drei Gruppen unterschieden: 134 Patienten bekamen eine hochdosierte Infusionstherapie mit Cortison, 129 Patienten bekamen orales Cortison und 126 Patienten Plazebo.

Das Ergebnis: Eine klinisch sichere oder wahrscheinliche MS innerhalb von 2 Jahren trat in der hochdosierten Cortisongruppe bei 13.5% der Fälle auf, in der oralen Cortisongruppe in 24.0% und in der Plazebogruppe in 20.9%.

Neue Attacken einer Optikusneuritis waren in der hochdosierten Cortisongruppe in 13.4% aufgetreten, in der oralen Cortisongruppe in 30.2% und in der Plazebogruppe in 15.9%.

Das Ergebnis wurde so interpretiert, dass eine hochdosierte intravenöse Cortisontherapie das Risiko, dass sich eine MS in den anschließenden zwei Jahren entwickelt, deutlich reduziert und somit der Übergang in eine chronische Erkrankung verzögert würde. Eine befriedigende Erklärung, warum Cortison hochdosiert schützt, niedrig dosiert den MS-Verlauf ungünstig beeinflusst, fand sich nicht.

1994 und 1997 erschienen die bislang letzten Studien aus der Optikusneuritis-Studiengruppe: Nach drei und fünf Jahren hatten sich die Unterschiede in den drei Gruppen ausgeglichen[28]. Der Übergang in eine klinisch sichere MS konnte also höchstens verzögert werden. In Erinnerung ist von diesen Studien nur die zweite geblieben. Sie wird immer noch häufig von Ärzten zitiert, um die Wirksamkeit von Cortison bei der MS zu belegen.

Was ist also bei diesen sehr aufwendigen wissenschaftlichen Untersuchungen herausgekommen, die immerhin an 457 Patienten über nahezu zehn Jahre durchgeführt worden sind?

- Cortison verkürzt den Schub, hat aber keinen Einfluss auf die Langzeitprognose.
- Wenn Cortison gegeben werden sollte, ist der intravenösen Pulstherapie der Vorzug zu geben.
- Im Nachhinein muss angenommen werden, dass eine niedrigdosierte orale Cortisontherapie, so wie sie in den Jahren 1980 bis 1995 Standard war, den Krankheitsverlauf eher ungünstig beeinflusst hat.

19.6 Was ist der Unterschied zwischen einer Pulstherapie und einer Intervall-Therapie?

Im Krankenhaus hat man mir eine Intervall-Therapie mit Cortison empfohlen. Was ist das im Unterschied zur Pulstherapie?

Bei der Pulstherapie werden über 3 bis 5 Tage täglich 500-1000mg Methylprednisolon als Infusion gegeben. Sie ist derzeit die Standardbehandlung des akuten Schubes. Die Intervalltherapie wurde als Alternative zu der Betainterferon- oder Copaxone®-Behandlung entwickelt. Dabei werden alle drei Monate einmalig 1000mg Methylprednisolon infundiert, unabhängig davon, ob Schübe auftreten oder nicht. Es gibt keine Studien, die den Sinn dieser Maßname belegen.

---

[28] Optic Neuritis Study Group: Neurology 49 (1997) 1404-1413

19.7 Muss man Cortison ausschleichen?

Ich habe mir letztes Wochenende nach einem Schub mal wieder drei Cortisoninfusionen (1000 mg) verabreichen lassen. Dies hat auch gute Erfolge gebracht. Nun bin ich langsam am Ausschleichen, habe aber gelesen, dass es nicht nötig ist. Könnten Sie mir dazu Informationen geben?

Meiner Ansicht nach ist gerade die kurze Therapiedauer von wenigen Tagen der große Vorteil der Pulstherapie mit Cortison. Damit entfallen viele der mittelfristigen Nebenwirkungen wie das Cushing-Syndrom, die Akne usw. Das Ausschleichen ist nur in Ausnahmefällen angezeigt, wenn sich schwere Symptome nur zögerlich zurückbilden.

19.8 ☝ Frischer Schub: Immer Cortison?

Ich habe seit einer Woche Probleme mit dem rechten Arm. Seit heute schaffe ich es nicht, z.B. bei der Automatik im Auto den Hebel von P auf D zu ziehen. Im Moment bin ich geschäftlich mehr als angespannt - und kann eigentlich nicht fehlen - keiner da, alle im Urlaub. Brauche ich Cortison?

Nicht jeder Schub muss mit Cortison behandelt werden. Da aber die Symptomatik in diesem Fall fortschreitet, würde ich trotz aller Bedenken gegen Cortison eine Stoßtherapie mit 3mal 500 mg Methylprednisolon empfehlen. Für die Zukunft könnte es jedoch wichtiger sein, die ungünstigen Umstände zu ändern, die den Schub provoziert haben. Obwohl ich weiß, wie schwierig die Entscheidung im Einzelfall sein kann, gerade dann, wenn Arbeitskollegen krank oder im Urlaub sind, wäre es besser gewesen, die Betroffene hätte sich gleich zu Beginn des Schubes krankschreiben lassen, dann wäre die Symptomatik vermutlich auch ohne Cortison abgeklungen. Cortison sollte nicht missbraucht werden, um eine Krankschreibung zu verhindern.

Wenn man zu Beginn eines Schubes erst einmal abwartet, dann bestehen in aller Regel zwei Ängste: 1. „Wenn ich kein Cortison nehme, kann es sein, dass meine Symptome nur teilweise zurückgehen.“; und 2. „Wenn ich kein Cortison nehme, kann die Krankheit in das progrediente Stadium übergehen.“ Beide Befürchtungen sind unbegründet (⇨ *19.10 ☝ Heilen die MS-Herde unter Cortison besser ab?* und

19.11 Wenn ich kein Cortison nehme, wird dann die MS eher chronisch?). Viele Menschen möchten während eines Schubes nicht tatenlos bleiben. Denen sei eine Enzymtherapie als Alternative zu Cortison empfohlen *(⇨ 30.8 ✍ Helfen Enzyme beim frischen Schub?).*

19.9 Total verfahrene Situation - Cortison oder nicht?

Irgendwie läuft in letzter Zeit alles schief. Zum dritten Mal in drei Monaten stehe ich vor der Entscheidung: Stoßtherapie mit Cortison oder nicht. Immer wegen derselben Sache: Probleme mit dem Bein, keine Kraft, schleift nur am Boden rum.

Jetzt war ich letzte Woche bei meinem Neurologen. Da ich wegen eines Seminars keine Zeit für Infusionen hatte, hat er mir erstmal Tabletten verschrieben. Jetzt soll ich zum Hausarzt wegen Infusionen, weil es nicht deutlich besser geworden ist. Aber ich habe keine Lust auf soviel Cortison, ich hab aber auch keine Lust, mit 25 im Rollstuhl zu landen. Und ich kann es mir grad überhaupt nicht leisten, in der Uni zu fehlen, sonst kann ich mein Studium gleich um 1 Jahr verlängern. Irgendwie ist die Situation total verfahren.

Da meine Tochter im selben Alter ist und auch noch studiert, kann ich die Frage so beantworten, als ob sie mich fragen würde:

1. Eine Wiederholung von Cortison-Infusionen bringt wenig, wenn eine Entzündung in einem frischen Herd immer wieder aufflackert. Man muss in solchen Fällen auch an das sogenannte Rebound-Phänomen (rebound = Rückschlag) denken: Manchmal unterdrückt Cortison die frische Entzündung nur während der Infusionstage, danach flammt sie umso heftiger wieder auf. In solchen Fällen ist ausnahmsweise an ein Ausschleichen zu denken, aber damit sind alle Vorteile der Stoßtherapie hin.

2. Nach der Optikusneuritis-Studie *(⇨ 0 Welches Ergebnis hatte die Optikusneuritis-Studie?)* sollte Cortison nicht mehr primär oral, d.h. in Tablettenform, gegeben werden, da es sich gezeigt hat, dass hierunter die Wahrscheinlichkeit erhöht ist, dass der Herd nicht ausreichend ausheilt,.

3. So verständlich es ist, so zu handeln, man wird es immer bereuen, wenn man unter Stress einen Schub bekommt und Cortison miss-

braucht, um sich dem Stress weiter aussetzen zu können. Cortison ist selbst ein Stresshormon, erhöht also die Stressbelastung des Körpers zusätzlich, außerdem hat es Auswirkungen auf das Denken, das Fühlen und die Konzentrationsfähigkeit. Es muss also gefürchtet werden, dass man unter Cortison in Prüfungen schlecht abschneidet.

Ich würde also meiner Tochter dringend empfehlen, die Uni zurückzustellen und sich ohne zusätzliche Cortisontherapie in Ruhe auszukurieren.

19.10 ☝ Heilen die MS-Herde unter Cortison besser ab?

In meiner MS-Kontaktgruppe haben mir alle gesagt, dass Cortison die Entzündungsaktivität im MS-Herd bremst und deshalb unbedingt bei jedem Schub eingesetzt werden sollte.

Rein theoretisch könnte es sein, dass der Entzündungsprozess gebremst wird, weil erstens weniger „aggressive“ Lymphozyten durch die Blut-Hirn-Schranke in das Gehirn gelangen, und zweitens die Immunaktivität insgesamt gebremst wird. In Studien konnte bisher jedoch nicht nachgewiesen werden, dass sich Schübe unter Cortison besser, also vollständiger zurückbilden. Eine mögliche Gefahr der Cortisonbehandlung besteht darin, dass die Entzündung in den Herden zwar schneller abklingt, aber nicht ausreichend abheilen kann, dass also mit Cortison behandelte Herde dazu neigen, immer wieder aktiv zu werden *(⇨ 19.17 Kann Cortison den MS-Verlauf auch ungünstig beeinflussen?)*.

19.11 Wenn ich kein Cortison nehme, wird dann die MS eher chronisch?

Mich beunruhigen seit geraumer Zeit wechselnde Beschwerden. Im März hatte ich einen leichten 4. Schub mit Lhermitte-Zeichen, das war schon beim 3. Schub da, ist aber wieder verschwunden und jetzt neu aufgetaucht. Da die Beschwerden auszuhalten waren, habe ich kein Cortison genommen. Kann ein Fehler sein, ich weiß. Jetzt kribbelt es mal hier und mal da, mal ist die Hand etwas taub, dann wieder nicht. Ich weiß, diese Beschwerden sind nicht so schlimm im Vergleich zu dem, was die MS sonst noch so auf Lager hat. Trotzdem habe ich

Angst, dass meine MS jetzt chronisch progredient geworden ist - und dass ich selbst schuld daran bin.

Hier handelt es sich ziemlich sicher um Fluktuationen und nicht um den Übergang in das chronisch progrediente Stadium. Die Vorstellung, Cortison schütze vor der progredienten Verlaufsform, ist weit verbreitet. Sie ist durch nichts begründet. Eher könnte im Gegenteil befürchtet werden, dass Cortison die Abheilung eines frischen MS-Herdes beeinträchtigt *(⇨ 19.17 Kann Cortison den MS-Verlauf auch ungünstig beeinflussen?).*

19.12 ☝ Riskiere ich nicht mein Augenlicht, wenn ich auf Cortison verzichte?

Bei meiner letzten Sehnervenentzündung habe ich erst einmal versucht, ohne Cortison auszukommen. Mein Neurologe hat gesagt, ich hätte damit wertvolle Zeit verloren; mit dem Augenlicht sei nicht zu spaßen.

Das ist die größte Befürchtung: das Augenlicht zu verlieren, weil man nicht oder zu spät Cortison bekommen hat. Es gibt wenige Fragen, die eindeutig in der Neurologie zu beantworten sind. Diese gehört dazu: Niemand riskiert sein Augenlicht, wenn er eine Sehnervenentzündung nicht mit Cortison behandelt!

Das ergibt sich eindeutig aus der „Optikusneuritis-Studie" von Beck: Die Sehfähigkeit ein Jahr nach der Sehnervenentzündung ist völlig unabhängig davon, ob diese mit Cortison behandelt worden ist oder nicht. Man kann also auch bei der Sehnervenentzündung erst einmal abwarten, ob sich nicht von selbst eine Besserung einstellt. Eine Gefahr im Verzuge besteht nicht, und die Aussage des Neurologen ist schlicht und einfach falsch *(⇨ 0 Welches Ergebnis hatte die Optikusneuritis-Studie?).*

19.13 Reicht bei kleinen Schüben orales Cortison?

Mein Hausarzt meint, wenn ich einen leichten Schub habe, dann reicht eine Cortisonbehandlung in Tablettenform. Stimmt das?

Nach der Optikusneuritis-Studie gilt es als erwiesen, dass orales Cortison das Wiederauftreten neuer Schübe bzw. schubartiger Verschlechterungen fördert. Wenn Cortison, dann sollte es nur hochdosiert als Infusionen mit 500 mg Prednisolon über 3 bis 5 Tage gegeben werden. Die Regel „Ein kleiner Schub wird mit ein bisschen Cortison in Tablettenform behandelt, ein schwerer Schub mit hochdosierten Cortisoninfusionen“ ist falsch.

19.14 Ist Cortison wirksamer, wenn man es direkt in den Wirbelkanal spritzt?

Mein letzter Schub hat sich nicht richtig zurückgebildet. Im Gegenteil, mein Gehvermögen nimmt mehr und mehr ab. Jetzt hat mir jemand empfohlen, mir das Cortison in den Wirbelkanal spritzen zu lassen. Bei ihm hätte das gewirkt, obwohl die Cortisoninfusionen nicht mehr angeschlagen hätten. Gibt es eine Klinik in Deutschland, wo man mit einer solchen Behandlung Erfahrung hat?

Soweit ich weiß, gibt es nur eine Klinik in Deutschland, die eine intrathekale Cortisontherapie (Injektion von Cortison in den Wirbelkanal) mit Triamcinolon (Volon A®) durchführt. Triamcinolon ist ein Cortisonpräparat, dessen Wirkstärke in etwa mit Methylprednisolon zu vergleichen ist. Viele Patienten glauben, die Cortisonwirkung sei besonders intensiv, weil sie direkt am Ort des Entzündungsgeschehens angreife. Ich persönlich kenne nur zwei Patienten, die nach der Behandlung eine deutliche Besserung erfahren haben, bei den meisten wirkt sie nicht. Die einzige Studie, die mir zu diesem Thema bekannt ist, stammt von J.L. Bernat und ist 1981 in *Neurology* erschienen. Er konnte keinen Vorteil der intrathekalen Gabe nachweisen[29].

Gerade ist jedoch eine neue Arbeit aus der Kamillus Klinik in Asbach (CA Dr. Dieter Pöhlau) erschienen. 36 Patienten mit progredienter MS wurden untersucht. Sie bekamen jeden 3. Tag eine intrathekale Triamcinolon-Injektion (insgesamt 6). Danach soll sich der EDSS von 5.6 auf 4.9 gebessert und sich die Gehstrecke von 294 auf 604 m erhöht haben. Nebenwirkungen seien nicht aufgetreten. Da es sich um eine offene

---

[29] Bernat JL Intraspinal steroid therapy. Neurology 31:168-171

Studie handelt, die weder randomisiert, noch verblindet und placebokontrolliert ist, müssen die Ergebnisse mit Skepsis betrachtet werden[30].

19.15 Kann eine Dauertherapie mit Cortison in kleinen Dosen den MS-Verlauf aufhalten?

Wenn die MS doch eine Autoimmunerkrankung ist, bei der Lymphozyten die eigene weiße Hirnsubstanz angreifen, dann wäre es doch gut, wenn man sie ständig etwas mit Cortison bremsen würde. Ist schon einmal untersucht worden, was passiert, wenn man z.B. 2 oder 5 mg Cortison täglich einnimmt, also eine kleine Dosis, mit der man auch unterhalb der Cushingschwelle bleibt?

Ja. Eine Dauerbehandlung mit Cortison hat keinen Einfluss auf den Langzeitverlauf der MS, führt aber mit Sicherheit zu einer Cortison-Osteoporose. Eine cortisoninduzierte Osteoporose gehört zu den schlimmsten Übeln. Die Knochen werden nicht nur brüchig, sodass Wirbelkörper allein unter dem Körpergewicht einbrechen, sondern sie macht auch unerträgliche Schmerzen, die auf kein Schmerzmittel ansprechen.

19.16 Was ist besser - Cortison oder ACTH (Synacthen®)?

Mein alter Hausarzt spritzt mir immer Synacten, wenn ich einen Schub habe. Er sagt, das setzt körpereigenes Cortison frei und sei deswegen besser verträglich als künstliches Cortison.

ACTH (Synacthen®) ist das Hypophysenhormon, das dafür sorgt, dass Hydrocortison, also körpereigenes Cortison, aus der Nebennierenrinde freigesetzt wird. Der Nachteil ist, dass die Wirkung schwer steuerbar ist, dass man also nicht weiß, wieviel Cortison freigesetzt wird. Darum hat sich die Synacthen®-Behandlung nicht durchsetzen können.

---

[30] Quellennachweis: Hoffmann V e.a. Efficacy and safety of repeated intrathecal trimcinolone acetonide application in progressive multiple sclerosis patients. J Neurol Sci 2003 Jul 15; 211(1-2): 81-84

19.17 Kann Cortison den MS-Verlauf auch ungünstig beeinflussen?

Wenn Cortison die Wundheilung und die Narbenbildung unterdrückt, muss das doch negative Auswirkungen auf den Heilungsprozess im MS-Herd haben.

Nicht zuletzt kommt es darauf an, wie man das Umgebungsödem sieht *(⇨ 3.2 ✐ Was ist ein Umgebungsödem?).* Ist es eine vernünftige Abwehrmaßnahme des Körpers, die zum Heilungsprozess dazugehört, oder ist sie eine fehlgeleitete, überschießende Reaktion, die medikamentös gebremst werden muss? Im ersten Fall wird man dem Herd Zeit lassen, gründlich auszuheilen, im zweiten wird man das Ödem bekämpfen.

Ärzte, die hinsichtlich einer Cortisontherapie eher zurückhaltend sind, fürchten, durch das schnellere Abklingen der Schwellung könne die Narbenbildung minderwertig sein. Vor allem sei es denkbar, dass die Entzündung nicht ganz beseitigt wird, sondern langsam weiterschwelt. Damit könne eine Cortisonbehandlung nicht nur das Auftreten von Fluktuationen und Reaktivierungen fördern, sondern auch den Übergang in das sekundär progrediente Stadium begünstigen.

19.18 Was versteht man unter der Cushing-Schwelle?

Kommt es auch zu Nebenwirkungen, wenn man unter der Cushing-Schwelle bleibt?

Man hat sich weltweit darauf verständigt, eine Grenze zu definieren, oberhalb derer es unter einer Dauertherapie mit Sicherheit zu schwerwiegenden Nebenwirkungen kommt. Das ist die sogenannte Cushing-Schwelle, die üblicherweise auf Methylprednisolon bezogen wird und 10 mg pro Tag beträgt. Man weiß inzwischen, dass die Cushingschwelle von Mensch zu Mensch unterschiedlich ist und dass man u. U. auch bei Unterschreitung der Schwelle nicht vor den Langzeitnebenwirkungen, z.B. der gefürchteten Cortison-Osteoporose, geschützt ist.

19.19 ☝ Gibt es eine Checkliste, was man alles beachten sollte, bevor man eine Cortisonbehandlung beginnt?

Was sollte man alles bedenken, bevor man sich mit Cortison behandeln lässt?

Ich empfehle, die folgende Checkliste durchzugehen:

- Liegt eine aktuelle Infektion (z. B. Harnwegsinfekt, Erkältung) vor?
- Besteht eine Thromboseneigung? Ist schon einmal eine tiefe Beinvenenthrombose aufgetreten? Nehmen Sie die Antibabypille und rauchen gleichzeitig?
- Sind Sie magenempfindlich? Haben Sie schon einmal ein Magengeschwür gehabt?
- Sind bei Ihnen Gemütserkrankungen (Depressionen oder Manien) bekannt?
- Sind Sie schwanger?
- Welche Erfahrungen haben Sie mit früheren Cortisontherapien gemacht?

Wenn ein frischer Infekt vorliegt, wenn Depressionen oder Manien in der Vorgeschichte bekannt sind oder eine Thromboseneigung besteht, würde ich in aller Regel auf eine Cortisontherapie verzichten. Man sollte beachten, dass die Kombination von Kontrazeptiva und Nikotin allein schon eine erhöhte Thrombosegefährdung bedingt. In der Schwangerschaft, im Wochenbett und während der Stillzeit darf Cortison nicht gegeben werden. Wenn bei früheren Cortisonbehandlungen starke Nebenwirkungen aufgetreten sind, ist sorgfältig abzuwägen, ob der Nutzen den möglichen Schaden überwiegt.

19.20 ☝ Gibt es eine Alternative zur Cortisontherapie des akuten Schubs?

Wenn ich einen Schub habe, will ich nicht einfach nur abwarten. Ich will etwas tun, damit es rasch besser wird. Aber Cortison möchte ich auch nicht nehmen. Gibt es eine „sanfte" Alternative?

Vieler meiner Patienten schwören auf die sogenannte Enzym-Therapie. Immer wenn sich ein Schub oder eine schubartige Verschlechterung (Reaktivierung) anbahnt, nehmen sie dreimal 3 Tabl. Phlogenzym® über 3 Tage, dann dreimal 2 Tabl. über 3 Tage und schließlich dreimal 1 Tabl. über 3 Tage. Die Dosis bzw. die Einnahmedauer können je nach Schnelligkeit der Rückbildung variiert werden *(⇨ 30.8 ✍ Helfen Enzyme beim frischen Schub?)*.

19.21 ☝ Ist Cortison für die Behandlung des MS-Schubes zugelassen?

Wer in der „Roten Liste“ nachschaut, wird finden, dass Cortison für alle möglichen Indikationen zugelassen ist, aber nicht für den MS-Schub. Wie kommt das? Handelt es sich um einen Irrtum oder einen Flüchtigkeitsfehler?

Nein. Tatsächlich gehört die hochdosierte Infusionstherapie mit Cortison zur Standardbehandlung im akuten Schub einer MS und wird in klinischen Richtlinien entsprechend empfohlen, eine Zulassung für dieses Anwendungsgebiet besteht allerdings nicht.

Wie mir das Bundesinstitut für Arzneimittel und Medizinprodukte mitteilte (Juni 2002), hat dies folgenden Grund: Auch wenn mittlerweile mehrere Studien zur hochdosierten Cortisontherapie publiziert sind, so weisen diese doch nicht unerhebliche methodische Mängel auf und erfüllen nicht die Standards, welche heute von Zulassungsbehörden für eine abschließende Nutzen-Risiko-Bewertung anglegt werden. Entsprechende Zulassungsanträge sind daher von pharmazeutischen Unternehmern auch gar nicht gestellt worden. Dagegen sind zahlreiche Prednison- und Prednisolonhaltige orale Darreichungsformen seit vielen Jahren für die Behandlung des akuten Schubes einer MS zugelassen *(⇨ 0 Welches Ergebnis hatte die Optikusneuritis-Studie?)*

19.22 Diskussion: Cortison – pro und contra

Bei einem akuten MS-Schub auf Cortison zu verzichten, ist für viele Ärzte und Patienten ungeheuerlich. Ich stritt über dieses Thema mit einer Kollegin, die in einer MS-Ambulanz arbeitet.

„Wenn ich Sie richtig verstehe, sagen Sie nicht nur, dass Cortison nichts nützt, sondern Sie deuten auch an, dass Cortison schadet – nicht nur wegen möglicher Nebenwirkungen."

„Ja. Es geht dabei um die Entzündungshemmung und die Beeinträchtigung der Narbenbildung. Beginnen wir mit der Entzündungshemmung: Wenn es einen MS-Erreger gibt, ist es gut vorstellbar, dass man dem Immunsystem, das ihn eliminieren will, in den Rücken fällt, indem man ein Medikament gibt, dass die Zahl der Lymphozyten senkt und sie zudem daran hindert, proinflammatorische Zytokine, das sind Substanzen, die den Entzündungsprozess aufrechterhalten, freizusetzen."

„Aber warum sollte es schlecht sein, den Entzündungsprozess zu bremsen?"

„Das kommt darauf an, wie man ihn sieht. Für den einen ist der Entzündungsprozess ein sinnloser Zerstörungsvorgang, für den anderen ein notwendiger Prozess im Rahmen der Selbstheilung, um mit einem gefährlichen Eindringling fertig zu werden."

„Selbstheilung – Ist das nicht ein Begriff aus der Romantik?"

„Nein, schon Hippokrates hat ihr eine hohe Bedeutung beigemessen. Banale Erkältungen, Kinderkrankheiten und fast jede Wunde heilen von selbst. Da ist überhaupt nichts Verklärendes dabei. Wichtig ist die Grundeinstellung zur Natur: Hält man sie für weise oder für dumm? Insofern ist es fast eine ideologische Frage, welchen Standpunkt man einnimmt. Der sogenannte Schulmediziner pflegt die Selbstheilungskräfte zu unterschätzen, während naturheilkundlich ausgerichtete Ärzte sie eher zu sehr glorifizieren."

„Das heißt, wenn man davon ausgeht, dass die Entzündung zum Heilvorgang dazu gehört, dann soll man ihre Abheilung nicht künstlich beschleunigen?"

„Ja, natürlich. Wie problematisch die Schwächung der Abwehrkräfte ist, zeigt ja auch, dass eine ruhende Tuberkulose unter einer Cortisontherapie wieder aufflackern kann. Ein anderes Beispiel ist eine bestimmte Form der infektiösen Hornhautentzündung des Auges, die man keinesfalls mit Cortisonsalbe behandeln darf, weil sich der Erreger darunter ungebremst vermehren und das Auge zerstören kann."

„Aber es ist doch keineswegs erwiesen, dass es einen MS-Erreger gibt."

„Vieles spricht jedoch dafür. Meine zweite Sorge betrifft die Hemmung der Vernarbung. Sie wissen, dass es in der Chirurgie kontraindiziert ist, einem Frischoperierten Cortison zu verabreichen, weil Cortison die Narbenbildung unterdrückt. In der Pathologie werden vier Arten von MS-Herden unterschieden: die frischen Herde, die chronisch aktiven Herde, die chronisch inaktiven Herde und die Schattenherde. Man kann sich nun die Frage stellen, warum geht ein Teil der frischen Herde in die chronisch aktiven, der andere Teil in die chronisch inaktiven über?"

„Vermuten Sie, dass die chronisch aktiven Herde Folge einer ungenügenden Abheilung unter Cortisonwirkung sind?"

„Rein theoretisch müssten sie unter einer Cortisonbehandlung vermehrt auftreten."

„Wäre dann nicht zu erwarten, dass Herde, die mit Cortison behandelt worden sind, eher zum Wiederaufflackern neigen?"

„Ja. Das wäre eine denkbare Erklärung dafür, dass es MS-Herde gibt, die nicht zur Ruhe kommen und zu den Reaktivierungen führen. Eventuell sind sie sogar entscheidend für den Übergang der MS in das sekundär progrediente Stadium."

„Gibt es dafür Beweise?"

„Nein. Es gibt keine Studie zu diesem Thema und es wird vermutlich auch keine geben. Immerhin sind viele Neurologen nachdenklich geworden, als die Optikusneuritis-Studie *(⇨ 0 Welches Ergebnis hatte die Optikusneuritis-Studie?)* ergab, dass die Patienten, die oral mit Cortison behandelt worden waren, häufiger Reaktivierungen im betroffenen Sehnerven bekamen, als die, die mit Plazebo behandelt worden waren. Es bestätigt die Befürchtung, dass Cortison, zumindest in dieser Dosierung, diesen Effekt haben kann."

„Cortison soll aber doch auch die Blut-Hirn-Schranke abdichten. Damit hindert es doch aggressive Lymphozyten daran, ins Gehirn einzudringen und begrenzt den Schaden."

„Das ist nicht mehr als eine Vermutung. Wenn es so wäre, müsste Cortison einen Einfluss auf den Langzeitverlauf der MS haben, und den hat es nachgewiesenermaßen nicht."

„Vergleichen Sie die MS doch einfach einmal mit einem Waldbrand. Es ist so naheliegend, dass er erstens desto besser unter Kontrolle zu bringen ist, je früher man mit den Löscharbeiten anfängt, und zweitens desto weniger Schaden anrichtet, je schneller man ihn löscht."

„Ich fürchte, diese Bilder verhexen unseren Verstand. Die MS ist weder mit einem Waldbrand, noch Cortison mit der Feuerwehr zu vergleichen."

„Aber ist der Wunsch der Patienten nach einer Cortison-Behandlung nicht verständlich, wenn man daran denkt, dass es ja auch bei der bakteriellen Lungenentzündung entscheidend sein kann, wann die Penicillinbehandlung beginnt?"

„Hier gilt dasselbe: Eine Lungenentzündung ist nicht mit einer MS, und Penicillin nicht mit Cortison vergleichbar. Weder wissenschaftlich noch aus der eigenen Erfahrung gibt es Hinweise, dass die Gefahr einer Erblindung bei einer Sehnervenentzündung, die nicht mit Cortison behandelt wird, größer ist. Man hört zwar ab und zu, dass jemand sagt: ‚Meine erste Sehnervenentzündung wurde zu spät erkannt und nicht mit Cortison behandelt. Auf diesem Auge bin ich praktisch blind. Als ein Jahr später das andere Auge erkrankte, bekam ich gleich Cortison, und mein Sehvermögen hat sich innerhalb weniger Tage wieder völlig normalisiert.' Aber ebenso häufig berichtet jemand das Umgekehrte, dass sich eine Sehnervenentzündung mit Cortison nicht und ohne Cortison gut zurückgebildet hat."

„Lehnen Sie die Cortisonbehandlung des frisches Schubes prinzipiell ab?"

„Nein. Ich mache es wie die Engländer und Amerikaner. Sie warten erst einmal ab, ob es sich um einen leichten Schub handelt, der sich von allein wieder zurückbildet. Sind die Ausfälle jedoch erheblich, so dass z.B. jemand die Gehfähigkeit verliert, wegen „tanzender" Augen nicht mehr lesen kann oder wegen einer schweren Ataxie gefüttert werden muss, dann sollte man sich trotz aller Bedenken für diese Therapie entscheiden. Dasselbe ist der Fall, wenn die Ausfälle über mehr als 7 Tage langsam fortschreiten."

20 Betainterferone

20.1 ☝ Was ist das Wichtigste zu den Betainterferonen?

1996, als das erste Betainterferon (Betaferon®) für die Behandlung der schubförmigen Multiplen Sklerose zugelassen wurde, schien nach langer Zeit der Resignation ein Durchbruch in der MS-Therapie erzielt worden zu sein. Schon kurze Zeit später erhielten zwei weitere Betainterferonpräparate (Avonex® und Rebif®) die Zulassung. 1999 schloss sich der Ärztliche Beirat der DMSG mit der Österreichischen und Schweizerischen MS-Gesellschaft zur Multiple-Sklerose-Therapie-Konsensus-Gruppe (MSTKG) zusammen und empfahl, möglichst frühzeitig eine Dauertherapie mit Betainterferonen einzuleiten, um den langfristigen Krankheitsverlauf günstig zu beeinflussen.[31] 2001 betrug der Umsatz der Betainterferone allein in Deutschland 311 Millionen €.[32] Damit haben sie einen nicht unerheblichen Anteil an den steigenden Defiziten der gesetzlichen Krankenkassen.

Im deutlichen Gegensatz zu den Vorschlägen der MSTKG entschied das britische National Institute of Clinical Evidence (NICE) im Juni 2000, Betainterferone sollten nur in Ausnahmefällen vom staatlichen Gesundheitsdienst bezahlt werden, da die immensen Kosten in keinem Verhältnis zum möglichen Therapienutzen stehe. Auch in Deutschland blieben einige Neurologen trotz der Befürwortung durch die MSTKG skeptisch.

Es gibt drei Betainterferon-Präparate: Betaferon®, Rebif® und Avonex®, die in etwa als gleich wirksam angesehen werden. Aufgrund der vorliegenden Studien gilt es für viele Neurologen als gesichert, dass Betainterferone die Schubzahl um ein Drittel senken und die Neubildung von Entmarkungsherden im Kernspintomogramm verringern. Ob und in welchem Ausmaß diese Medikamente das Fortschreiten der MS verlangsamen, ist umstritten. Die anfänglich hohen Erwartungen werden dadurch gedämpft, dass

[31] MS-Therapie Konsensus Gruppe (MSTKG). Immunmodulatorische Stufentherapie der multiplen Sklerose. Nervenarzt 1999;70:371-386

[32] Arzneiverordnungsreport 2002, S. 846

1. die Betainterferone zum Teil erhebliche Nebenwirkungen haben;
2. die Wirkung in vielen Fällen wenig überzeugend ist;
3. der Körper mit zunehmender Dauer der Anwendung Antikörper gegen das Medikament bildet, die es möglicherweise unwirksam machen; und
4. die Betainterferone extrem teuer sind.

20.2 Was ist der Unterschied zwischen Betainterferon-1a und Betainterferon-1b?

Es gibt nur *ein* menschliches Betainterferon, bei der gentechnischen Produktion werden jedoch *zwei* Betainterferone unterschieden. Betainterferon-1b (Betaferon®) wird mittels genetisch manipulierter E. coli-Bakterien hergestellt. Die Struktur dieser Substanz unterscheidet sich leicht von derjenigen des menschlichen Betainterferons. Für die Herstellung von Betainterferon-1a (Avonex®, Rebif®) werden Kulturen von Ovarialzellen des chinesischen Hamsters verwendet. Diese sind hinsichtlich der molekularen Struktur mit dem natürlichen, vom Menschen produzierten Betainterferon identisch. Das könnte insofern von Bedeutung sein, dass die Lymphozyten gegen Betainterferon-1a weniger Antikörper bilden, dass es also besser toleriert wird.

20.3 Was ist der Unterschied zwischen Betaferon®, Rebif® und Avonex®?

Ich habe gehört, es gibt drei verschiedene Betainterferon-Präparate. Wie unterscheiden sie sich voneinander?

Betaferon® (Schering) ist Betainterferon-1b und wird jeden zweiten Tag subkutan (unter die Haut) gespritzt, das entspricht 250 µg pro Woche. Avonex® (Biogen) ist Betainterferon-1a und wird einmal pro Woche intramuskulär gespritzt, das entspricht 30 µg pro Woche und Rebif® 22 bzw. 44 (Serono) ist ebenfalls Betainterferon-1a und wird dreimal pro Woche subkutan gespritzt, das entspricht 66 bzw. 132 µg pro Woche.

Unter den drei Herstellerfirmen ist ein heftiger Konkurrenzkampf ausgebrochen. Die Firma Schering reklamiert für das Betainterferon-1b, dass sie die überzeugendsten Studien vorgelegt hat. Im Gegenzug wird von den Firmen Biogen und Serono nicht ganz ungeschickt darauf hingewiesen, dass ihr Betainterferon, das Betainterferon-1a, humanidentisch sei. Im Vergleich dazu sei das Betainterferon-1b nicht glykolisiert; ihm fehle also ein Zuckerrest. Deshalb sei es stark unipolar und bildet Dimere und Polymere, „verklumpe" also zu 90%. Deshalb müsse es 10fach höher dosiert werden als Betainterferon-1a. Genau deshalb soll letzteres auch weniger Nebenwirkungen haben und nur in geringem Ausmaß zu einer Antikörperbildung führen. Interessant ist auch, dass Medikamente, die intramuskulär gegeben werden, weniger Antikörper erzeugen als Medikamente mit subkutaner Applikation, was für Avonex® spricht. Dagegen wird von Schering unter anderem eingewandt, dass die geringere Antikörperbildung scheinbar sei und im wesentlichen auf unempfindlicheren Nachweismethoden beruhe. Schering ist der Meinung, dass Avonex® mit der komfortableren „Einmal-pro-Woche"-Dosierung eindeutig unterdosiert ist.

Zu diesem Thema ist gerade eine interessante Studie im *Journal of Neurology, Neurosurgery and Psychiatry* erschienen. In einem englischen MS-Zentrum wurden 101 MS-Patienten über durchschnittlich 26 Monate beobachtet. Die Schubrate nahm um 41% ab, wobei alle drei Präparate, also Avonex®, Rebif® und Betaferon®, in etwa gleich abschnitten. Nur zwei Unterschiede fielen auf:

1. Unter der Avonex®-Therapie blieb kein Patient schubfrei, aber 19% der Betaferon®- und 27% der Rebif®-Patienten.

2. Neutralisierende Antikörper wurden bei keinem der Avonex®-Patienten gefunden, aber bei 38% der Betaferon®- und 44% der Rebif®-Patienten.

Die Autoren kommen zu dem Schluss: Betainterferone reduzieren die Schubrate bei Patienten mit schubförmiger MS. Allerdings sind nach 26-monatiger Behandlungsdauer 40% in das sekundär progrediente Stadium übergegangen.[33] Das ist ein Punkt, der weitere Aufmerksamkeit verdient, denn es könnte sich herausstellen, dass die Abnahme der Schübe nur scheinbar ein gutes Zeichen ist.

---

[33] Dubois BD e.a. Interferon beta in multiple sclerosis : experience in a British specialist multiple sclerosis centre. J Neurol Neurosurg Psychiatry 2003 Jul ;74(7) 946-9

20.4 Was ist das beste Betainterferon?

Wenn man die Wochendosen der Betainterferone in Mikrogramm (μg) in Tabelle 5 miteinander vergleicht, fällt zunächst auf, dass Avonex® am niedrigsten und Betaferon® am höchsten liegt.

	Wochendosis (I.E.)	Wochendosis (μg)
Rebif® 22 (Serono)	18 Mio. I.E.	66 μg
Rebif® 44 (Serono)	36 Mio. I.E.	132 μg
Avonex® (Biogen)	8 Mio. I.E.	30 μg
Betaferon® (Schering)	28 Mio. I.E.	875 μg

Tabelle 5: Die Wochendosen der drei Betainterferone im Vergleich. Direkt miteinander vergleichbar sind nur die Betainterferone-1a Rebif® und Avonex®. Das nicht humanidentische Betainterferon-1b (Betaferon®) wird an einem anderen internationalen Standard gemessen.

Die Firma Serono, die Rebif® herstellt, behauptet, Avonex® sei unterdosiert und außerdem könne kein konstanter Blutspiegel erreicht werden, wenn man das Medikament nur einmal wöchentlich gebe. Die hohe Dosierung von Betaferon® beruhe darauf, dass das Betainterferon-1b im Unterschied zu Betainterferon-1a wegen einer geringeren Wasserhülle schlechter verstoffwechselt werde und deshalb zehnmal höher dosiert werden müsse. Solche Angaben sind auf dem heißumkämpften Markt mit Vorsicht zu genießen, auch wenn sie noch so plausibel klingen.

- Vorteile von Avonex®: humanidentisches Betainterferon, das nur einmal pro Woche gespritzt werden muss.
- Nachteile sind die intramuskuläre Injektion und eine mögliche Unterdosierung.
- Vorteile von Rebif®: humanidentisch, kann unter die Haut gespritzt werden und liegt in zwei verschiedenen Wirkstärken vor.
- Nachteile ist, dass es dreimal pro Woche gegeben werden muss.

- Vorteile von Betaferon®: am längsten auf dem Markt und deswegen am besten untersucht, kann subkutan gegeben werden.
- Nachteile sind, dass es nicht humanidentisch ist und dass es jeden 2. Tag gespritzt werden muss.

Wenn man alles gegeneinander abwägt, scheinen die Vorteile von Rebif® zu überwiegen.

	Vorteile	Nachteile
Rebif®	- humanidentisch - subkutane Gabe - liegt in 2 Dosierungen vor	- Gabe dreimal pro Woche
Avonex	- humanidentisch - Anwendung 1x/Woche	- intramuskuläre Injektion, - zu niedrig dosiert?
Betaferon®	- am besten untersucht - subkutane Gabe	- nicht humanidentisch - Gabe jeden 2. Tag

Tabelle 6: Vergleich der Betainterferon-Präparate

Im Mai 2002 wurde im Lancet das Ergebnis der INCOMIN-Studie veröffentlicht. Es handelt sich um den ersten direkten Vergleich zweier Betainterferonpräparate zur MS-Therapie. Betaferon® wurde mit Avonex® verglichen. Diese Studie wurde, was besonders hervorzuheben ist, ohne finanzielle Unterstützung der pharmazeutischen Industrie durchgeführt. Betaferon® war Avonex® leichtgradig überlegen. So lag die Rate schubfreier Patienten nach 2 Jahren bei der Behandlung mit Betaferon® mit 51% signifikant höher als bei der Behandlung mit Avonex® (36%).[34]

20.5 Was bedeutet die 1/6-2/3-1/6-Regel?

Ich spritze seit einem Jahr Betainterferone, habe aber nicht das Gefühl, dass es mir viel hilft. Wie häufig sind Therapieversager?

[34] arznei-telegramm 2002;33, Nr. 5, S. 52-53

Es gibt eine Faustregel, die nach meiner Erfahrung die Verhältnisse gut darstellt: Ein Sechstel der Patienten, die sich Betainterferone spritzen, schwören darauf, dass sie ihnen helfen, ein Sechstel setzen sie wieder ab, weil sich die MS entweder verschlechtert oder weil sie die Nebenwirkungen nicht ertragen. Zwei Drittel aber wissen nicht, ob das Medikament bei ihnen anschlägt oder nicht.

20.6 Was versteht man unter der NNT (number needed to treat)?

Die NNT ist eine sehr wichtige statistische Größe. Sie bringt zum Ausdruck, wie viele Patienten man behandeln muss, um einen bestimmten therapeutischen Effekt zu erzielen. Oft ist man überrascht, wie unverhältnismäßig hoch der Aufwand gemessen am Erfolg ist. Ich möchte das am Beispiel der 1996 publizierten großen Doppelblindstudie von L.D. Jacobs zeigen.[35] Unter der Behandlung mit Placebo traten innerhalb von 2 Jahren 0,82 Schübe auf, in der mit Avonex® behandelten Gruppe 0,67 Schübe. Die Schubrate wurde also um 0,15 Schübe pro 2 Jahre reduziert. Die number needed to treat (NNT) errechnet sich als 1/0,15 = 7. Das heißt, man muss 7 Patienten über 2 Jahre mit Betainterferonen behandeln, um einen Schub zu verhindern. Die Kosten pro verhinderten Schub betragen 7x2x15.000 € = 210.000 €.

20.7 ☝ Wie kann ich sicher sein, dass die Betainterferone bei mir wirken?

Ich habe gehört, dass es bei der Betainterferon-Therapie Responder und Non-Responder gibt. Wie kann ich das unterscheiden?

Tatsächlich unterscheidet man in der Betainterferon-Therapie sogenannte Responder, die auf das Medikament ansprechen, von Non-Respondern, bei denen keine Wirkung eintritt. Leider gibt es zur Zeit keine Möglichkeit, bereits vor Therapiebeginn abschätzen zu können, wer von der Therapie profitieren wird und wer nicht. Möglicherweise wird jedoch die von Brück und Lucchinetti vorgeschlagene Untertei-

[35] LD Jacobs et al. Intramuscular interferon beta-1a for disease progression in relapsing multiple sclerosis. Ann Neurol 1996;39:285-294

lung der MS-Herde in Typ-1- und Typ-2-Herde hier weiterhelfen können *(⇨ 3.18 Was sind „schwarze Löcher"?).*

Zum jetzigen Zeitpunkt kann die Wirksamkeit der Betainterferone nur abgeschätzt werden, indem man sich 6 Monate nach Behandlungsbeginn die folgenden Fragen vorlegt:

1. Wie hoch war die Schubfrequenz vor Beginn der Behandlung und wie hoch ist sie danach?
2. Wenn Schübe auftreten, sind sie unter der Behandlung milder?
3. Wenn schon vor Beginn der Behandlung eine Progression nachweisbar war, ist sie danach weniger ausgeprägt?
4. Wie ist das Verhältnis der Belästigung durch die häufigen Injektionen und die Nebenwirkungen zu dem objektivierbaren Nutzen?

Die erste Zwischenbilanz sollte nach 6 Monaten zusammen mit dem Lebenspartner und dem Neurologen gezogen werden. Wenn die Antwort nicht ganz eindeutig ist, kann sie um weitere 6 Monate verschoben werden.

Da es sich um eine sehr schwierige Entscheidung handeln kann, möchte ich das Vorgehen an 5 Beispielen erläutern:

Fall 1: 23jährige Bankkauffrau. Innerhalb von 2 Jahren 4 Schübe. Ein Jahr nach Beginn der Betainterferon-Therapie keine weiteren Schübe. Im Kernspintomogramm sind keine neuen Herde sichtbar.

Fall 2: Bei einem 27jährigen Bürokaufmann wurde 1998 eine MS diagnostiziert. Innerhalb eines Jahres traten 2 Schübe auf. Deshalb Beginn mit einer Betainterferon-Therapie. Im darauffolgenden Jahr keine neuen Schübe. Die Kontrolle des Kernspintomogramms zeigt 5 neue Herde, darunter 2 frische.

Fall 3: Eine 36jährige Krankenschwester hat innerhalb der letzten 3 Jahre 5 Schübe erlitten. Eine genauere Analyse zeigt, dass es sich wahrscheinlich jedes Mal um Reaktivierungen eines relativ großen Herdes im Halsmark handelte. Unter einer Betainterferon-Therapie kommt es innerhalb von einem Jahr zu zwei leichten schubartigen Verschlechterungen, aber seit einem halben Jahr bemerkt sie, dass ihre Gehstrecke langsam abnimmt.

Fall 4: Eine 21jährige Studentin hat eine Sehnervenentzündung erlitten. Da MS-typische Herde im Kernspintomogramm nachweisbar waren, wurde gleich mit einer Betainterferon-Therapie begonnen. Nach 1 Jahr ist kein weiterer Schub aufgetreten. Das Kernspintomogramm ist unverändert.

Fall 5: 41jährige Sekretärin. Seit 1 Jahr MS mit insgesamt 3 Schüben. Unter der Behandlung mit Betainterferonen ebenfalls drei Schübe innerhalb von einem Jahr. Die Kernspintomographie zeigte eine Zunahme der Herde im Gehirn.

Im 1. und im 5. Beispiel ist die Entscheidung eindeutig. Bei der Bankkauffrau spricht alles dafür, dass die Betainterferone die Krankheitsaktivität bremsen, und die Therapie sollte fortgesetzt werden, während die Sekretärin aller Wahrscheinlichkeit nach zu den Non-Respondern gehört.

Schwierig sind die Fälle 2, 3 und 4. Bei dem Bürokaufmann sind zwar keine weiteren Schübe aufgetreten, aber das Kernspintomogramm zeigt, dass die Krankheit weiter aktiv ist. Die Wirkung muss als fraglich eingestuft werden. Ein Wechsel auf Copaxone® *(⇨ 21.1 ✍ Was ist Glatirameracetat (Copaxone®)?)* ist zu erwägen, weil es sich um ein anderes Wirkprinzip handelt.

Das Beispiel der Krankenschwester zeigt, dass es unter der Behandlung auch zu einem Übergang einer rein schubförmigen MS in das progrediente Stadium kommen kann. In diesen Fällen täuscht die Abnahme der Schubrate eine Betainterferonwirkung vor. Ich würde empfehlen, das Medikament abzusetzen.

Der 4. Fall ist ein gutes Beispiel dafür, dass es keine sinnvollen Kriterien gibt, die einem die Beurteilung erlauben, ob die Therapie anschlägt oder nicht. Kein Mensch vermag zu sagen, ob der Verlauf nicht auch ohne Betainterferone ebenso gutartig gewesen wäre.

Es gibt ein irrationales Prinzip in der Medizin, das lautet: Wenn ich nicht sicher bin, ob ich etwas tun oder lassen soll, dann tue ich es. Aus der Sicht der „sanften" Medizin ist es genau anders herum: Wenn eine Therapie gefährlich sein kann oder mit Nebenwirkungen belastet ist, dann sollte man sich nur dann dafür entscheiden, wenn sehr gute Gründe dafür sprechen. Im Zweifel ist eine solche Therapie abzulehnen. Ich würde eine Betainterferon-Therapie nur dann fortsetzen, wenn ich völlig sicher wäre, dass sie wirkt. In allen Zweifelsfällen würde ich sie absetzen.

20.8 ☝ Therapie mit Betainterferonen – so frühzeitig wie möglich?

Ich bin gerade aus dem Krankenhaus mit der Diagnose MS entlassen worden. Der Oberarzt hat mich ganz schön unter Druck gesetzt, weil ich erst einmal ohne Behandlung abwarten will, wie sich das mit der Krankheit weiter entwickelt. Er meinte aber, die Therapie würde umso besser wirken, je früher ich damit anfinge. Ich will aber nicht, denn ich habe eine Mitpatientin kennengelernt, die Rebif spritzt, und mir erzählt hat, dass sie jedes Mal eine Höllenangst hat, sich das Zeug zu spritzen, und dass sie sich danach richtig elend fühlt. Sie hat mir gezeigt, dass ihr ganzer Bauch und beide Oberschenkel voller roter Flecken ist.

Auf diese Frage kamen im Internet-Forum viele Antworten, aus denen ich zwei typische auswähle:

A: „Du solltest dir das gut überlegen. Vielleicht bedauerst du es später einmal, dass du dich nicht hast rechtzeitig behandeln lassen, nur weil du Angst vor den Nebenwirkungen hattest.. Natürlich können die anfangs heftig sein, aber da gewöhnst du dich dran, und außerdem werden sie im Lauf der Zeit auch weniger."

B: „Ich kann dir nur sagen, dass ich meinen ersten Schub vor 12 Jahren hatte. Dann war 10 Jahre lang Pause. Wenn ich damals schon angefangen hätte, mir Betainterferone zu spritzen, hätte ich die Schubfreiheit auf das Medikament geschoben. Du weißt doch noch gar nicht, wie die Krankheit bei dir verlaufen wird. Vielleicht bleibt es bei einem Schub. Warum willst du dich dann mit dem Medikament herumquälen?"

Im Prinzip stehen sich zwei Meinungen gegenüber. Die eine lässt sich so zusammenfassen: Je frühzeitiger mit einer Betainterferon-Therapie begonnen wird, desto wirksamer ist sie. Die andere besagt: Die MS verläuft in vielen Fällen auch ohne medikamentöse Therapie gutartig. Warum sollten wir diesen Patienten eine Therapie mit gravierenden Nebenwirkungen zumuten?

Befürworter des frühzeitigen Therapiebeginns führen zwei Argumente für ihre Auffassung an:

1. Die CHAMPS- und die ETOMS-Studie hätten gezeigt, dass eine frühe Betainterferon-Behandlung das Auftreten einer klinisch sicheren MS verzögere.

2. Neben der Markscheidenzerstörung komme es bei der MS von Anfang an zu einem schleichenden Axonverlust, der so früh wie möglich gebremst werden müsse *(⇨ 3.16 ✐ Zerstört die MS auch die Nervenfasern?).*

Die CHAMPS-Studie, die von der Firma Biogen (Avonex®) gesponsert wurde, hatte zwei folgende Aufnahmekriterien: Es sollte sich um das erstmalige Auftreten einer klinischen Symptomatik handeln, welches den Verdacht auf eine MS nahelegte, und zusätzlich wurde ein auffälliger Kernspinbefund mit mindestens zwei Marklagerherden gefordert. Die Patienten wurden nach einem zufälligen Verteilungsschlüssel entweder mit Avonex® oder Plazebo 1x/Woche intramuskulär behandelt. Klinische und kernspintomographische Verlaufskontrollen wurden alle 6 Monate durchgeführt. Die Studiendauer betrug 3 Jahre. Da die Zwischenanalyse positiv war, wurde die Studie jedoch nach Empfehlung eines unabhängigen Expertenkommitees vorzeitig beendet. In der Avonex®-Gruppe betrug die Wahrscheinlichkeit, eine klinische sichere MS zu entwickeln, 35%, in der Plazebo-Gruppe waren es 50%.[36]

Die europäische ETOMS-Studie wurde von der Firma Serono (Rebif®) gesponsert. An ihr nahmen 308 Patienten teil. Das Studiendesign war mit der CHAMPS-Studie vergleichbar. Es zeigte sich auch hier, dass die Behandlung mit Rebif® das Auftreten der MS nicht verhinderte, aber den Übergang in eine klinisch sichere MS signifikant verzögerte. 34% der Rebif®-Patienten und 45 % der Plazebo-Patienten entwickelten innerhalb von 2 Jahren eine MS.[37]

Beide Studien sind nicht unumstritten. Die Glaubwürdigkeit könnte dadurch beeinträchtigt sein, dass die Finanzierung in beiden Fällen durch genau die Firmen erfolgte, die ein Interesse an einem positiven Ergebnis hatten. Ein positives Ergebnis hätte auch große materielle und

---

[36] Jacobs e.a. Intramuscular interferon beta-1a therapy initiated during a first demyelinating event in multiple sclerosis. N Engl J Med 2000; 343:898-904

[37] Comi and the Early Treatment of MS Study (ETOMS) Group, Lancet 2001; 357:1576-82

immaterielle Vorteile für die Ärzte, die an der Studie beteiligt waren, so dass hier ein Interessenkonflikt vorliegen könnte. Der Übergang vom Verdacht auf eine MS zu einer klinisch sicheren MS sei ein unbefriedigendes Ersatzkriterium für die wesentlich wichtigere Frage, ob die MS durch Betainterferone langfristig in ihrem Verlauf gebremst würde. Die Poser-Kriterien seien in ihrer Anwendung nicht nur kompliziert, sondern hätten auch eine große Interrater-Variabilität, das heißt, bei demselben Patienten entscheidet der eine so, der andere anders, und gerade diese Unschärfe und das nicht geringe Maß an Willkürlichkeit habe vor allem dann eine verzerrende Auswirkung, wenn die Verblindung wegen der doch offensichtlich höheren Nebenwirkungsrate bei den Betainterferon-Patienten nicht zuverlässig möglich sei. Auch sei eine Studiendauer von durchschnittlich zwei Jahren zu gering, es sei ein schwerer Mangel, dass solche Studien aus kommerziellen Interessen vorzeitig abgebrochen würden, um mit dem Studienergebnis möglichst rasch Werbung machen zu können, und nicht zuletzt sei zu befürchten, dass Studien, deren Zwischenergebnisse schwanken, gerade zu einem für die Sponsoren günstigen Zeitpunkt abgebrochen würden, was eine versteckte Manipulation des Ergebnisses bedeute.

Ernster zu nehmen ist das zweite Argument. Könnte es sein, dass uns das Zählen von Schüben von dem wirklich zerstörerischen Krankheitsprozess, der im Hintergrund abläuft, ablenkt? In diesem Zusammenhang erregte eine Arbeit von Bruce D. Trapp einiges Aufsehen, die 1998 im New England Journal of Medicine erschien. Er beschreibt, dass es in MS-Herden in einem viel größeren Ausmaß als bisher angenommen zu ausgeprägten Axonschädigungen kommt – und zwar von Anfang an *(⇨ 3.16 ✐ Zerstört die MS auch die Nervenfasern?)*. Wenn das so wäre, müsste eine frische Entzündung so früh wie möglich behandelt werden, weil Axondurchtrennungen irreversibel sind und am ausgeprägtesten in frischen Herden vorkommen.

So interessant dieser Befund auch ist, bedarf er jedoch noch der Bestätigung. Ganz offensichtlich kann er nicht auf alle MS-Fälle zutreffen, da es auch ohne medikamentöse Behandlung in einem hohen Prozentsatz stumme und gutartige MS-Verläufe gibt. Zudem ist kritisch anzumerken, dass Trapp nicht zwischen den Typ-1- und Typ-2-Herden unterscheidet, wie sie Brück und Lucchinetti beschrieben haben *(⇨ 3.17 Was sind Typ-1- und Typ-2-Herde?)*. Es gibt also Herde, die sich in ihrer Aggressivität unterscheiden, und die leichten Fälle bedürfen keiner Behandlung.

Auf die Frage: „Wann soll eine immunmodulierende Therapie begonnen werden?“ antwortet Frau Prof. Sigrid Poser aus Göttingen in einem Editorial (2000):

„Es klingt so plausibel, sie möglichst früh einzuleiten, um weitere Schäden zu vermeiden. Aber wievielen Patienten mit zeitlebens gutartigem Verlauf muten wir die unter Umständen gravierenden Nebenwirkungen zu?“

20.9 Wirken Betainterferone auch beim sekundär progedienten Verlauf?

Meine MS ist seit etwa 2 Jahren in das chronische Stadium eingetreten. Ich kann aber noch je nach Tagesform 1 oder 2 Kilometer gehen. Schübe habe ich keine mehr. Kommt für mich eine Betainterferon-Behandlung infrage?

1998 wurde eine von der Firma Schering in Auftrag gegebene Studie veröffentlicht, die zeigte, dass Betaferon® (Betainterferon- 1b) den Verlauf einer MS auch dann günstig beeinflusst, wenn sie in das sekundär progrediente Stadium eingetreten ist. Das Fortschreiten der Erkrankung soll durch Betaferon® um 9 bis 12 Monate verzögert werden.[38] Auch diese Studie wurde vorzeitig abgebrochen. Das Ergebnis konnte mit Beatinterferon-1a nicht bestätigt werden.

Viele Ärzte lehnen den Einsatz von Betainterferonen beim sekundär progredienten Verlauf der MS ab. 1999 erschien im British Medical Journal eine Kosten-Nutzen-Analyse über die Behandlung der sekundär progredienten MS mit Betaferon®. Die Autoren kommen zu dem Schluss, dass insgesamt 18 Patienten 30 Monate lang mit Betainterferon-1b behandelt werden müssen, um bei einem Kranken die Notwendigkeit, einen Rollstuhl zu benutzen, um 9 Monate zu verzögern. Sie fassen ihre Ergebnisse folgendermaßen zusammen:

---

[38] European Study Group on Interferon Beta-1B in secondary progressive MS (1998). Lancet 352:1491-1497

1. Der Gesundheitsgewinn durch Behandlung mit Betainterferon-1b ist sehr gering im Verhältnis zu den enormen Kosten.
2. Das zur Verfügung stehende Geld könnte auf andere Weise als durch Anwendung von Betainterferon-1b besser verwendet werden, um die Lebensqualität der Patienten zu erhalten und zu verbessern.[39]

20.10 ☝ Was sind die häufigsten Nebenwirkungen der Betainterferone?

Die am häufigsten auftretenden Nebenwirkungen sind:

- grippeähnliche Symptome (Fieber, Kopf-, Muskel-, Gliederschmerzen begleitet von Müdigkeit und einem allgemeinen Krankheitsgefühl)
- lokale Reaktionen an der Einstichstelle, die bei der Hälfte der Patienten über den gesamten Behandlungszeitraum auftreten können
- Blutveränderungen wie eine Abnahme der weißen Blutkörperchen, Erhöhung der Leberwerte, Verminderung der Blutplättchen
- Herzrhythmusstörungen
- Menstruationsstörungen
- Allergien
- Haarausfall

Frühere psychotische Phasen oder Selbsttötungsversuche stellen eine Gegenanzeige dar.

20.11 Welche Laborkontrollen sind notwendig?

Zweimal pro Jahr sollten folgende Kontrollen durchgeführt werden:

- Transaminasen der Leber,

[39] BMJ (1999),319:1529

- weißes Blutbild und Differentialblutbild;
- rotes Blutbild;
- Schilddrüsenwerte.

20.12 Wie verhalte ich mich beim frischen Schub?

Beim frischen Schub sollte eine bereits laufende Betainterferontherapie unverändert fortgesetzt werden. Wenn notwendig, kann der Schub zusätzlich mit Cortison behandelt werden. Es ist nicht bekannt, dass sich beide Medikamente gegenseitig ungünstig beeinflussen.

20.13 Was mache ich, wenn ich eine Injektion vergessen habe?

Natürlich sollte man Sorge tragen, dass die Injektionen regelmäßig und vorschriftsmäßig erfolgen, aber es ist sicher kein Beinbruch, wenn sie einmal vergessen wird. Es wird empfohlen, die Spritze gleich nachzuholen, wenn man merkt, dass man sie vergessen hat, also in der Regel am nächsten Tag. Beispiel: Wenn man die Rebif®-Spitze am Samstag vergessen hat, und das sonntags merkt, spritzt man sich sofort, und die nächste Spritze ist erst wieder am Dienstag fällig. Im Falle von Avonex® spritzt man sich ebenfalls sofort, bleibt aber im gewohnten Rhythmus, also spritzt sich wieder am nächsten Samstag, wenn man das immer so getan hat.

20.14 Kühlung von Betainterferonen?

Betaferon® muss *immer* gekühlt werden. Rebif® und Avonex® ist bei der Lagerung im Fachhandel, aber nicht beim Patienten der Kühlpflicht unterworfen. Trotzdem sollten die Medikamente im Kühlschrank aufbewahrt werden, wenn immer es geht. Keinesfalls sollten die Präparate in die pralle Sonne oder auf eine Heizung gestellt werden.

20.15 Kann ich hoffen, dass die Nebenwirkungen im Laufe der Zeit geringer werden?

Mein Arzt meint, die Nebenwirkungen seien nur zu Beginn der Therapie heftig, später würde ich kaum noch etwas merken.

Das ist oft der Fall. Allerdings könnte das ein nur scheinbar gutes Zeichen sein. Es gibt Nebenwirkungen, die überflüssig und einfach nur lästig sind, andere, die absolut notwendig sind. Ein Beispiel ist die Blutungsneigung von Marcumar®-Patienten. Marcumar® ist ein Blutverdünnungsmittel, das eingesetzt wird, um z.B. die Blutgerinnselbildung an künstlichen Herzklappen zu unterdrücken. Jeder noch so kleine Stoß kann zu Blutungen führen. Das ist lästig und gefährlich. Aber wenn das nicht der Fall ist, steht zu befürchten, dass das Medikament auch nicht wirkt. In gleicher Weise spricht auch bei den Betainterferonen einiges dafür, dass die Nebenwirkungen ein Indiz für die Wirkung sind. Es sind schließlich dieselben Symptome, die Sie haben, wenn Sie sich mit einer beginnenden Grippe auseinandersetzen. Und diese Symptome beruhen nicht etwa darauf, dass Viren oder Bakterien zerfallen und Giftstoffe freisetzen, sondern sie sind Ausdruck der Mobilisierung Ihres Immunsystems. Es ist zu befürchten, dass eine Abnahme der grippeähnlichen Symptome ein Indiz dafür ist, dass sich vermehrt Antikörper gebildet haben und die Betainterferone nicht mehr wirken.

20.16 Woher kommen meine Depressionen?

Ich spritze seit einem Monat Rebif. Ich war so froh, dass ich meinen Arzt endlich herumgekriegt hatte. Anfänglich waren die Nebenwirkungen heftig in Form von Fieber, Muskelschmerzen und Abgeschlagenheit. Das ist besser geworden, aber jetzt ist es etwas anderes, was mich beunruhigt: Ich habe meine Lebensfreude verloren. Meine Eltern beklagen sich, dass ich immer so gereizt sei, und ich merke es selbst, dass ich beim kleinsten Anlass ausraste oder mich zurückziehe. Mein Freund meint, so kennt er mich gar nicht, weil ich keine Lust mehr habe, Essen oder ins Kino zu gehen. Irgendwie finde ich mich selbst und alles um mich herum hässlich und trostlos. Nachts wache ich um drei oder vier Uhr auf und liege wach und grübele über ganz unwichtige Dinge. Mein Neurologe hat mir jetzt Cipramil® 20mg täglich verschrieben. Aber ich habe Angst, dass ich mir noch mehr Nebenwirkungen einhandele. Was würden Sie mir raten?

Die Patientin ist ganz offensichtlich in eine Depression gerutscht. Mehrere Erklärungsmöglichkeiten bieten sich an. Vielleicht hat sie sich zu viele Hoffnungen gemacht und ist deswegen jetzt enttäuscht? Oder sie ist durch die Nebenwirkungen zermürbt und unpässlich? Viel wahrscheinlicher ist es jedoch, dass es sich um eine Betainterferon-Depression handelt. Sie tritt relativ häufig als Nebenwirkung auf. Darum ist es auch so wichtig, vor Behandlungsbeginn sorgfältig abzuklären, ob eine Neigung zu Depressionen besteht. Falls dies der Fall ist, sollte man auf eine Therapie mit Betainterferonen verzichten! Ich würde in diesem Fall nicht abwarten, sondern das Rebif® absetzen.

20.17 Ich habe Angst, das Betaferon® wieder abzusetzen!

Ich habe seit 2 Jahren eine MS. Im Juni 1999 habe ich den zweiten Schub erlitten, und mein Neurologe hat mir dringend empfohlen, mir Betaferon zu spritzen. Seitdem spritze ich mir das Medikament alle zwei Tage. Anfänglich habe ich sehr unter Müdigkeit, Schüttelfrost und Muskelschmerzen gelitten, jetzt geht es damit deutlich besser. Insgesamt habe ich nicht den Eindruck, dass mir das Betaferon hilft. Vor einem Monat habe ich sogar einen neuen Schub bekommen. Trotzdem habe ich Angst, das Medikament abzusetzen. Was raten Sie mir?

So geht es vielen. Sie spritzen sich eines der Betainterferone (Avonex®, Betaferon® oder Rebif®), sind sich nicht sicher, ob es wirkt, haben eine ganze Menge Nebenwirkungen und trauen sich trotzdem nicht, es einfach wieder abzusetzen. „Vielleicht würde es mir ohne das Medikament noch viel schlechter gehen“, denken sie. Und die Patienten wissen, dass sie sich Vorwürfe machen würden, wenn es nach dem Absetzen zu einem erneuten Schub kommen sollte (auch wenn es erst Monate später und völlig unabhängig davon wäre): „Es wäre besser gewesen, wenn du dich weiter gespritzt hättest.“ Wenn man also erst einmal mit der Therapie angefangen hat, ist man in gewisser Weise in ihr gefangen und kommt nur mit Mühe oder einem schlechten Gewissen wieder aus ihr heraus.

Wann sollte man sich für die Therapie mit Betainterferonen entscheiden, und wann kann man sie getrost wieder absetzen? In der Therapie der Epilepsie ist es üblich, Anfälle erst dann zu behandeln, wenn mehr als zwei Anfälle pro Jahr auftreten. Zum einen, weil die Antiepileptika (Mittel, die epileptische Anfälle unterdrücken) erhebliche Nebenwirkungen haben können, zum anderen, weil man bei einer so geringen Anzahl von Anfällen nicht sicher entscheiden kann, ob die Medikamente anschlagen oder nicht. Außerdem ist die Wahrscheinlichkeit bei seltenen Anfällen groß, dass sie von selbst aufhören.

Übertragen auf die MS heißt das: Wer sich gleich nach dem ersten Schub behandeln lässt, weiß nicht, ob er nicht zu der großen Gruppe von MS-Betroffenen gehört, bei denen die Krankheit gutartig verläuft und nach wenigen Schüben von selbst zum Stillstand kommt. Er kann auch nicht entscheiden, ob das Medikament wirkt oder nicht, weil er nicht weiß, wie seine Erkrankung ohne Behandlung verlaufen wäre. Es könnte also sein, dass er sich ganz unnützer Weise mit den nicht gerade angenehmen Nebenwirkungen herumschlägt.

Falls man sich für das Absetzen entscheidet, ist das optimale Verfahren nicht bekannt. Die einen entscheiden sich dafür, für einen Monat nur noch die Hälfte zu spritzen, die anderen dehnen die Intervalle zwischen zwei Spritzen für ein oder zwei Monate auf das Doppelte aus und setzen es dann ab. Ich empfehle in aller Regel, das Medikament von heute auf morgen abzusetzen, da mit einem sogenannten Rebound-Effekt nicht zu rechnen ist, d. h., dass man nicht zu fürchten braucht, dass ein zu plötzliches Absetzen zu einer Unruhe im Krankheitsbild führt *(⇨ 21.5 Soll ich von Betainterferonen auf Copaxone® umsteigen?)*. Es ist von unschätzbarem Wert, wenn man einen Arzt oder eine Ärztin hat, den oder die man während der Sprechzeiten telefonisch erreichen kann, falls es während der ersten Tage und Wochen nach dem Absetzen zu Schwankungen im Befinden kommt.

20.18 Darf der Preis eines Medikaments eine Rolle spielen?

Meine Neurologin hat sich schlicht geweigert, mir Betainterferone zu verschreiben. Die Medikamente kämen bei mir nicht in Frage, und sie auf Verdacht hin zu verordnen, dafür seien sie einfach zu teuer. Darf eine Ärztin so denken?

Es gibt ernstzunehmende Zweifel an der Wirksamkeit der Betainterferone *(⇨ 26.4 Filippini-Studie - Sind Betainterferone teure Placebos?)*. Solange diese nicht ausgeräumt sind, ist eine Zurückhaltung bei der Verordnung gerechtfertigt. Die Kosten, die durch die unnötige Verordnung eines teuren Medikaments entstehen, müssen zwangsläufig dazu führen, dass an anderer Stelle, z.B. an der Krankengymnastik oder an Rehabilitationsmaßnahmen, gespart wird.

20.19 ☝ Betainterferone – für und wider

Wie bei der Cortison-Therapie ist der Nutzen der Betainterferone umstritten. Die einen glauben, dass endlich ein Durchbruch in der MS-Therapie erzielt worden sei, die anderen stehen den Ergebnissen der wissenschaftlichen Studien skeptisch gegenüber, halten sie für wenig überzeugend und den etwaigen Nutzen durch die Nebenwirkungen für zu teuer erkauft. Ihre Haupteinwände sind:

1. Alle Betainterferon-Studien sind keine wirklichen Doppelblindstudien gewesen, da die meisten Patienten aufgrund der Nebenwirkungen gemerkt haben, ob sie das Medikament oder ein Plazebo bekamen. Deshalb sei von einem signifikanten Plazeboeffekt auszugehen.

2. Die Studien wurden nicht von unabhängigen Stellen finanziert und ausgewertet, sondern von den Firmen, die an einem positiven Ergebnis interessiert waren.

3. Es muss vermutet werden, dass die Betainterferone durch die Antikörperbildung im Laufe der Zeit unwirksam werden.

4. Wenn 7 Patienten über zwei Jahre mit Betainterferonen behandelt werden müssen, um einen Schub zu verhindern *(⇨ 20.6 Was versteht man unter der NNT (number needed to treat)?)*, bzw. eine etwaige Rollstuhlabhängigkeit durch eine Betainterferon-Behandlung um höchstens 9 bis 12 Monate verschoben wird *(⇨ 20.9 Wirken Betainterferone auch beim sekundär progedienten Verlauf?)*, dann ist das Verhältnis der Nebenwirkungen im Vergleich zum Nutzen zu ungünstig.

Besonders umstritten ist die Empfehlung, mit den neuen Therapien möglichst frühzeitig, also am besten gleich nach dem ersten Schub zu beginnen *(⇨ 20.8 ☝ Therapie mit Betainterferonen – so frühzeitig wie möglich?)*. Da durch die Verfeinerung der diagnostischen Verfahren (z.B. Kernspintomographie) zunehmend die leichteren MS-Fälle diagnostiziert werden, sind viele Ärzte der Ansicht, eine Behandlung gleich nach dem ersten Schub sei bei einer großen Zahl der Betroffenen überflüssig, da die Krankheit auch ohne Medikamente einen günstigen Verlauf nehmen werde. Wegen der doch erheblichen Nebenwirkungen müsse die Indikation in jedem Einzelfall sorgfältig erwogen werden.

Wie das aussehen könnte, möchte ich Ihnen an zwei Beispielen erläutern.

> Eine 37jährige Lehrerin hat seit 5 Jahren eine MS. Sie berichtet, dass sie im letzten Jahr sechs und in diesem Jahr bereits fünf Schübe erlitten habe. Auf die Frage, wie genau sich die letzten Schübe bemerkbar gemacht hätten, berichtet sie, eigentlich sei es immer dasselbe: Es beginne damit, dass sie Gefühlsstörungen im rechten Bein bekomme. Gleichzeitig werde es schwer wie Blei und außerdem verspüre sie ein Druckgefühl unterhalb des rechten Rippenbogens. Es stellt sich heraus, dass ihre MS auch mit derselben Symptomatik begonnen hat. Die Kernspintomographie zeigt nur einen einzigen Herd im Rückenmark. Ihre Neurologin drängt sie, eine Behandlung mit Betainterferonen zu beginnen.

Man könnte meinen, die Häufigkeit der Schübe sei ein eindeutiges Kriterium für den Beginn einer Betainterferon-Therapie. Aber es fällt auf, dass sie immer wieder über dieselben Symptome klagt. Auch zeigt eine Kontrolle der Kernspintomographie keine neuen Herde.

Wie ich bereits ausgeführt habe, ist es von größter Bedeutung, „echte" Schübe, also neue, vorher nicht bekannte Symptome, die ein sicherer Hinweis dafür sind, dass sich zusätzliche Herde gebildet haben, von Reaktivierungen *(⇨ 0 Was sind Reaktivierungen?)* zu unterscheiden. Trotz der scheinbar hohen Schubrate kommt also im vorliegenden Fall eine Betainterferon-Behandlung nicht in Frage, weil die Krankheitsaktivität sehr gering ist.

> Bei einer 28jährigen Bankangestellten ist seit zwei Jahren eine MS bekannt. Jetzt hat sie nach einem Indienaufenthalt einen zweiten Schub erlitten, nachdem sie an einer anstrengenden Bergwanderung in Katmandu teilgenommen hatte. Vorher hatte sie sich gegen Hepatitis B impfen lassen. Sie wollte sich und ihrem Freund zeigen, dass ihr die MS nichts anhaben könne. Im Krankenhaus habe ihr der Chefarzt im Beisein von ihrem Freund gesagt, wenn sie sich nicht mit Betainterferonen behandeln lasse, müsse sie damit rechnen, dass die Krankheit weiter fortschreite.

Ich bin anderer Ansicht. Die Patientin hat sich unvernünftig verhalten. Sie hat den zweiten Schub geradezu provoziert, indem sie nicht nur in ein Land mit hohen Temperaturen gereist ist, sondern sich auch noch zusätzlich einer immensen körperlichen Strapaze unterzogen hat. Außerdem meine ich, dass man als MS-Betroffener auf Auslandsreisen, die eines Impfschutzes bedürfen, lieber verzichten soll. Hier steht also eine Vermeidung auslösender Faktoren vor einer medikamentösen Behandlung. Vor allem ist es wichtig, sich mit der Diagnose abzufinden und nicht auf diese Weise gegen sie anzukämpfen.

Eine große Hilfe in der verwirrenden und widersprüchlichen Literatur über die MS sind die Übersichtsartikel, die in unregelmäßigen Abständen im *New England Journal of Medicine* erscheinen. Im September 2000 ist der aktuellste Übersichtsartikel über die MS erschienen. Der Verfasser ist der angesehene MS-Experte John Noseworthy von der Mayo-Klinik in Rochester. Ich zitiere aus dem Abschnitt zur Therapie der MS: „Alle Betainterferone sind teuer und haben vielfache Nebenwirkungen. Ihre Langzeitwirkung ist nicht bewiesen und neue Studien beschäftigen sich kritisch mit der Kosten-Nutzen-Relation dieser Substanzen. Daten zur Langzeitwirkung und Sicherheit der Medikamente fehlen. Die Begeisterung für diese Behandlungsarten, egal ob sie gleich nach Diagnosestellung oder im weiteren Verlauf eingeleitet wurden, wird gedämpft durch die enttäuschende Realität, dass die meisten Patienten trotz der Behandlung weiter Schübe haben und schließlich doch zunehmend behindert werden.“[40]

[40] Noseworthy JH e.a. Medical progress - Multiple sclerosis (review article). N Engl J Med 2000;343:938-952

21 Glatirameracetat (Copaxone®)

21.1 ☝ Was ist Glatirameracetat (Copaxone®)?

Ich habe gehört, dass ein neues Medikament in Deutschland zugelassen worden ist, das genau so gut wie die Betainterferone wirken soll, aber weniger Nebenwirkungen hat. Es heißt Copaxone®. Ich würde gern Näheres darüber erfahren.

Im Gegensatz zu der verwirrenden Vielfalt von Betainterferonen gibt es nur ein Glatirameracetat und zwar das von der Firma Teva/Aventis jetzt in Deutschland zugelassene Copaxone®. Dabei handelt es sich um ein Gemisch von Eiweißen, die aus vier Aminosäuren künstlich synthetisiert werden. Es enthält **G**lutaminsäure, **L**ysin, **A**lanin und **T**yrosin im Verhältnis 1,9:4,7:6,1:1,0. Die Anfangsbuchstaben GLAT haben der Substanz ihren Namen gegeben. Da die Verkettung der Aminosäuren zufällig erfolgt, ist die Standardisierung erschwert. Deshalb muss jede produzierte Charge am Tiermodell erneut geprüft werden.

Der genaue Wirkungsmechanismus ist nicht bekannt, aber Glatirameracetat lenkt möglicherweise die Lymphozyten davon ab, das Myelin anzugreifen.

Große Studien, die in den letzten Jahren veröffentlicht wurden, zeigten, dass Copaxone® wie die Betainterferone die Schubrate um ein Drittel senkt und auch auf die kernspintomographischen Veränderungen einen ähnlichen Effekt hat. Es soll umso besser wirken, je geringer ausgeprägt die MS ist (was natürlich auch ein leicht zu durchschauender Marketing-Trick sein könnte).

Copaxone® wird einmal täglich unter die Haut gespritzt. Die Nebenwirkungen sind geringer als bei den Betainterferonen. An erster Stelle sind lokale Reaktionen an den Einstichstellen in Form von Schwellung, Juckreiz und Entzündung und Verhärtung zu nennen. Bei etwa 1/5 der Patienten kommt es mindestens einmal unmittelbar nach der Injektion zur sog. Postinjektionsreaktion (SPIR) mit Gesichtsrötung, Herzjagen und Angstgefühlen, die jedoch nur wenige Minuten anhält. Möglicherweise ist diese Reaktion durch die versehentliche Injektion in kleine

Hautvenen bedingt *(⇨ 21.3 Was ist eine SPIR?)*. Grippeähnliche Symptome treten nicht auf.

Preislich unterscheidet sich Copaxone® nicht wesentlich von den Betainterferonen. Der Vorteil des Glatirameracetats sind die geringeren Nebenwirkungen. Ihm stehen drei Nachteile gegenüber:

1. Es muss täglich gespritzt werden.
2. Die Wirkung von Glatirameracetat ist vor allem für den progredienten Verlauf nicht so gut gesichert wie die der Betainterferone.
3. Beim Glatirameracetat handelt es sich nicht um eine wohldefinierte Substanz, sondern um ein „Gemisch" von Eiweißen.

21.2 Wie ist der Wirkungsmechanismus von Copaxone®?

Stimmt es, dass Copaxone® eigentlich entwickelt wurde, um eine MS auszulösen?

Ja, es ist erstaunlich, aber wahr: Copaxone® wurde eigentlich entwickelt, um eine künstliche MS bei Tieren, die sogenannte experimentelle allergische Encephalomyelitis (EAE) zu erzeugen *(⇨ 15.3 Was ist die experimentelle allergische Encephalomyelitis?)*. Man ging davon aus, dass T-Lymphozyten auf eine bestimmte Anordnung von vier Aminosäuren im Myelin (Markscheiden) „allergisch" reagieren. Nun ist es technisch sehr schwierig, diese vier Aminosäuren in genau der richtigen Reihenfolge aneinanderzuketten. Darum lässt man sie zufällig miteinander reagieren. Dieses Gemisch aus künstlichen Eiweißen hat man Glatirameracetat genannt. Als man sie Schimpansen ins Gehirn spritzte, erwartete man, dass sie eine EAE bekommen würden, aber nichts dergleichen geschah. Im Gegenteil, bei allen Tieren, die Glatirameracetat bekommen hatten, war es nicht mehr möglich, auf die herkömmliche Art eine EAE zu erzeugen. Man hatte also einen Stoff hergestellt, der vor einer EAE (und damit vielleicht auch vor einer MS) schützte. Zum Wirkungsmechanismus kann nur vermutet werden, dass Glatirameracetat die Lymphozyten davon ablenkt, das Myelin anzugreifen. Die Astrozyten sollen ihnen ja Bestandteile des Myelins wie auf einem Tablett anbieten, um sie auf diese Weise „scharfzumachen". Copaxone® verdrängt sozusagen das Myelin vom „Präsentierteller".

21.3 Was ist eine SPIR?

Vorgestern hat es mich erwischt. Ich habe mich abends gespritzt und beim Rausziehen der Nadel kam Blut. Ich werde doch nicht ein Blutgefäß erwischt haben, dachte ich noch, aber ich hatte den Gedanken noch nicht zu Ende gedacht, da hatte ich schon die Hölle auf Erden. Erst fing es am Kopf an zu Kribbeln, Schweißausbruch, Hitze, Brustenge, die Luft wurde immer weniger, mein Gesicht schwoll total an. Ich hatte das Gefühl, auseinander zu platzen, dann brach ich zusammen und war kurzzeitig bewusstlos. Mein Mann rief in seiner Panik die Notärztin. Die war mit dem Medikament nicht vertraut, handelte aber unverzüglich. Sie stellte mich erst einmal ruhig und spritzte mir dann 100 mg Cortison. Nach der Spritze konnte ich erst mal wieder meine Augen leicht öffnen und nach einer Stunde wieder normal atmen. Danach bekam ich noch Schüttelfrost und bis jetzt ist mein Gesicht noch nicht wieder abgeschwollen. Soll ich trotzdem weitermachen?

SPIR ist das Akronym für **s**ofortige **P**ost**i**njektions**r**eaktion. Unmittelbar nach der Injektion kommt es für einige Minuten zu Gesichtsrötung, Herzjagen und Angstgefühlen. Früher wurde vermutet, dass die SPIR durch eine versehentliche Injektion in kleine Hautvenen hervorgerufen wird, aber sie tritt auch auf, wenn kein Gefäß getroffen wurde. Sie soll durchschnittlich ein- bis zweimal pro Jahr vorkommen und wird von den Patienten als sehr dramatisch erlebt. Zur Beruhigung sei angemerkt, dass es bisher nie zu bleibenden Schäden gekommen ist.

21.4 Betainterferone oder Copaxone®?

Ich schwanke, ob ich eine Therapie mit Betainterferonen oder mit Copaxone beginnen soll. Was würden Sie mir raten?

Die Studien ergeben für Betainterferone und das Copaxone in etwa dieselben Ergebnisse. Die Nebenwirkungen sind bei Copaxone geringer. Lästig ist, dass man es sich täglich spritzen muss. Wenn eine immunmodulatorische Behandlung indiziert ist, ist also ernsthaft zu überlegen, ob man nicht mit Copaxone® beginnen sollte. So hätte ich mich noch vor 3 Jahren entschieden, auch wenn das Medikament damals noch nicht in Deutschland zugelassen war. In letzter Zeit sind mir allerdings zunehmend Bedenken gekommen. Was mich beunruhigt ist, dass das Glatirameracetat entwickelt wurde, um eine künstliche MS zu erzeugen. Nun scheint das Medikament eher vor einer MS zu schützen. Aber die Zusammensetzung ist nicht standardisierbar, also ist in jeder Medikamentencharge ein anderes Gemisch von Eiweißen enthalten. Könnte es nicht sein, dass bei jahrelanger täglicher Anwendung doch einmal zufällig Eiweiße darunter sind, die genau das tun, wozu das Glatirameracetat erfunden wurde, nämlich Lymphozyten gegen die weiße Hirnsubstanz zu allergisieren? Meine Befürchtung ist rein theoretischer Art, und ich möchte betonen, dass klinische Erfahrungen mit Copaxone® über mehr als 18 Jahre vorliegen und gravierende Nebenwirkungen bisher nicht bekannt geworden sind. Trotzdem neige ich immer noch zur Zurückhaltung. Schließlich sind die tödlichen Nebenwirkungen von Lipobay® auch erst nach millionenfacher Einnahme deutlich geworden.

Betainterferone oder Copaxone? Wenn eine Indikation für eine immunmodulatorische Therapie vorliegt, empfehle ich eigentlich immer, mit Betainterferonen und unter den Betainterferonen mit Rebif® zu beginnen.

21.5 Soll ich von Betainterferonen auf Copaxone® umsteigen?

Ich spritze mir seit 2 Jahren Rebif, habe aber nicht das Gefühl, dass es bei mir wirkt. Würden Sie mir empfehlen, auf Copaxone umzusteigen?

Viele verbinden mit Copaxone® große Hoffnungen. Es soll in etwa dieselbe Wirksamkeit wie die Betainterferone haben, aber deutlich geringere Nebenwirkungen. Gegenüber den Betainterferonen sehe ich drei Nachteile:

1. Copaxone® muss täglich unter die Haut gespritzt werden.
2. Auch wenn die Wirkung der Betainterferone auf den Langzeitverlauf der MS umstritten ist, ist zu bedenken, dass sie für das Copaxone® noch weniger gesichert ist.
3. Copaxone® ist ein Gemisch von Eiweißen, das nicht in gleicher Weise standardisierbar ist wie die Betainterferone.

Eine Umstellung ist nur dann sinnvoll, wenn der Betroffene zusammen mit seinem Arzt zu dem Schluss kommt, dass Rebif® bei ihm nicht anschlägt. Regeln, wie man das am besten macht, gibt es nicht. Ich kann nur versuchen, zu schildern, wie so etwas in idealer Weise vor sich gehen könnte.

a) Sie fragen Ihren Neurologen, ob er eine Umstellung für sinnvoll hält. Sie gehen gemeinsam folgende Punkte durch: Wieviele Schübe sind vor der Behandlung mit Rebif® aufgetreten, wieviele unter der Behandlung? Handelte es sich um „echte“ Schübe, oder war auch das Wiederaufflackern altbekannter Symptome darunter? Sind die Schübe bzw. die schubartigen Verschlechterungen aus heiterem Himmel aufgetreten oder jeweils in außergewöhnlichen Belastungssituationen? Wie ist es mit Ihrem Behinderungsgrad bzw. Ihrer Gehstrecke? Ist eine Verschlechterung eingetreten oder ist Ihr Zustand unter Rebif® stabil? Welche Nebenwirkungen haben Sie? Sind sie erträglich, kaum erträglich oder haben Sie eigentlich überhaupt keine mehr (was ja auch ein Hinweis darauf sein könnte, dass die Substanz durch Antikörperbildung inaktiviert wird)? Wie war der letzte kernspintomographische Befund? Wie lange liegt er zurück? Hat es Sinn, eine Kontrolle durchzuführen? Ist zu erwarten, dass die Entscheidung dadurch leichter wird?

b) Nehmen wir einmal an, Sie kämen zusammen zu dem Schluss, dass Rebif® bei Ihnen zu keiner sicheren Verbesserung des Krankheitsverlaufes beigetragen hat. Dann würde Ihr Arzt mit Ihnen diskutieren, ob Sie das Rebif® abrupt oder ausschleichend absetzen wollen. Da nichts dafür spricht, dass es nach dem abrupten Absetzen von Rebif® zu einem sog. Rebound-Phänomen kommt (darunter versteht man eine vorübergehend verstärkte Krankheitsaktivität nach Absetzen eines Medikaments, wie es z.B. beim Azathioprin, Beta-Rezeptorenblockern oder Antiepileptika bekannt ist), würde ich raten, es von heute auf morgen abzusetzen.

c) Die nächste Frage ist, wann Sie mit dem Copaxone® anfangen wollen. Mir scheint es ratsam zu sein, wenn Sie erst einmal ein viertel, ein halbes, besser noch ein ganzes Jahr abwarten. Nicht selten verspüren Patienten schon allein durch das Absetzen der Betainterferone eine deutliche und anhaltende Verbesserung. Ideal wäre es, wenn Sie sich kurz vor dem Absetzen eine Kernspintomographie machen lassen, ein Jahr abwarten, und sie dann kontrollieren. Sind in diesem Zeitraum keine zusätzlichen Herde aufgetreten und ist Ihr Krankheitsbild stabil, ist eine immunmodulierende Therapie nicht erforderlich.

d) Da Sie aber in der Zeit nach dem Absetzen verständlicherweise sehr ängstlich sind, auf jede Befindlichkeitsschwankung mit geschärften Sinnen achten, ist es wichtig, dass Sie Ihren Arzt während seiner Sprechstunden telefonisch erreichen können. Vieles lässt sich auf diese Weise klären.

22 Immunglobuline

22.1 Soll ich mich mit Immunglobulinen behandeln lassen?

Ich habe eine schubförmig verlaufende MS. Eine Therapie mit Betainterferonen habe ich wegen der Nebenwirkungen abgebrochen. Auch Copaxone habe ich abgesetzt, weil ich mehrere Male eine sog. SPIR mit Atemnot und Todesangst bekommen habe. Ich habe mich einfach nicht mehr getraut zu spritzen. Jetzt überlege ich, ob ich eine Behandlung mit Immunglobulinen beginnen soll. Bitte geben Sie mir einen Rat.

Seitdem die Immunglobuline in hochgereinigter Form vorliegen, ist kaum noch mit Nebenwirkungen zu rechnen. Leider sind jedoch die Studienergebnisse nicht überzeugend. In der Arbeit von Fazekas, die 1997 im *Lancet* erschien, führten Immunglobuline, die einmal pro Monat in einer Dosierung von 0.15g bis 0.20g pro Kilogramm Körpergewicht i.v. gegeben wurden, zu einem geringeren Anstieg der EDSS-Werte auf der erweiterten Kurtzke-Skala als Plazebo. Der Unterschied war signifikant, aber klinisch ohne Bedeutung. Der Ausgangswert nahm in der Therapiegruppe von 3.3 um 3.1 ab, unter Plazebo von 3.4 auf 3.5 zu[41]. Kernspintomographische Untersuchungen wurden nicht durchgeführt. Noch bedenklicher ist, dass der auswertende Arzt wusste, wer Immunglobuline bekam und wer nicht.

Das *arznei-telegramm* kommt zu dem Fazit:

„I.v.-Immunglobuline senken in maximal zweijährigen Studien die jährliche Schubfrequenz um bis zu 50%, eine klinisch relevante Verzögerung von Behinderungen ist nicht nachgewiesen. Zur Therapie der MS ist weltweit kein Präparat zugelassen."

Ich kann mich diesem Urteil nur anschließen. Die vorliegenden Studien rechtfertigen einen Therapieversuch mit Immunglobulinen (Therapiekosten ca. 10.000 bis 20.000 €/Jahr) nicht. Auf jeden Fall sollte das

[41] F Fazekas e.a.: Lancet 1997; 349: 589-93

Ergebnis einer Doppelblindstudie abgewartet werden, die zur Zeit von der Neurologischen Klinik der Ruhr-Universität mit ca. 200 MS-Patienten, die einen primär oder sekundär progredienten Verlauf haben, durchgeführt wird (einmal pro Monat 0,4g pro Kilogramm Körpergewicht).

23 Zytostatika

23.1 Was ist Azathioprin (Imurek®)?

Azathioprin ist ein Krebsmittel (Zytostatikum) und hemmt die Zellteilung. Seine Wirkung ist leider nicht auf Krebszellen beschränkt sondern betrifft alle Zellen. Bis 1988 existierten nur 3 Doppelblindstudien zur Wirksamkeit von Azathioprin bei MS. Alle wiesen nur eine geringe Patientenzahl auf, und in keiner von ihnen wurde die Behandlung länger als 2 Jahre durchgeführt. Eine statistisch signifikante Wirkung wurde nicht gefunden.

Mit Spannung wurde das Ergebnis einer großen kontrollierten Doppelblindstudie erwartet. Es wurde 1988 im *Lancet* veröffentlicht. Das Resultat war enttäuschend: Die Autoren konnten nicht mehr als einen „milden therapeutischen Effekt“ nachweisen. Weder das Fortschreiten der Erkrankung noch die Schubrate konnten statistisch signifikant beeinflusst werden.[42]

Auch eine 1991 veröffentlichte Metaanalyse von Yudkin (Gesmatauswertung aller kontrollierter Studien zur Wirkung von Azathioprin) zeigte nur eine diskrete Verminderung der Schubhäufigkeit, die erst im 2.-3. Therapiejahr deutlich wurde und nur einen fraglichen Einfluss auf das Fortschreiten der Erkrankung hatten.

Aus meiner Sicht ist die langjährige Anwendung, vor allem bei jüngeren Patienten, sehr problematisch, weil mit der Einnahme des Medikamentes eine verstärkte Infektanfälligkeit und ein erhöhtes Tumorrisiko verbunden ist. Beide Risiken sind im Einzelfall nicht kalkulierbar und übersteigen die leichtgradigen klinischen Vorteile.

23.2 Was ist Mitoxantron?

Mitoxantron (früher Novantron®, jetzt Ralenova®) ist wie Azathioprin und Cyclophosphamid (Endoxan®) ein Krebsmittel. Es verhindert die Zellteilung, indem es die DNS-Stränge miteinander verklebt. Auf diese

---

[42] British and Dutch Multiple Sclerosis Azathioprine Trial Group. Lancet 1988; II: 179-83

Weise schädigt es alle sich rasch teilenden Zellen, also auch die Lymphozyten, und hat deshalb neben der zytostatischen auch eine immunsuppressive Wirkung. Zu Mitoxantron liegen drei wichtige Studien vor. Ich möchte sie im einzelnen besprechen.

1. *Therapeutischer Effekt von Mitoxantron in Kombination mit Cortison bei aggressiver MS mit häufigen Schüben:* Die erste stammt von G. Edan und Mitarbeitern und wurde 1997 veröffentlicht,[43] Sie untersuchten den therapeutischen Effekt von Mitoxantron in Kombination mit Cortison auf die MS. Es nahmen daran ausgesuchte Patienten mit einer aggressiv verlaufenden MS und häufigen Schüben teil. Der EDSS (erweiterte Behinderungsgrad nach Kurtzke) betrug maximal 6.0. Der primäre Endpunkt (das vor Beginn der Studie festgelegte wichtigste Beurteilungskriterium) war der Anteil der Patienten mit neuen, Gadolinium-anreichernden Herden. 21 Patienten erhielten monatlich 20mg Mitoxantron i.v. und zusätzlich 1g Methylprednisolon als Infusion, 21 Patienten wurden nur mit monatlichen Infusionen mit Methylprednisolon behandelt. Die Studiendauer betrug 6 Monate. Nach 6 Monaten war der Anteil der Patienten ohne neue, Gadolinium-anreichernde Läsionen in der Mitoxantron-Gruppe signifikant niedriger. Der durchschnittliche EDSS unterschied sich zwischen beiden Gruppen nicht signifikant. Wegen erheblicher methodischer Mängel (niedrige Patientenzahl, ausgesuchte Patienten, fehlende Verblindung, kurze Studiendauer usw.) hat die Studie nur eine eingeschränkte Aussagekraft.

2. *Therapeutischer Effekt von Mitoxantron bei rein schubförmig verlaufender MS:* Diese Studie wurde ebenfalls 1997 im *Journal of Neurology* veröffentlicht.[44] Es wurden Patienten untersucht, die in den letzten 2 Jahren vor Studienbeginn mindestens 2 Schübe erlitten hatten. 27 Patienten erhielten monatlich 8mg Mitoxantron pro m^2 Körperoberfläche als Infusion, 24 Patienten bekamen Infusionen mit Kochsalz. Als primärer Endpunkt wurde die Krankheitsprogredienz, d.h. das Fortschreiten der Behinderung um einen EDSS-Punkt oder mehr, festgelegt. Nach 2 Jahren war die MS bei 37% der Patienten in der Plazebogruppe, aber nur bei 7% in der

[43] J Neurol Neurosurg Psychiatry 1997;62:112-118

[44] J Neurol 1997;244:153-159

Mitoxantrongruppe progredient ($p=0.02$). Hingegen waren die NMR-Befunde nicht ermutigend: Hinsichtlich der Zahl von neuen oder sich vergrößernden MS-Herden fand sich kein signifikanter Unterschied zwischen der Plazebo- und der Mitoxantrongruppe. Auch diese Studie hat erhebliche methodische Mängel: niedrige Fallzahl, hoher Anteil von Patienten, die die Studie vorzeitig abbrachen, fehlende Verblindung.

3. *Therapeutischer Effekt von Mitoxantron bei progredienter MS (MIMS-Studie):* Der Ergebnisse dieser Studie wurden bereits 1998 auf dem 16. Kongress des European Committee for Treatment & Research in Multiple Sclerosis (ECTRIMS) in Stockholm vorgestellt. Ergänzungen zum 3-Jahres-Verlauf wurden 1999 auf dem 51. Jahrestreffen der American Academy of Neurology in Toronto präsentiert. Die endgültige Publikation erfolgte erst mit ungewöhnlich langer Verzögerung im Dezember 2002 im *Lancet* (*Lancet* 2002;360:2018-25). An der Studie nahmen 194 Patienten mit schubförmig-progredienter (fortschreitende Behinderung mit aufgesetzten Schüben) oder sekundär progredienter Verlaufsform mit einem EDSS zwischen 3 und 6 teil, bei denen in den 18 Monaten vor Studienbeginn eine Verschlechterung des EDSS von mindestens einen Punkt aufgetreten war. Das Mitoxantron wurde in dreimonatigen Abständen per Infusion gegeben. 66 Patienten erhielten 5mg Mitoxantron/m^2 Körperoberfläche, 63 Patienten 12mg Mitoxantron/m^2 Körperoberfläche und 65 Patienten Plazebo (Kochsalzinfusionen, die mit Methylenblau gefärbt wurden). Die Studiendauer betrug 2 Jahre. Das Hauptzielkriterium war ein multivarianter Test mit 5 Variablen. Hierbei handelt es sich um eine komplizierte Kombination von verschiedenen Messgrößen: Änderung des EDSS, Änderung des Gehfähigkeitsindexes, Anzahl der Schübe und der Zeit bis zum ersten Schub, der eine Cortisonbehandlung erfordert. Nur eine Untergruppe von 110 Patienten wurde jährlich kernspintomographisch untersucht. Als wesentlichstes Ergebnis wurde gefunden, dass die Behinderung in der 12mg-Mitoxantron-Gruppe nach 2 Jahren um 0.13 Punkte abgenommen und in der Plazebo-Gruppe um 0.23 Punkte zugenommen hatte.

Mitoxantron ist in den USA seit Oktober 2002 für die sekundär progrediente MS zugelassen. Grundlage für diese Entscheidung war die oben referierte MIMS-Studie, die aber erst im Dezember 2002 in *Lancet* veröffentlicht wurde. In Deutschland ist Mitoxantron seit dem 11. November 2002 zugelassen und zwar für Patienten, die a) nicht rollstuhlabhängig sind, und b) eine progressiv-schubförmige (progredienter Verlauf mit aufgesetzten Schüben) oder eine sekundär progrediente Form der Erkrankung haben. Eingesetzt wurde Mitoxantron aber auch in Deutschland schon seit Jahren, wenn ein aggressiver Verlauf mit aufgesetzten Schüben vorlag. Das Präparat hieß Novantron®. Seit Anfang Februar 2003 wird es unter dem neuen Namen Relenova® von der Firma Wyeth, die auch schon das Novantron® hergestellt hatte, vermarktet, wobei Wyeth vor allem darauf abhebt, dass die jährlichen Behandlungskosten nur ein Zehntel der Kosten für eine Betaferon®-Therapie betragen. Es handelt sich also keineswegs um ein neues MS-Medikament. Auch das Wirkungsprinzip ist alt und entspricht dem von Imurek®, Endoxan® und dem Deoxyspergualin von Niels Franke.

Für die Mitoxantron-Therapie spricht:

- Mitoxantron ist neben Betainterferon-1b (Betaferon®) die einzige Substanz, deren Wirksamkeit bei der sekundär progredienten MS in einer großen Studie belegt wurde.
- Die Substanz ist relativ gut erforscht wegen ihres bisherigen Einsatzes in der Krebsbehandlung.
- Die Behandlung muss nur einmal in 3 Monaten durchgeführt werden.

Auf der anderen Seite stehen erhebliche Nachteile. Die Therapie mit Mitoxantron erfordert engmaschige Überwachung, denn als Zytostatikum schädigt es die Blutbildung im Knochenmark. Übelkeit, Erbrechen, Haarausfall und Menstruationsstörungen kommen häufig vor. Am meisten gefürchtet ist Kardiotoxizität, also die Schädigung der Herzmuskulatur mit Herzschwäche. Das Risiko steigt mit der Gesamtdosis, die 120 mg/m^2 nicht überschreiten darf.

2001 kam das unabhängige *arznei-telegramm* zu dem Fazit (wobei die Ergebnisse der MIMS-Studie bereits mit berücksichtigt wurden): „Das Antrazyklin-Zytostatikum Mitoxantron kann unseres Erachtens auf der Basis der bisher veröffentlichten Daten bei Multipler Sklerose nicht empfohlen werden. Dem fraglichen Nutzen stehen lebensbedrohliche kardiotoxische Effekte entgegen. Einer unserer klinischen Berater hält jedoch die Verwendung bei schwerer Verlaufsform mit rascher Progredienz unter engmaschiger Kontrolle von Echokardiographie und Laborparametern in Einzelfällen für vertretbar."

Dem kann ich mich nur anschließen. Ich halte das Ergebnis der MIMS-Studie angesichts der Risiken nicht für sehr überzeugend, vor allem wenn man bedenkt, dass eine wirkliche Doppelblindstudie wegen der nicht zu verkennenden Nebenwirkungen nicht möglich war, also die Erwartungen der Patienten das Ergebnis beeinflusst haben. Aus meiner Sicht ist ein Therapieversuch nur zu erwägen, wenn eine aggressive Variante der MS vorliegt, wenn es also im Laufe von Monaten zu einer gleichmäßig oder stufenweise fortschreitenden Verschlechterung kommt.

23.3 Wann ist eine Behandlung mit Mitoxantron bei der MS sinnvoll?

Ich nehme Betaferon seit April 2000 und hatte seitdem 7 Schübe, und jedes Mal bleibt etwas mehr zurück. Was kann ich nur tun?

Hier handelt es sich um die progredient-remittierende Verlaufsform *(⇨ 10.1 ✍ Welche Verlaufsformen der MS gibt es?)*. Wenn man der immunmodulatorischen Stufentherapie folgt, ist in diesem Fall eine Behandlung mit Mitoxantron zu erwägen (siehe Kasten auf der nächsten Seite).

Praktisches Vorgehen bei der Mitoxantron-Behandlung

Indikation: schubförmig-progrediente oder rasch progrediente Verlaufsform

Vor Behandlungsbeginn: Blutbild, Differential-Blutbild, Leber- und Nierenwerte, Ekg und Echokradiogramm (Pumpfunktion des linken Ventrikels). Kein Mitoxantron, wenn Leukozyten unter 4.000.

Aufklärung des Patienten über Nebenwirkungen, Blaufärbung des Urins usw.

Mittels Nanogramm wird die Körperoberfläche bestimmt:

niedrige Dosierung: 9 mg/m², hohe Dosierung 12 mg/m², meistens ca. 20 mg pro Infusion

1 Infusion in 3 Monaten, maximale Gesamtdosis 160 mg

Auf sicheren Zugang achten (Braunüle): Gefahr von Nekrosen

Vorlauf mit 250 ml NaCl + 1 A Vomex

Infusion läuft 1-2 Stunden

Dann wieder 250 ml NaCl + 1 A Vomex

BB-Veränderungen treten in der Regel zwischen dem 5. und 11. Tag auf. Ab 5. Tag täglich BB-Kontrollen, um den sogenannten Nadir (tiefster Punkt) zu bestimmen. Diesen soll sich der Patient merken. Er ist aus zwei Gründen wichtig: 1. ist er immer am gleichen Tag; 2. erlaubt er eine Korrektur der Infusionsmenge. Wenn Mito wirken soll, müssen die Leukozyten auf Werte zwischen 2.000 und 2.500 fallen. Wenn die z.B. Leukozyten auf 1.500 absinken, dann sollte wegen der Infektionsgefahr in der nächsten Infusion 25% weniger Mitoxantron gegeben werden.

Wenn Leukos unter 1.500 Isolierung wegen Infektionsgefahr

Die Leukozyten bleiben ein paar Tage unten und steigen dann wieder an.

Ab einer Gesamtdosis von 100 mg vor jeder weiteren Infusion wieder EKG und Echo.

Übelkeit bei Mito:

Zofran® ½ h vor Infusion (8 mg) und 4 und 8 Stunden danach (jeweils 8 mg).

23.4 Mitoxantron - Was kann ich gegen die Übelkeit tun?

Hier gibt es zwei Möglichkeiten. Die erste besteht in der intravenösen Gabe von 1 Ampulle Vomex® jeweils vor und nach der Mitoxantron-Infusion.

Das wirksamste Mittel jedoch ist Ondansetron (Zofran®). Es wird unmittelbar vor der Infusion gespritzt, sowie 4 und 8 Stunden danach.

Man kann es auch in Tablettenform einnehmen: 1 Tablette à 8 mg zwei Stunden vor und 1 Tablette zwei Stunden nach der Infusion. Obwohl es ein sehr gutes Medikament ist, wird es von manchen Ärzten eher zurückhaltend verordnet, da 10 Tabletten à 8mg ca. 220 € kosten.

23.5 Was ist Cyclophosphamid (Endoxan®)?

Cyclophosphamid (Endoxan®) ist wie Mitoxantron ein Zytostatikum. Es leitet sich von Stickstoff-Lost, also von chemischen Kampfstoffen ab und hat so erhebliche Nebenwirkungen (u.a. Übelkeit, Erbrechen, Haarausfall, Blasenblutungen, Unfruchtbarkeit durch Azoospermie, erhöhtes Krebsrisiko), dass sein Einsatz nur bei den aggressivsten Verlaufsformen, die durch andere Immunsuppressiva nicht zu beinflussen sind, erwogen wird. Bei der intermittierenden Pulstherapie gibt man bis zu 12mal alle 2 Monate 700mg/m² Körperoberfläche intravenös.

23.6 Wann kommt eine Behandlung mit Cyclophosphamid (Endoxan®) in Frage?

Jeder Arzt, der mit MS zu tun hat, kennt das schreckliche Gefühl der Hilflosigkeit, wenn er einem der hochaggressiven Krankheitsverläufe gegenübersteht. Wie Friedrich Schiller denkt man vielleicht: „Alles zu retten, muss alles gewagt werden. Ein verzweifeltes Übel will eine verwegene Arznei!“ Ich habe früher auch junge Patienten, die innerhalb von wenigen Wochen schwerste Ausfälle durch die MS erlitten, mit Endoxan® behandelt. Die Nebenwirkungen waren außerordentlich belastend, Erfolge habe ich nicht gesehen. Es gibt auch keine wissenschaftlichen Studien, welche die Wirksamkeit von Endoxan® beweisen. Einige wenige Patienten sagen, ihre Krankheit sei durch Endoxan® zum Stillstand gekommen. Ich will das nicht bestreiten, kann das aber, wie gesagt, aus eigener Erfahrung nicht bestätigen. Es gibt genauso viele Patienten, die darauf schwören, ihnen hätte eine Therapie mit Schlangentoxinen oder eine Entfernung von Amalgam geholfen. Jetzt, wo ich in meinem Beruf älter geworden bin, lehne ich die Behandlung der MS mit Endoxan® ab. Der oben zitierten Satz von Schiller darf meiner Ansicht nach nicht auf die Medizin übertragen werden. Er ist schlichtweg irrational und gefährlich, denn er bedeutet nichts anderes als: Je hilfloser ich mich einer Krankheit gegenüber fühle, desto aggressiver behandele ich sie.

23.7 In welchen Fällen sind bei der MS Zytostatika angezeigt?

Mit dieser Frage komme ich zu einem besonders traurigen Kapitel der MS, in dem die Gegensätze zwischen Schulmedizin und Naturheilkunde am deutlichsten zutage treten. Auch wenn sich das Erscheinungsbild der MS noch so sehr zum Positiven gewandelt hat, gibt es Verläufe, die erschütternd sind. Jeder Arzt kennt das Gefühl der quälenden Hilflosigkeit diesen Verläufen gegenüber. Was soll er tun? Stellen wir uns vor, zwei Ärzte unterhalten sich, nachdem sie gemeinsam eine schwer kranke junge Frau mit MS in ihrem Zimmer aufgesucht haben. Sie ist 17 Jahre alt und noch vor 6 Wochen eine fröhliche Gymnasiastin gewesen. Jetzt ist sie ein Wrack, zittert am ganzen Körper, kann ihr Bett nicht mehr verlassen und muss gefüttert werden. Beide sind erschüttert. Der eine, der jüngere von beiden, drängt darauf, alles auf eine Karte zu setzen. Er will nicht vor der Krankheit kapitulieren und das Mädchen kampflos seinem Schicksal ausliefern. Er hält Zytostatika für die letzte Chance. „Wir können doch nicht einfach nur zusehen", sagt er. „Auch wenn die Therapie aggressiv ist; schließlich handelt es sich ja auch um eine aggressive Krankheit. Und so, wie die Sache steht, können wir ja nichts verlieren."

Der andere weist darauf hin, dass es keine wissenschaftlichen Studien gibt, welche die Wirksamkeit von Zytostatika bei MS beweisen. Außerdem will er die Kranke nicht zusätzlich mit den Nebenwirkungen quälen. Und nach langem Zögern kommt er zu dem entgegengesetzten Entschluss: „Wenn wir nicht wissen, ob es besser ist, etwas zu tun, was eine zusätzliche Gefährdung bedeuten kann, oder es zu lassen, dann sollten wir es lassen."

An dieser Stelle fallen oft die bösen Worte vom „blinden Aktionismus" und „therapeutischen Nihilismus", welche die Diskussion beenden, aber nie bereichern. Beide Ärzte unterscheiden sich nicht hinsichtlich ihres Wissens; sie unterscheiden sich durch das Bild, das sie von der Krankheit, vom Arztberuf und von sich selbst haben. Und nicht selten ist es auch eine Frage des Alters. Ein junger Arzt neigt eher dazu, die Krankheit zu bekämpfen wie Siegfried den Drachen, während der ältere im Laufe seines Lebens zurückhaltender geworden ist.

24 Immunmodulatorische Stufentherapie

24.1 Einleitung: Immunmodulierende Medikamente zur Behandlung der MS

Als immunmodulierend werden Medikamente bezeichnet, die versuchen, die MS über eine Beeinflussung des Immunsystems zu behandeln. Die in Frage kommenden Präparate reichen von Cortison über die Betainterferone und das Glatirameracetat bis zu den Zytostatika.

In einem Übersichtsartikel hat das unabhängige *arznei-telegramm* 2001 folgende Empfehlungen gegeben[45]:

- Standardtherapie des akuten Schubes bei Multipler Sklerose ist hoch dosiertes Methylprednisolon (Urbason® u.a.).
- Die längerfristige immunmodulierende Therapie ist vorwiegend bei Patienten mit schubförmigen Verlauf und mäßiggradiger Behinderung geprüft.
- Zugelassen sind nur Betainterferone, Glatirameracetat (Copaxone® u.a.) und das Krebsmittel Azathioprin (Imurek® u.a.). Die am besten geprüften, wenngleich schlecht verträglichen Interferone sind Mittel der ersten Wahl.
- Als gesicherter klinischer Nutzen kann bislang nur die Senkung der Schubfrequenz um 30% (bis 50%) angesehen werden. Dieser Effekt ist am besten für Betainterferone, daneben auch für Glatirameracetat, Azathioprin und Immunglobuline belegt. Langzeitdaten bis zu fünf Jahre liegen nur für Interferone vor.
- Behinderungen lassen sich nach bisherigen Daten allenfalls geringfügig hinauszögern, wahrscheinlich höchstens um Monate. Die meisten Erfahrungen liegen auch hier für Interferone vor.
- Es fehlen verläßliche Daten zum optimalen Therapiebeginn und zur optimalen Anwendungsdauer. Kombinationsbehandlung und

[45] arznei-telegramm 2001; 32, Nr. 11

Wechsel auf andere Therapiestrategien nach Versagen oder Unverträglichkeit eines Prinzips sind nicht untersucht.

- Frühzeitige Interferontherapie (keine zugelassene Indikation) senkt nur die Schubrate. Effekte auf den Langzeitverlauf sind nicht abzuschätzen. Deshalb ist unseres Erachtens eine konservative abwartende Haltung vertretbar.
- Bei perakutem Verlauf ist als ultima ratio eine so genannte Eskalationstherapie mit Mitoxantron (Ralenova®) oder Cyclophosphamid (Endoxan® u.a.) im Einzelfall und in spezialisierten MS-Zentren zu erwägen .

24.2 Was ist die immunmodulatorische Stufentherapie?

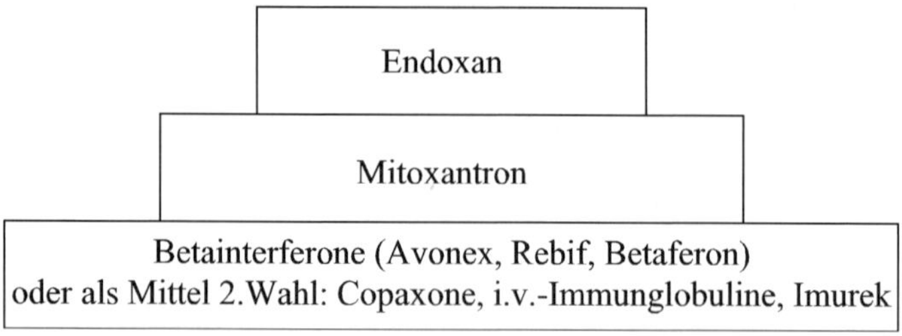

Abbildung 21: Die immunmodulatorische „Stufentherapie“

Das zugrunde liegende Prinzip lässt sich wie folgt zusammenfassen: Das Mittel der 1. Wahl sind die Betainterferone, wobei keinem der zur Verfügung stehenden Präparate (Betaferon®, Rebif® oder Avonex®) der Vorzug gegeben wird. Erst in zweiter Linie kommen Glatirameracetat, intravenöse Immunglobuline und Azathioprin in Frage. Wenn die Krankheit durch diese Mittel nicht zu bremsen ist, werden als zweite Stufe Mitoxantron und als letzter verzweifelter Versuch das Krebsmittel Cyclophosphamid (Endoxan®) empfohlen.

24.3 Kann ein Gutachter auf einer Behandlung mit immunmodulierenden Medikamenten bestehen?

Bei mir ist eine Zeitrente bewilligt worden. Der Gutachter hat geschrieben, ich solle mich mit Betainterferonen behandeln lassen, dann könne man in einem Jahr sehen, ob ich nicht doch wieder arbeitsfähig sei. Aber ich lehne das Medikament ab und habe panische Angst, allein schon wenn ich daran denke, dass ich mir alle zwei Tage eine Spritze verpassen muss. Kann man mich dazu zwingen?

Immer wieder höre ich, dass sich MS-Betroffene darüber beklagen, sie würden von Gutachtern unter Druck gesetzt, sich mit Betainterferonen oder Copaxone® behandeln zu lassen. Das ist eine besorgniserregende Entwicklung. Ich habe ja viel mit Gutachten zu tun und lese darin nicht selten Äußerungen wie „Bevor über die Gewährung einer Dauerrente entschieden werden kann, sollte ein Behandlungsversuch mit immunmodulierenden Medikamenten durchgeführt werden." Die Betroffenen werden also geradezu gezwungen, sich behandeln zu lassen. Die Argumentation der Gutachter beruht auf einem Analogieschluss: Wer sich seinen Bluthochdruck bzw. seinen erhöhten Blutzuckerspiegel nicht behandeln lässt, der hat selbst Schuld, wenn er einen Herzinfarkt oder einen Schlaganfall bekommt. Und genauso soll es bei der MS sein: Wenn es Medikamente gibt, dann muss er sich auch behandeln lassen.

Aber der Schluss ist aus zwei Gründen falsch. Zum einen ist bei der Arteriosklerose bewiesen, dass sich die Wahrscheinlichkeit, einen Herzinfarkt oder Schlaganfall zu erleiden, vervielfacht, wenn sich jemand seine Hypertonie oder seinen Diabetes nicht behandeln lässt. Auf die MS bezogen steht genau dieser Beweis aus: Es ist nämlich keineswegs sicher, dass die Erkrankung unter der Behandlung mit Betainterferonen oder Copaxone® günstiger verläuft. Zum zweiten stehen auch bei der Prävention der Arteriosklerose ganz selbstverständlich Maßnahmen, die eine gesunde Lebensführung betreffen, *vor* einer medikamentösen Behandlung.

Kein MS-Patient darf zu einer Behandlung mit Betainterferonen oder Copaxone® gezwungen werden. Dazu sind die Nebenwirkungen zu erheblich und die Wirkung zu unsicher.

24.4 ☝ Diskussion: Muss ich mich entschuldigen, weil ich keine immunmodulatorischen Medikamente einnehme?

A: „Was habt ihr so für Erfahrungen gemacht, wenn ihr erzählt, dass ihr keine schulmedizinischen Medikamente nehmt. Ich frage nicht aus purer Neugier, sondern weil ich merke, dass ich irgendwie ein Problem damit habe. Das heißt ja nicht, dass ich nichts mache, aber ich ertapp mich manchmal dabei, mich dafür zu entschuldigen, dass ich einen anderen Weg gehe...“

B: „Ich kann dich gut verstehen, mir ist es früher auch so gegangen. Als ich vor 2 Jahren auf Kur war, haben die meisten ihr Betaferon, Rebif oder Avonex genommen. Ich sagte immer, ich nehme nichts, weil ich von keinem Medikament überzeugt bin. Irgendwie hatte ich immer ein mulmiges Gefühl den Ärzten gegenüber, so als ob ich was falsch mache. Die anderen MSler dort und auch zuhause haben immer auf mich eingeredet, du musst was tun, sonst wird es noch mal bös enden.

Komischerweise geht es denen, die alles mögliche schlucken, inzwischen nicht besser, eher schlechter als mir. Das ist der eindeutige Beweis für mich, auch weiterhin meinen Weg zu gehen.“

Mit den Betainterferonen und dem Glatirameracetat scheinen endlich Medikamente auf den Markt gekommen zu sein, die den Krankheitsprozess der MS bremsen. Darf man sie MS-Betroffenen vorenthalten und muss man nicht möglichst früh mit einer Behandlung beginnen? Das ist der Gegenstand häufiger Diskussionen in der Vergangenheit gewesen. Eine davon fand am Rand eines Kongresses in Davos statt. Mein Gesprächspartner war ein junger Neurologe, der wie ich an einem Dopplerkurs teilnahm. In der Mittagspause unternahmen wir eine kleine Wanderung durch die verschneite Bergwelt. Ich gebe unser Gespräch aus der Erinnerung wieder.

„Was verloren ist, kann nicht wiedergewonnen werden.“ So etwa begann mein junger Kollege. „Darum muss die MS-Therapie so früh wie möglich beginnen.“

„Aber gibt es nicht viele Erkrankungen, die von sich aus einen milden Verlauf nehmen? Die nur zu zwei oder drei leichten Schüben und dann von sich aus zur Ruhe kommen?“

„Das ist eben die Täuschung, der die Neurologen seit Charcot aufgesessen sind. Wir haben uns durch die Schübe blenden lassen. Sie haben uns den Blick dafür verstellt, dass der eigentliche zerstörerische Prozess untergründig und zunächst unbemerkt abläuft. Die Schübe sind nur die Spitze des Eisbergs.“

„Ich denke, Sie spielen auf die Arbeit von Trapp an. So ganz verstehe ich die Aufregung allerdings nicht. Es war doch immer bekannt, dass es chronisch aktive MS-Herde gibt, in denen die Entzündung vor sich hinschwelt.“

„Aber das Ausmaß dieses schleichenden Kabelbrandes wurde unterschätzt. Es wird immer deutlicher, dass das Chronische, genauer gesagt, die chronische Progredienz, die ja das eigentlich Schlimme der MS ist, nicht erst nach langen Jahren eintritt, sondern von Anfang an vorliegt. Von Anfang an werden Nervenfasern zerstört, was mehr oder weniger lange vom gesunden Hirngewebe kompensiert wird. Darum darf man mit der Behandlung nicht abwarten.“

„Aber war nicht bis vor kurzem das Hauptargument für die Betainterferone und das Copaxone®, dass sie die Schubzahl und die Zahl neuer Herde im Kernspintomogramm um ein Drittel reduzieren?“

„Das hat man anfänglich als den Haupteffekt angesehen. In Wirklichkeit täuschen Schübe und Herde über den darunter liegenden unsichtbaren Krankheitsprozess hinweg.“

„Aber wenn diese Medikamente Herde und Schübe vermindern, ist damit auch gesagt, dass sie das Absterben von Nervenfasern aufhalten?“

„Das ist eine logische Folge: Je weniger neue Herde, desto weniger kommt es in den neuen Herden zur Axonzerstörung. Man muss schließlich nicht alles in Studien beweisen.“

„Ich bin da skeptisch. Ich weiß nicht, ob sie den Tambocor-Skandal kennen? Tambocor® wurde bei Herzrhythmusstörungen eingesetzt und normalisierte tatsächlich in vielen Fällen das EKG. Was war logischer als die Schlussfolgerung: Wenn der Motor des Lebens wieder „im

Takt" ist, ist auch die Lebenserwartung verlängert? Einige englische Wissenschaftler gaben sich damit jedoch nicht zufrieden und untersuchten die Tambocor®-Wirkung in einer Studie. Sie erschien 1991 im *New England Journal of Medicine* und sorgte für weltweites Aufsehen. Sie zeigte, dass das Tambocor® zwar das EKG verschönerte, aber zu einer Verdreifachung der Todesrate führte."

„Ich verstehe nicht ganz, worauf Sie hinauswollen."

„Es geht um die Fragwürdigkeit sogenannter „Ersatzkriterien". Eigentlich interessiert nur, ob die MS durch die Medikamente aufgehalten wird, aber das Fortschreiten der MS ist schwer zu messen, die Studien müssten mindestens 10 Jahre dauern, darum nimmt man einen einfacher zu messenden Prüfstein, wie z.B. die Herde im Kernspintomogramm. Aber unsere Logik, dass das eine zwangsläufig mit dem anderen verknüpft ist, führt häufig in die Irre. Ich glaube den von Ihnen hervorgehobenen Effekt erst, wenn er in einer Doppelblindstudie nachgewiesen worden ist."

„Damit vergeuden Sie wertvolle Zeit. Wenn sich nach 10 Jahren herausstellt, dass meine Überlegung richtig war, sind viele Menschen um die Chance einer rechtzeitigen Behandlung gebracht worden."

„Auf der anderen Seite steht die Gefahr, dass ein Geschäft mit der Angst gemacht wird, und junge Menschen völlig nutzlos dazu gebracht werden, sich ein Leben lang jeden zweiten Tag ein nebenwirkungsreiches Medikament zu spritzen."

„Unterstellen Sie damit nicht etwas Ungeheuerliches?"

„Nein. Sehen Sie, dort unten liegt der berühmte Berghof, der das Vorbild für Thomas Manns „Zauberberg" war. Sie wissen vielleicht, dass der Roman auf einer wirklichen Begebenheit beruht. 1912 erkrankte Thomas Manns Frau Katia an einer „leichten Lungenaffektion". Da sich die Ausheilung verzögerte, stuften die Ärzte ihren Fall als bedenklich ein und rieten zu einem Sanatoriumsaufenthalt in Davos.

Dort besuchte sie Thomas Mann und zog sich in dem kalten und feuchten Wetter eine Erkältung zu. Sicherheitshalber zog er den Chefarzt der Lungenheilklinik zu Rate, der eine verdächtige Dämpfung, einen kranken Punkt in seiner Lunge diagnostizierte. Dieser beschwor ihn, ein halbes Jahr in seiner Klinik zu bleiben. Besorgt rief er seinen Hausarzt in München an, der ihm den vernünftigen Rat gab, sofort zurückzukehren: Fast jeder Erdenbürger sei im Laufe seines Lebens einer tuberkulösen Infektion ausgesetzt, und er wäre der erste, bei dem sich nicht irgendeine „verdächtige Stelle“ fände.

Den Chefärzten der Privatkliniken waren zahlungskräftige Patienten natürlich hochwillkommen, vor allem, wenn sie nicht wirklich krank waren und ihre „Genesung“ nach einem halben oder einem Jahr dem Erfolg ihren Behandlungsmethoden zugerechnet wurde. Die damalige Situation gleicht der heutigen, nur dass es sich anstelle der Tuberkulose um die MS handelt.“

„Ich fürchte, Sie sehen das zu einfach. Eine chronische Entzündung muss so rasch wie möglich gestoppt werden, da gibt es gar nichts zu diskutieren. Und kein Patient sollte eine Rente bekommen, bevor er nicht alles versucht hat, was mit den neuen Medikamenten möglich ist.“

„Trotz der Nebenwirkungen?“

„Das muss ihm die Sache wert sein.“

„Aber niemand kann doch einen Krebskranken zwingen, sich mit Zytostatika behandeln zu lassen.“

„Das ist etwas ganz anderes.“

„Aber die Wirkung ist doch äußerst ungewiss.“

„Für mich steht sie außer Frage.“

„Wenn es stimmt, dass jeder MS von Anfang an ein zerstörerischer Entzündungsprozess zugrundeliegt, der langsam fortschreitet, wie erklären Sie sich dann die „stummen“ MS-Fälle?“

„Die sind ja nun extrem selten.“

„Durchaus nicht. Nach einer allgemein anerkannten Schätzung machen sie 50% aller MS-Erkrankungen aus.“

„Aber man kann doch nicht von Erkrankungen sprechen, wenn man keine Symptome hat.“

„Natürlich nicht. Aber darauf kommt es hier nicht an. Wenn Ihre Hypothese stimmt, dürfte es stumme MS-Fälle überhaupt nicht geben. Dass sie jedoch so häufig vorkommen, beweist, dass die MS durchaus nicht in jedem Fall so zerstörerisch verläuft, wie Sie annehmen."

„Sie würden also ganz auf Betainterferone verzichten?"

„Nein. Aber ich würde nur dann behandeln, wenn gute Gründe dafür sprechen, dass es sich um eine aggressivere Verlaufsform handelt. Durch die Kernspintomographie werden immer häufiger leichte MS-Erkrankungen diagnostiziert, die früher vermutlich nicht erkannt worden oder (nach der Obduktion) unter „stummer" MS gelaufen wären. Das heißt, die Zahl der gutartigen Verlaufsformen nimmt immer mehr zu. Wenn diese von Anfang an behandelt würden, dann würde man den natürlichen Heilungsprozess als Verdienst des Medikaments ansehen. Der Trick ist alt. Aus der Renaissance stammt eine Schrift, die sich mit dem richtigen Verhalten am Bette des Patienten befasst: Der Arzt müsse den Zustand des Patienten stets als ernst ansehen, so dass ein tödlicher Ausgang ihm keine Schande bringe und die Heilung seinen Ruf nur um so mehr verbessere. Wenn keine Medizin notwendig sei, so müsse er doch irgendeine harmlose Arznei verschreiben, damit der Patient nicht meine, die Behandlung sei keines Honorares wert, und damit es nicht so aussehe, als ob die Natur den Patienten auch ohne Hilfe des Arztes geheilt habe."

„Trotzdem", sagte mein Gesprächspartner, „auch wenn Sie mit allem recht hätten, ich würde mich nicht trauen, mich dem allgemeinen Trend entgegenzustellen. Wenn so viele Experten die Behandlung empfehlen, dann muss doch etwas dran sein."

Alternative und komplementäre Therapieverfahren

25 Andere und neue Therapieansätze

25.1 Antegren® - ein neues Wirkprinzip?

Ich habe von einem neuen Medikament gehört, das Antegren heißt. Es soll die Blut-Hirn-Schranke abdichten. Ist das eine neue Chance für MS-Patienten?

Ja, es gibt tatsächlich ein vielversprechendes neues Medikament. Um seine Wirkung zu erklären, muss ist etwas weiter ausholen. Eine der erstaunlichen (und wenig beachteten) Eigenschaften von MS-Herden ist, dass sich in ihrem Zentrum immer eine Vene befindet. Ganz früher wurde einmal angenommen, dass die MS möglicherweise durch ein Gift ausgelöst werde, das sich „tintenklecksartig" von der Vene aus in der weißen Hirnsubstanz ausbreite und diese zerstöre *(⇨ 3.10 Was ist die „Tintenklecks-Hypothese"?).* In den letzten Jahren mehren sich Hinweise dafür, dass es sich dabei nicht um ein Gift, sondern um aktivierte Lymphozyten handeln könnte, die sich mit einem bestimmten Bestandteil ihrer Außenhülle wie mit einem Enterhaken an der Gefäßinnenhaut von Hirnvenen anheften, um dann durch die Venenwand hindurch ins Gehirn geschleust zu werden. Wissenschaftlich gesprochen ist der „Enterhaken" ein Adhäsionsmolekül (adhaerere = anhaften), das zur Klasse der Integrine gehört. Es kann durch einen Antikörper, das Natalizumab, blockiert werden, so dass die Lymphozyten im Blut bleiben und ihr Angriffsziel im Gehirn nicht erreichen. Da es sich um einen Antikörper gegen ein Integrin handelt, hat Natalizumab den Handelsnamen Antegren® bekommen.

Am 2. Januar 2003 sind im *New England Journal of Medicine* die Ergebnisse einer sehr interessanten randomisierten Doppelblindstudie erschienen, an der 213 Patienten mit einer schubförmigen oder einer schubförmig progredienten MS teilnahmen. 68 Patienten bekamen 3mg und 74 Patienten 6mg Natalizumab pro kg Körpergewicht. 71 Patienten erhielten Plazebo. Die Behandlung erfolgte einmal pro Monat intravenös über insgesamt 6 Monate.

In beiden Natalizumab-Gruppen ergab sich eine deutliche Reduktion neuer MS-Herde im Kernspintomogramm. In der Plazebogruppe traten durchschnittlich 9,6 neue Läsionen pro Patient auf, während in der

3mg-Gruppe nur 0,7 und in der 6mg-Gruppe 1,1 neue Herde auftraten. Das Ergebnis ist also vielversprechend. Besonders hervorzuheben ist, dass die Substanz kaum Nebenwirkungen haben soll. Allerdings muss einschränkend gesagt werden, dass die oben erwähnte „Tintenklecks-Hypothese“ und auch die Rolle der Lymphozyten dabei keineswegs gesichert ist, und dass es sich um eine sogenannte Phase-II-Studie handelt, die also in erster Linie der Dosisfindung für ein neues Medikament dient, und deshalb nur mit einer relativ geringen Patientenzahl über einen sehr kurzen Zeitraum durchgeführt wurde. Von der Firma Biogen ist jetzt eine große Studie begonnen worden. Mit ersten Ergebnissen ist frühestens 2004 oder 2005 zu rechnen.

25.2 Chancen durch monoklonale Antikörper?

Antikörper werden von B-Lymphozyten produziert, um körperfremde Substanzen zu vernichten. Sie haben die Form eines Ypsilons und werden manchmal mit einem Brotbelag verglichen, weil sie sich z.B. auf die Oberfläche eines Virus setzen und dieses für Makrophagen (Fresszellen) schmackhaft machen.

Monoklonale Antikörper werden gentechnisch hergestellt. Sie sollen in der Lage sein, einen ganz bestimmten Zelltyp anzugreifen und zwar nur die Lymphozyten, die gegen Myelin gerichtet sind. Ihr Vorteil ist ihre Selektivität, denn alle anderen Zellen des Immunsystems, die erforderlich sind, uns gegen Infektionen und gefährliche Fremdstoffe zu schützen, blieben intakt.

Die Methode, solche spezifischen Antikörper herzustellen, arbeitet mit Tumorzellen, die ja die Eigenschaft haben, sich besonders rasch zu teilen. Hierzu werden B-Lymphozyten mit Tumorzellen verschmolzen. Wenn man eine solche verschmolzene Tumorzelle klont, also identisch reproduziert, erhält man monoklonale Antikörper.

25.3 Impfungen gegen MS?

Alvord und Mitarbeiter berichteten 1965, dass die experimentelle allergische Encephalomyelitis *(⇨ 15.3 Was ist die experimentelle allergische Encephalomyelitis?)* durch die Gabe von Myelinbestandteilen verhindert werden kann, wenn man diese nicht in Form des Original-

„Cocktails“gibt , sondern einige Bestandteile davon weglässt.[46] Somit ergibt sich theoretisch die Möglichkeit, Lymphozyten, die gegen Myelin gerichtet sind, zu desensibilisieren.

25.4 Stammzellen-Implantation bei MS?

Die Hoffnungen, die mit einer Stammzellen-Implantation bei der MS verknüpft sind, fußen auf anfänglich positiven Ergebnissen mit der Implantation von fetalen Zellen bei der Behandlung der Parkinsonschen Krankheit. Bei der Parkinsonschen Krankheit handelt es sich um eine relativ häufige neurologische Krankheit, deren Ursache wie die der MS unbekannt ist. Meist kommt es zwischen dem 50. und 70. Lebensjahr zu einem Absterben von Zellen in der Substantia nigra des Hirnstamms. Das hat einen Nervenzelluntergang in den großen Hirnkernen, den Basalganglien, zur Folge. Klinisch äußert sich die Erkrankung in der Symptomen-Trias Tremor (Zittern), Hypokinese (verlangsamte Bewegungen) und Rigor (erhöhter Muskeltonus, der aber im Gegensatz zur Spastik bei der passiven Bewegung konstant bleibt, so als ob man ein Bleirohr biegt. Darum wird auch von einem „bleirohrartigen“ Widerstand gesprochen.).

Seit mehr als 30 Jahren wird versucht, der Parkinsonschen Krankheit mit einer Zellersatztherapie beizukommen. Dabei entnimmt man Hirngewebe aus abgetriebenen Feten und transplantiert es in die Basalganglien. Bisher sind etwa 350 Patienten auf diese Weise behandelt worden. Bei einigen Patienten zeigten sich klinisch erhebliche Verbesserungen, die zu Hoffnungen Anlass gaben. In größeren Studien waren die Erfolge aber eher bescheiden, so dass sich diese Methode immer noch im experimentellen Stadium befindet.

Etwas Ähnliches wurde im Rahmen des Myelin-Projekts versucht *(⇨ 25.5 Was hat das Myelin-Projekt mit der MS zu tun?),* ohne dass es hier zu Erfolgen kam, welche die Risiken des Eingriffs rechtfertigen könnten. Die Hoffnung beruhte darauf, dass in vielen MS-Herden eine Remyelinisierung (Neuummantelung von entmarkten Nervenfasern mit Myelin) deshalb ausbleibt, weil alle Markscheidenbildner, also die Oligodendrozyten, zerstört sind. Man müsse sie also nur ersetzen. In

[46] Alvord EC Jr e.a. (eds.): Experimental Allergic Encephalomyelitis: A Usefull Modell for Multiple Sclerosis. New York: Alan R. Liss, 1984

kürzlich veröffentlichten Arbeiten hat sich ergeben, dass diese Annahme falsch ist, dass in MS-Herden ausreichend Oligodendrozyten bzw. Vorläuferzellen von Oligodendrozyten vorhanden sind, diese aber aus bisher noch unbekannten Gründen an einer Remyelinisierung gehindert werden.

25.5 Was hat das Myelin-Projekt mit der MS zu tun?

Ich habe den Film „Lorenzos Öl" gesehen und war sehr beeindruckt. Ich finde es gut, dass die Eltern selbst nach Heilungsmöglichkeiten gesucht haben, als sie sich von den Ärzten im Stich gelassen fühlten. Weil die MS auch eine Myelin-Krankheit ist, würde ich mich gern dem Myelin-Projekt anschließen, weiß aber nicht, ob dort auch gezielt über die MS geforscht wird.

Es gibt eine extrem seltene Erbkrankheit, die wie die MS zu einer Entmarkung des Gehirns führt, die Adrenoleukodystrophie (ALD). Berühmt geworden ist die ALD durch den Film „Lorenzos Öl", der 1992 mit Nick Nolte, Susan Sarandon und Peter Ustinov in die Kinos kam. Der Film beruht auf einer wahren Begebenheit und zeigt den aufopferungsvollen Kampf eines Elternpaares um das Leben ihres Kindes.

Mit fünf Jahren erkrankte Lorenzo an einer seltenen, bisher wenig erforschten Krankheit, die nach Aussagen der Ärzte innerhalb weniger Jahre zum Tod führt. Aber die Eltern, Michaela und Augusto Odone, gaben nicht auf. Sie wandten sich an den ALD-Experten Professor Nikolais. Er hatte eine spezielle Diät entwickelt, welche die Krankheit bremsen sollte, doch sie schlug bei Lorenzo nicht an. Gegen den Widerstand der Ärzte suchte Vater Augusto nach einem Heilmittel und fand es schließlich in Form einer Lösung aus ungesättigten Fettsäuren: „Lorenzos Öl". Der Junge wurde zwar nicht geheilt, aber die Krankheit kam zum Stillstand. Allen Prognosen zum Trotz ist er inzwischen 22 und noch immer am Leben.

Der Film geht unter die Haut. Viele Menschen mit bisher unheilbaren Krankheiten und deren Angehörige haben sich die Odones zum Vorbild genommen. Sie haben sich dem Myelin-Projekt angeschlossen, das sich zum Ziel gesetzt hat, Erkrankungen der weißen Hirnsubstanz, zu denen auch die MS gehört, zu erforschen. Vor allem geht es ihnen darum,

Remyelinisierungsvorgänge zu fördern, also eine Neummantelung von Nervenfasern mit Myelin.

Sie finanzieren mit Spendengeldern Forschungsprojekte zu Zelltransplantationen. Kritiker erkennen zwar das hohe Engagement an, befürchten aber, dass es durch den selbsterzeugten Erfolgsdruck zu gefährlichen Vorstößen kommen könnte und dass die Leidenschaft, mit der dieses Projekt betrieben wird, den nüchternen Blick des Forschers trübt. Das Myelin-Projekt ist sicherlich ein außergewöhnliches Unterfangen, birgt aber auch große Risiken in sich.

25.6 Soll ich mich hochdosiert mit Antibiotika behandeln lassen?

Ich habe von einem Dr. Hellenthal gehört, der behauptet, Rheuma und viele andere Krankheiten, darunter auch die MS, seien durch Bakterien oder Parasiten verursacht, die durch unsere grobe Labortechnik unentdeckt bleiben. Prof. Stille von der Uniklinik Frankfurt am Main sagt ja auch, die Ursache der MS seien Chlamydien, also Bakterien. Spricht eigentlich etwas dagegen, sich auf Verdacht hin mit hohen Dosen von Antibiotika behandeln zu lassen?

Das ist ein alter Traum von MS-Betroffenen: Irgendwann einmal stellt sich heraus, dass der MS-Erreger ein Bakterium ist, und die Krankheit wird durch Penicillin heilbar sein. Der Einwand, dass eine antibiotische Behandlung schon oft genug versucht worden sei und zu keinem Erfolg geführt habe, wird mit dem Hinweis entkräftet, die Therapie sei mit dem falschen Antibiotikum oder zu kurz durchgeführt worden.

So ganz abwegig ist der Gedankengang nicht. Als vor 20 Jahren die Borrelien als Ursache der Borreliose entdeckt wurden, haben viele von uns (auch ich) gehofft, eine Reihe von MS-Erkrankungen seien in Wirklichkeit gar keine MS, sondern eine Borreliose. Leider hat sich diese Hoffnung nicht oder nur in ganz wenigen Fällen bestätigt *(⇨ 5.8 ✐ MS und Zeckenbiss - Habe ich eine Borreliose?)*.

Dann kehrte zum Thema „MS und Antibiotika“ ein paar Jahre lang Ruhe ein, bis unter anderem von Prof. Stille die Chlamydien-Hypothese propagiert wurde *(⇨ 14.9 Was ist an der Chlamydien-Hypothese dran?)*. Auch diese hat sich leider nicht bestätigen lassen.

Ich halte eine Antibiotikatherapie bei der MS „auf Verdacht hin“ für unsinnig und unverantwortlich, da der ungezielte Einsatz dieser Medikamente zur Resistenzentwicklung führt, d.h. zur Folge hat, dass immer mehr Bakterien auf Antibiotika nicht mehr ansprechen. Multiresistente Keime sind schon heute ein Riesenproblem, das zwei Ursachen hat: die zu großzügige Verordnung von Ärzten (z.B. bei einer Grippe) und die Verunreinigung des Fleisches mit Antibiotika, die prophylaktisch bei der Massentierhaltung eingesetzt werden, um Infektionen zu verhindern.

25.7 Aciclovir (Zovirax®) gegen MS?

Wenn vermutet wird, dass das Epstein-Barr-Virus der gesuchte MS-Erreger ist, warum wird dann nicht versucht, die MS mit Mitteln zu behandeln, die Viren abtöten?

Es gibt nur ein einziges „Antibiotikum“ gegen Viren, das ist das Aciclocir (Zovirax®), das besonders gut gegen Herpesviren, zu denen ja auch das Epstein-Barr-Virus gehört, wirkt. Somit kommt eine Aciclovir-Therapie der MS theoretisch in Frage. Ich kenne nur eine einzige Studie, in der durch Aciclovir-Infusionen eine signifikante Reduktion von MS-Schüben erreicht wurde.[47] Der Befund bedarf allerdings noch der Bestätigung.

[47] Lycke J (1996)

26 Medizinkritik

26.1 Warum gehen die Meinungen der Ärzte so weit auseinander?

Mein Neurologe hat eine andere Meinung als sein Vertreter. Im Krankenhaus sagt man mir wieder etwas anderes. Und jetzt habe ich eine vierte Meinung in der Rehaklinik gehört. Alles passt nicht zueinander, egal, ob es um Cortison oder Betainterferone geht. Der eine hält überhaupt nichts von Cortison, der andere empfiehlt es nur in hoher Dosierung. Der eine ist für Ausschleichen, der andere hält das für überflüssig. Der eine will Betainterferone am besten schon vor dem ersten Schub einsetzen, der andere meint, es käme nur bei aggressiveren Verläufen in Frage. Was stimmt denn nun? Woher kommen die unterschiedlichen Meinungen. Liegt das daran, dass sie sich nicht richtig informieren und nicht auf dem neuesten Stand sind?

Unzureichende Information ist sicher ein Grund. Viele Ärzte haben wenig Zeit für ihre Fortbildung und informieren sich deswegen in Zeitschriften, die ihnen alle neuen Entwicklungen kurz, leicht verständlich und ansprechend vermitteln. Diese Veröffentlichungen werden von den Ärzten nicht etwa abonniert, sondern sie werden ihnen kostenlos zugeschickt. Sie sind als Fachzeitschriften getarnte Produktwerbungen der Pharmaindustrie. Die darin vermittelten Informationen sind natürlich sehr einseitig. Neurologen, die ihren Beruf ernst nehmen, informieren sich aus dem *Nervenarzt* oder besser noch aus englischsprachigen Zeitschriften wie *Lancet*, *New England Journal of Medicine*, *Neurology*, *Annals of Neurology*, *Archives of Neurology und Brain*, um die anerkanntesten zu nennen. Auch diese sind nicht ganz unabhängig. Das höchste Maß an Unabhängigkeit hat in Deutschland das *arznei-telegramm*. Hier spielen Firmeninteressen keine Rolle, weil sich die Zeitung ausschließlich über Abonnements finanziert und keine Werbung veröffentlicht. Es ist also entscheidend, aus welchen Quellen Ihr Neurologe sein Wissen speist.

Ab und zu erzählt Ihnen vermutlich Ihr Arzt, dass er gerade zu einem Kongress in Venedig oder in Badgastein war. Aber auch hier ist ein Haken dran. Kongresse und ärztliche Fortbildungsveranstaltungen werden fast ausnahmslos von der Pharmaindustrie ausgerichtet und dementsprechend werden auch die Referenten ausgewählt. Außerdem ist die Teilnahme an Kongressen - einschließlich der Unterbringung im Luxushotel mit der werten Frau Gemahlin - nicht selten auch ein Dankeschön der Pharmareferenten für die häufige Verordnung eines Medikaments. Also auch hier ist wenig Objektivität zu finden.

26.2 Kann man sich auf die großen Studien wirklich verlassen?

Ich bin Biologe und habe mehrere Jahre in der Marketing-Abteilung eines großen Konzerns gearbeitet. Da lernt man eine ganze Menge darüber, wie man seine Produkte an den Mann bzw. die Frau bekommt. Was mich an den großen Studien stutzig macht, ist die merkwürdige Übereinstimmung der Ergebnisse. Obwohl die Wirkungsmechanismen völlig andere sind, senken Betainterferone, Glatirameracetat und die intravenösen Immunglobuline die Schubrate in schöner Einmütigkeit um 30%. Dasselbe trifft auf die Zahl neuer Herde im Kernspintomogramm zu. Ich habe sehr den Eindruck, dass die Statistiker bei ihren Berechnungen immer die Zahlen der Studien des Konkurrenzpräparates im Auge hatten und sich daran „orientiert" haben.

Außerdem glaube ich überhaupt nicht, dass es sich um wirkliche Doppelblindstudien gehandelt hat. Bei den Nebenwirkungen merkt doch jeder Blinde, ob er sich Betainterferone spritzt oder Kochsalz. So etwas verfälscht natürlich die Ergebnisse, gerade wenn es ein Medikament ist, dass wahnsinnig teuer ist und an das viele Hoffnungen geknüpft werden.

Und was die Schübe und die kernspintomographischen Veränderungen angeht, eigentlich interessieren die mich doch gar nicht. Mich interessiert, ob der Verlauf gestoppt wird, ob die Krankheit zum Stillstand kommt oder wenigstens langsamer fortschreitet. Dazu gibt es nur eine einzige positive Studie, und die hat man geschickter Weise gerade dann abgebrochen, als die Ergebnisse so waren, wie es sich die Firma, die die Studie finanzierte, wünschte. Jedenfalls sind weniger Schübe für mich kein gutes Kriterium. Wer sagt mir denn, ob die Krankheit nicht ins chronische Stadium übergegangen ist, dann hat man auch keine Schübe mehr? Auch wenn der ärztliche Beirat der Deutschen

MS-Gesellschaft die Medikamente empfiehlt, bleibe ich skeptisch. Schließlich sind sie alle an Forschungen, die von der Arzneiindustrie bezahlt werden, beteiligt, und außerdem geht es ja auch um beträchtliche Spenden.

Tatsächlich ist die Übereinstimmung der Ergebnisse der Betainterferon-, Glatirameracetat- und Immunglobulin-Studien auffällig, und sicher ist es auch ein wichtiger Kritikpunkt, dass eine zuverlässige Verblindung bei nebenwirkungsreichen Medikamenten nicht möglich ist. Eine Verfälschung der Ergebnisse kann auf mehrere Arten geschehen, von denen zwei besonders hervorzuheben sind:

1. Bei den Patienten, die ahnen oder wissen, dass sie das Verum, also das zu prüfende Präparat bekommen, steigert die Hoffnung die Wirksamkeit, und umgekehrt sinkt die Medikamentenwirkung bei denen, die ziemlich sicher sind, dass sie ein Scheinmedikament bekommen. Es gibt Ärzte, die die günstigen Studienergebnisse auf eine Riesenplaceboeffekt zurückführen.

2. Wenn die Patienten wissen, ob sie das Verum oder das Placebo erhalten, dann wissen es auch die untersuchenden Ärzte, ganz abgesehen davon, dass sie Rückschlüsse aus den Rötungen an den Einstichstellen ziehen können. Somit haben sie die Möglichkeit, bewusst oder unbewusst den Ausgang der Studie zu manipulieren, indem sie Patienten, die sich verschlechtern, aber offensichtlich das Verum bekommen, und Patienten, die sich verbessern, obwohl sie zur Placebogruppe gehören, dazu veranlassen, die Studie vorzeitig abzubrechen oder nach Gründen zu suchen, sie aus der Studie herauszunehmen. Diese zweifelhafte Methode, Studienergebnisse im Interesse von den Geldgebern einer Studie zu schönen, ist gang und gäbe. Es gibt nur einen Weg, sie zu verhindern: die Auswertung nach dem Intention-to-treat-Prinzip *(⇨ 26.3 Wie können Studien manipuliert werden?)*.

In der Frage wird noch ein wichtiges Problem angesprochen: Ist die Schubreduktion in jedem Fall positiv zu werten? Das ist sie sicher nicht. Zum einen mehren sich Hinweise darauf, dass die Zahl der Schübe kein gutes Kriterium für die Krankheitsprogression ist, und zum anderen kann ein Seltenerwerden der Schübe auch den Übergang in das progrediente Stadium anzeigen.

Insgesamt wächst in den letzten Jahren das Misstrauen klinischen Studien gegenüber. Einige der großen medizinischen Fachzeitschriften haben jetzt gemeinsame Maßnahmen gegen den dramatisch wachsenden Druck der Arzneimittelhersteller beschlossen. Neun von zehn Studien, die zum Beispiel dem britischen Journal *The Lancet* übergeben werden, seien inzwischen unbrauchbar, behauptet Chefredakteur Richard Horton. Entweder stieße man auf grobe technische Fehler, oder die positiven Effekte eines Medikaments seien stark übertrieben, während die schädlichen Nebenwirkungen heruntergespielt würden. Wissenschaftliche Arbeit, angeblich unbestechlich und unparteiisch, verkomme somit zu einem Instrument des Marketing.

Verantwortlich für die auffällige Korruption könnte der starke finanzielle Druck sein, unter dem die Pharmaindustrie steht. Die Entwicklung neuer Medikamente wird immer teurer. Fehlschläge kann man sich kaum leisten. Jedes Unternehmen ist also bedacht, alle Daten streng unter Verschluss zu halten. Eine Nachprüfung der Ergebnisse wird damit völlig unmöglich gemacht.

Gleichzeitig haben sich aber viele angeblich unabhängige Forschungsinstitute in die Hände der Unternehmen begeben. Finanzschwache Universitäten in aller Welt seien dringend auf Aufträge aus der Industrie angewiesen, erklärten die Vertreter der Fachzeitschriften. Nach dem Motto "Wes Brot ich ess, des Lied ich sing" ist offensichtlich die Versuchung groß, eine Untersuchung zur Überprüfung eines neuen Medikaments nach den Wünschen des Auftraggebers auszurichten.

26.3 Wie können Studien manipuliert werden?

Studien können auf vielfältige Weise bewussst oder auch unbewusst manipuliert werden.

Stellen wir uns eine Studie vor, in der 100 Patienten mit dem Medikament X, das alle zwei Tage unter die Haut gespitzt werden muss (Verumgruppe), und 100 Patienten mit einem Plazebo behandelt werden (Plazebogruppe). Das Plazebo besteht aus einer einfachen Kochsalzlösung. Die Studie ist als Doppelblindstudie angelegt, aber da X häufig zu einer schmerzhaften Hautrötung führt, wissen die meisten Patienten, zu welcher Gruppe sie gehören. Auch die Ärzte wissen es oft, obwohl die Patienten gehalten sind, bei den Kontrolluntersuchungen speziell angefertigte Unterhosen zu tragen, welche die Bauchhaut und die Oberschenkel verdecken.

Nach zwei Jahren stellt sich heraus, dass die Verumgruppe, so weit man das anhand der Klagen über Hautrötungen oder einen zufälligen Blick auf den Bauch vermuten kann, recht gut abschneidet, dass sich aber unter ihnen 8 Patienten befinden, die einen ungewöhnlich schlechten Verlauf haben und den ganzen guten Effekt zunichte zu machen drohen. 2 Patienten haben die Studie bereits wegen allergischer Nebenwirkungen abgebrochen. In der Plazebogruppe sind 10 Patienten ausgeschieden, weil sie keine Wirkung verspürten und ahnten, dass sie nicht das richtige Medikament bekamen. Deshalb wollten sie sich nicht weiter mit den täglichen Spritzen quälen.

Vor der Endauswertung überlegt der Studienleiter, warum die 8 „Ausreißer" so schlecht abschneiden. Er sieht sich noch einmal genau ihre Krankenvorgeschichte an und entdeckt bei drei von ihnen, dass sie vor Jahren einmal depressive Verstimmungen gehabt haben. Da Depressionen ein Ausschlusskriterium sind, nimmt er das zum Anlass, diese 3 Patienten kurzerhand aus der Studie zu nehmen. Mit den anderen 5 führt er ein ernsthaftes Gespräch, problematisiert die Verschlechterung, die sie in den vergangenen Monaten erfahren haben, so dass sie von sich aus die Behandlung abbrechen. Die schließlich veröffentlichten Ergebnisse beziehen sich auf 90 Patienten in der Plazebo- und 90 Patienten in der Verumgruppe. Man sieht ihnen nicht an, dass sie manipuliert worden sind.

Man kann dieser Art von bewusstem oder unbewusstem Betrug vorbeugen, indem man auf der sogenannten Intention-to-treat-Methode besteht. Diese wurde eingeführt, um genau diese Manipulationen oder Schönung der Versuchsergebnisse entgegenzuwirken. Danach muss jeder Patient, der in die Studie aufgenommen worden ist und zumindestens einmal das Prüfmedikament oder das Plazebo bekommen hat, mit in die Auswertung der Studie einbezogen werden. Dabei ist es gleichgültig, ob der Patient die Studie abgebrochen hat oder nicht. Die Intention-to-treat-Methode gilt also als ein Qualitätsmerkmal einer klinischen Studie. Wenn sie nicht angewandt wird und auch die Ergebnisse, die bei einer Intention-to-treat-Analyse herausgekommen wären, nicht genannt werden, dann ist höchste Aufmerksamkeit bei der Interpretation der Daten angezeigt.

26.4 Was ist ein Surrogat-Kriterium?

Surrogat bedeutet „Ersatz". Wenn man das, was einen interessiert, nicht messen kann, sucht man nach einer Größe, die einfacher zu bestimmen ist und die in einer logischen Beziehung zum eigentlichen Kriterium steht. Zum Beispiel ist Glück nicht messbar. Wenn man aber wissen will, ob die Ehen in Deutschland oder in Italien glücklicher sind, könnte man als Ersatz-Kriterium die Scheidungsraten miteinander vergleichen. Daran sieht man auch gleich, wie problematisch ein Ersatz-Kriterium sein kann (z.B. weil die Italiener häufiger katholisch sind, was eine Scheidung erschwert).

Übertragen auf die MS heißt das: Das eigentliche Ziel bei der Behandlung ist, einen Stillstand der Erkrankung zu erzielen, oder zumindestens das Fortschreiten der Krankheit zu verzögern. Aber der Verlauf der MS ist wechselhaft mit teils stürmischen Verläufen, teils langjährigen Ruhephasen zwischen den einzelnen Schüben, in anderen Fällen ein langsames, manchmal kaum merkliches Fortschreiten oder sogar ein Stillstand. Diese Prozesse ziehen sich über Jahre hin und deshalb braucht man eine lange Beobachtungszeit, um mit Sicherheit entscheiden zu können, ob ein Medikament wirksam ist oder nicht. Idealerweise sollten es mindestens fünf, wenn nicht zehn Jahre sein.

Nun sind zehn Jahre eine lange Zeit - und Zeit ist Geld. Darum sucht man nach einem Merkmal, das schon früher eine Aussage über die Wirksamkeit der Behandlung erlaubt. Man wählt also ein leichter und schneller zu bestimmendes Ersatzmaß, zum Beispiel die Zahl der Herde im Kernspintomogramm.

Aber die Beziehung zwischen der Zahl der Herde und dem Behinderungsgrad ist sehr gering. Einfach ausgedrückt: Jemand kann zehn Herde im Gehirn haben und klinisch unauffällig sein, und jemand kann einen einzigen Herd haben und schwer behindert sein. Das liegt zum einen daran, dass die Herde an strategisch wichtigen Stellen liegen können, wo z.B. die Nervenfasern für die Willkürmotorik auf engstem Raum gebündelt sind, oder in sogenannten „stummen" Hirnregionen. Es wird geschätzt, dass nur jeder zehnte Herd fassbare Symptome macht.

Zum anderen ist eine wichtige Einschränkung erst in den letzten Jahren immer deutlicher geworden: Herd ist nicht gleich Herd, auch dann nicht, wenn beide dieselbe Größe haben. Es gibt also Herde, in denen nur eine leichte Schädigung der Markscheiden vorliegt, und andere, in denen sowohl die Markscheiden als auch die Nervenfasern irreversibel zerstört sind. Letztere stellen sich zwar bei einer bestimmten Untersuchungstechnik im Kernspintomogramm als „schwarze Löcher“ dar, sind aber bei den großen Studien nicht gesondert betrachtet worden. Damit wird deutlich, dass die Zahl der Herde nur ein unvollkommenes Maß für das ist, was eigentlich interessiert: die Behinderung bzw. das Fortschreiten der Behinderung.

Als zweites Surrogat-Kriterium werden die Schübe benutzt, weil sie scheinbar so leicht zu zählen sind. Es stellte sich jedoch heraus, dass die Schübe ein noch unzuverlässigeres Ersatz-Kriterium als die Herde sind. Die Aussage, unter der Therapie mit Betainterferonen werde die Schubrate um 1/3 reduziert, klingt zunächst eindrucksvoll, aber erstens ist „Schub“ kein scharf umrissener Begriff, zweitens ist eine 30%ige Reduktion im Grunde genommen ein mageres Ergebnis, wenn man bedenkt, dass es auch in der Plazebogruppe zu weniger als einem Schub pro Jahr kam und in Rechnung stellt, dass sich die meisten Schübe spontan zurückbilden, und drittens muss eine Verminderung der Schubzahl keineswegs bedeuten, dass die Krankheit günstiger verläuft, denn ein Rückgang der Schübe kann auch ein Hinweis darauf sein, dass die Krankheit in das progrediente Stadium eintritt.

26.5 Was versteht man unter dem „publication bias“?

Werden tatsächlich Studienergebnisse nicht veröffentlicht, wenn sie negativ sind?

Das stimmt – und zwar aus zwei Gründen. Im Gegensatz zur Boulevardpresse sind für medizinische Fachzeitschriften nur gute Nachrichten veröffentlichungswürdig. Es interessiert niemanden, wenn in einer Studie nachgewiesen würde, dass Aloe vera die Schubrate nicht herabsetzt - das Gegenteil wäre allerdings hochinteressant. Zweitens hat natürlich keine Firma ein Interesse daran, dass das Ergebnis einer Studie veröffentlicht wird, in die sie viel Geld hineingesteckt hat, wenn sie zeigt, dass das Medikament unwirksam ist. Zum Beispiel ist die Studie zur Enzymtherapie *(⇨ 30.8 ✍ Helfen Enzyme beim frischen Schub?)*

nie veröffentlicht worden. Die Tatsache, dass die meisten negativen Studienergebnisse unter den Teppich gekehrt werden und somit die Zahl der positiven Studien zu einer Verzerrung der Wirklichkeit führt, wird als publication bias (Fehlschluss durch die Veröffentlichungspraxis) bezeichnet.

26.6 Filippini-Studie - Sind Betainterferone teure Placebos?

Ich habe gehört, im Lancet *wäre im Februar eine Studie erschienen, in der behauptet wird, dass die klinische Wirksamkeit der Betainterferone über das erste Behandlungsjahr hinaus fraglich sei. Manche hätten daraus sogar den Schluss gezogen, Betainterferone seien nichts anderes als teure Plazebos. Ich spritze mir seit einem Jahr Rebif® und bin sehr verunsichert.*

Graziella Filippini und ihre Mitarbeiter haben in einer zusammenfassenden Übersicht alle publizierten, randomisierten und plazebokontrollierten Studien zur Wirksamkeit der Alpha- und Betainterferone bei der schubförmigen MS ausgewertet[48]. Den strengen Richtlinien der Cochrane Collaboration genügten letztlich nur 7 Studien mit insgesamt 1.215 Patienten, von denen 667 über ein Jahr und 917 über zwei Jahre verfolgt wurden. Zur Frage der Krankheitsprogression, die uns hier allein interessieren soll, waren ausschließlich Daten aus Betainterferonstudien verfügbar. Hierbei handelt es sich um die IFNB[49]-, die MSCRG[50]- und die PRISMS-Studie[51]. Wenn man die veröffentlichen Daten zusammenfasst, dann kommt das folgende Ergebnis dabei her-

[48] Graziella Filippini, Luca Munari, Barbara Incorvaia, George C Ebers, Chris Polman, Roberto D´Amico, George P A Rice: Interferons in relapsing remitting multiple sclerosis: a systematic review. Lancet 2002; 361:545-52

[49] The IFNB Multiple Sclerosis Study Group. Interferon beta-1b is effective in the treatment of multiple sclerosis: final outcome of the randomized controlled trial. Neurology 1995;45:1277-85

[50] LD Jacobs et al. Intramuscular interferon beta-1a for disease progression in relapsing multiple sclerosis. Ann Neurol 1996;39:285-294

[51] PRISMS Study Group. Randomized double-blind, placebo-controlled study of interferon-beta-1a in relapsing/remitting multiple sclerosis. Lancet 1998; 352:1498-1504

aus: Unter Betainterferonen verschlechterten sich nach 2 Jahren 92 von 466 Patienten, unter Plazebo 131 von 453.

Dieses Ergebnis, das zunächst einmal für eine Betainterferontherapie zu sprechen scheint, wird von den Autoren einer genaueren Analyse unterzogen und zwar vor allem wegen der hohen Zahl von Studienabbrechern: 87 in der Betainterferon-Gruppe und 76 in der Plazebo-Gruppe. Ausgangspunkt ihrer Überlegungen war die einfache Frage: Warum sind sie ausgeschieden? Und: Warum kennen wir ihre Daten nicht und wissen nichts darüber, ob sie einen guten oder schlechten Verlauf hatten? Im Wesentlichen geht es also darum, dass keine Intention-to-treat-Auswertung vorgenommen wurde *(⇨ 26.3 Wie können Studien manipuliert werden?)*.

Auch wenn die Daten der Metaanalyse in den Details schwer oder nicht nachvollzogen werden können, bleibt der Kern der Kritik erhalten. Ich möchte das an einem stark vereinfachten Beispiel verdeutlichen.

Wie Abbildung 22 zeigt, ist die Wirksamkeit des geprüften Medikaments Y absolut identisch mit der von Placebo. Wenn jedoch die Verblindung unvollständig ist, kann der Untersucher das Ergebnis bewusst oder unbewusst manipulieren, indem er bei den Patienten, die sich unter der Prüfsubstanz verschlechtern, Gründe findet, sie aus der Studie auszuschließen, oder sie in der Weise beeinflusst, dass sie von sich aus abbrechen („Ich fürchte, das Medikament schadet Ihnen. Vielleicht ist es besser, Sie hören auf.“). Dasselbe wird er mit den Patienten tun, die sich unter Placebo verbessern: („Sie haben keine Nebenwirkungen? Dann sind Sie sicher in der Placebogruppe. Überlegen Sie sich, ob Sie sich weiter mit der Spritzerei quälen wollen.“). Wenn dann, wie im angenommenen Fall jeweils 2 „Störenfriede“ ausscheiden, kann der Autor in der Zusammenfassung seiner Ergebnisse zu folgendem Schluss kommen: „Unsere Studie zeigte, dass sich in der Behandlungsgruppe nur einer von 8 Patienten verschlechterte, während es in der gleichstarken Placebogruppe 3 waren. Wie nicht anders zu erwarten, verbesserte sich in der Placebogruppe kein einziger Patient, während in der Patientengruppe, die mit Präparat Y behandelt wurde, überraschenderweise 2 deutliche Verbesserungen auftraten.“ Kann man nicht gut verstehen, dass jeder Betroffene, der dieses Ergebnis liest, sofort große Hoffnungen in das Medikament setzt?

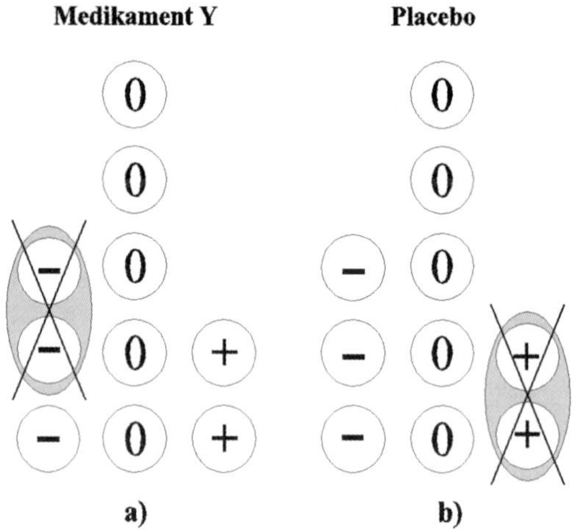

Abbildung 22: Fiktive Studie mit 2mal 10 Patienten
(+) = Verbesserung, (-) = Verschlechterung,
(0) = keine Veränderung

Vielleicht machen diese Überlegungen deutlich, wie sehr das Verhältnis vieler Neurologen den Betainterferonen gegenüber durch Verwirrung, Misstrauen, Enttäuschung und Einschüchterung gekennzeichnet ist. Sie haben es aufgegeben, sich im Wirrwarr der sich teils bestätigenden, teils widersprechenden CHAMPS-, EVIDENCE-, OWIMS-, INCOMIN-, ETOMS-, CORAL-, ESIMS- und PRISMS1-4-Studien zurechtzufinden. Sie sind misstrauisch, weil die Studien von den Firmen geplant, überwacht und ausgewertet werden, die ein Interesse an einem günstigen Ergebnis haben. Sie sind enttäuscht, weil ihre eigenen Therapieerfolge mit den Betainterferonen weit hinter dem zurückbleiben, was in Fachzeitschriften und auf Kongressen berichtet wird, und sie sind eingeschüchtert, weil sie sich nicht trauen, mit ihren Erfahrungen an einem kleinen Patientengut Autoritäten zu widersprechen.

Verantwortungsvollen Ärzten machen aber auch die hohen Kosten Sorgen: Die jährlichen Behandlungskosten liegen bei 15.000 €. Wenn man (im positivsten Fall) von einer 30%igen Senkung der Schubfrequenz ausgeht, wird bei der schubförmig verlaufenden MS alle 2,5

Jahre ein Schub bei einem Patienten verhindert. Die Verhinderung eines Schubes verursacht also Arzneikosten von 37.500 €[52].

Besonders beunruhigend ist jedoch, dass es auch bei genauester Analyse der Studien nicht mehr möglich ist, zu erkennen, was wahr und was falsch ist. Wir sind von Meinungen, Interpretationen von Autoritäten, Hintergrundinformationen eingeweihter Kreise abhängig, und nicht mehr in der Lage, uns auf unser eigenes Urteil zu verlassen. So ist z.B. eine der wichtigen Studien über den Einfluss der Betainterferone auf den sekundär progredienten Verlauf der MS nicht veröffentlicht worden, weil das Ergebnis negativ war – und die Firma, welche die Studie finanziert hatte, die Publikation unterband. Damit sind wir entmündigt und manipulativen Einflüssen hilflos ausgeliefert.

26.7 Signifikanz = Irrtumswahrscheinlichkeit?

Wenn ein Medikament einem Placebo auf dem 5%-Niveau überlegen ist, ist dann die Wahrscheinlichkeit, dass es tatsächlich wirksam ist, 95%?

Hier wird ein grundlegendes Problem angesprochen. Die Antwort ist ein klares Nein. Die Begründung ist im Grunde genommen sehr einfach, aber verstörend, denn wenn sie stimmt, rüttelt sie an den Fundamenten der klinischen Forschung. J. Cohen[53] war der erste, der den Mut hatte, darüber in einer Fachzeitschrift zu schreiben. Sein Artikel trug den witzigen Titel „Die Erde ist rund ($p < 0.05$)“. Er hatte mit einer Woge der Empörung gerechnet – aber es passierte nichts. Seine Arbeit wurde einfach nicht zur Kenntnis genommen - weil nicht wahr sein kann, was nicht wahr sein darf. Nur zwei Physiker, Hans-Peter Beck-Bornholdt und Hans-Hermann Dubben[54], die an der Hamburger Universität die Statistikkurse für Medizinstudenten leiten, haben Cohens wahrhaft erschütternde These in ihrem neuesten Buch, das sie der „Der Schein der Weisen“ genannt haben, wieder aufgegriffen.

---

[52] Arzneiverordnungsreport 2002, S. 846

[53] Cohen J The earth is round ($p<0.05$). American Psychologist 49 (1994), 997-1003

[54] H.-P. Beck-Bornholdt, H.-H. Dubben: Der Schein der Weisen – Irrtümer und Fehlurteile im täglichen Denken. Rororo-Sachbuch, Reinbeck 2003

Worum geht es? Zunächst einmal muss man den Begriff der Signifikanz klären. Hierzu ein absichtlich stark vereinfachtes Beispiel. Ein neues Medikament wird an 4 Herzinfarkt-Patienten getestet: 2 Patienten bekommen das Medikament (Verum = das Wahre), 2 Patienten ein Scheinpräparat (Placebo), das vom echten Medikament äußerlich nicht zu unterscheiden ist. Nach einem Jahr haben beide Patienten in der Verumgruppe überlebt, die zwei Patienten in der Placebogruppe sind verstorben. Die Frage ist nun, ob das Medikament tatsächlich wirksam ist, oder ob es sich um ein Zufallsergebnis handelt.

Die kleine Studie hat 16 mögliche Ergebnisse. Sie sind in Tabelle 7 aufgelistet.

Das erzielte Ergebnis steht unter 4. Erfolg-Erfolg-Fehlschlag-Fehlschlag. Wenn man nur *ein* Experiment macht (und es ist wichtig, dass man tatsächlich nur *ein* Experiment macht), ist die Wahrscheinlichkeit, dass es sich um einen zufälligen Befund handelt, 1:16, das entspricht ungefähr 6%. Das reicht zwar gerade eben nicht aus, um in einem medizinischen Fachartikel von einem signifikanten Ergebnis zu sprechen, hierfür müsste die Wahrscheinlichkeit 5% oder weniger betragen, aber es ist nahe daran. Das heißt: in der medizinischen Literatur wird ein Ergebnis dann für signifikant auf dem 5%-Niveau gehalten, wenn die Wahrscheinlichkeit, dass man sich irrt (= falsch positives Ergebnis), 5% und niedriger liegt. Die 5% sind eine willkürliche Grenze, aber sie hat sich international durchgesetzt.

Stellen wir uns jedoch einmal vor, der Arzt, der diese Mini-Studie durchgeführt hat, ist gerade dabei, einen Artikel für eine Fachzeitschrift zu schreiben, als ihn ein Kollege aus einem Nachbarkrankenhaus anruft. Voller Stolz berichtet er von seinem Ergebnis, worauf ihm dieser mitteilt: „Merkwürdig. Wir haben dasselbe gemacht, aber bei uns kam genau das Umgekehrte heraus: die Patienten in der Placebogruppe überlebten, die in der Verumgruppe starben."

Die Frage ist nun, ob die Signifikanz der 1. Studie durch das Ergebnis der 2. Studie beeinflusst wird? Oder besser formuliert: Das Ergebnis der Studie bleibt zwar auf dem 5%-Niveau signifikant, aber die Wahrscheinlichkeit, dass es sich um ein Zufallsergebnis handelt, hat sich durch das Telefonat von 5% auf 50% erhöht.

	Behandlung mit Medikament X		Behandlung mit Placebo	
	Patient A	Patient B	Patient A	Patient B
1	Erfolg	Erfolg	Erfolg	Erfolg
2	Erfolg	Erfolg	Erfolg	Fehlschlag
3	Erfolg	Erfolg	Fehlschlag	Erfolg
4	Erfolg	Erfolg	Fehlschlag	Fehlschlag
5	Erfolg	Fehlschlag	Erfolg	Erfolg
6	Erfolg	Fehlschlag	Erfolg	Fehlschlag
7	Erfolg	Fehlschlag	Fehlschlag	Erfolg
8	Erfolg	Fehlschlag	Fehlschlag	Fehlschlag
9	Fehlschlag	Erfolg	Erfolg	Erfolg
10	Fehlschlag	Erfolg	Erfolg	Fehlschlag
11	Fehlschlag	Erfolg	Fehlschlag	Erfolg
12	Fehlschlag	Erfolg	Fehlschlag	Fehlschlag
13	Fehlschlag	Fehlschlag	Erfolg	Erfolg
14	Fehlschlag	Fehlschlag	Erfolg	Fehlschlag
15	Fehlschlag	Fehlschlag	Fehlschlag	Erfolg
16	Fehlschlag	Fehlschlag	Fehlschlag	Fehlschlag

Tabelle 7

Ich denke, das leuchtet jedem ein. Ein echtes Problem entsteht aber dann, wenn das positive Ergebnis veröffentlicht wird und das negative im Papierkorb landet *(⇨ 26.5 Was versteht man unter dem „publication bias"?)*, dann täuscht nämlich die Signifikanz eine viel zu geringe Irrtumswahrscheinlichkeit vor. Der Rückschluss von der Signifikanz auf die Irrtumswahrscheinlichkeit ist nur dann möglich, wenn wir wissen, wie viele Studien in aller Welt durchgeführt werden, wie viele ein positives oder negatives Ergebnis haben und wie gut der „Riecher" des jeweiligen Untersuchers ist. Mir ist kein Verfahren bekannt, dies zuverlässig abzuschätzen.

Das Problem klingt harmlos, aber das täuscht. Hier trifft zu, was Max Planck über die Quantentheorie gesagt hat: „Wenn jemand meint, er hätte sie verstanden, und ihm stehen nicht die Haare zu Berge, dann hat er sie nicht verstanden.“

Wenn wir das Problem nicht lösen, oder die genannte Argumentation nicht widerlegen, dann ist wahrhaftig die ganze klinische Forschung aus den Angeln gehoben.

27 Krankengymnastik und MS

27.1 Was ist eine „spastische" Lähmung?

Bevor ich das Bein beuge oder einen Finger krümme, muss ein entsprechender Befehl für diese Bewegungen in der Hirnrinde entstanden sein. Um zur Muskulatur zu gelangen, muss er zwei Nervenzellen passieren: das 1. und das 2. motorische Neuron.

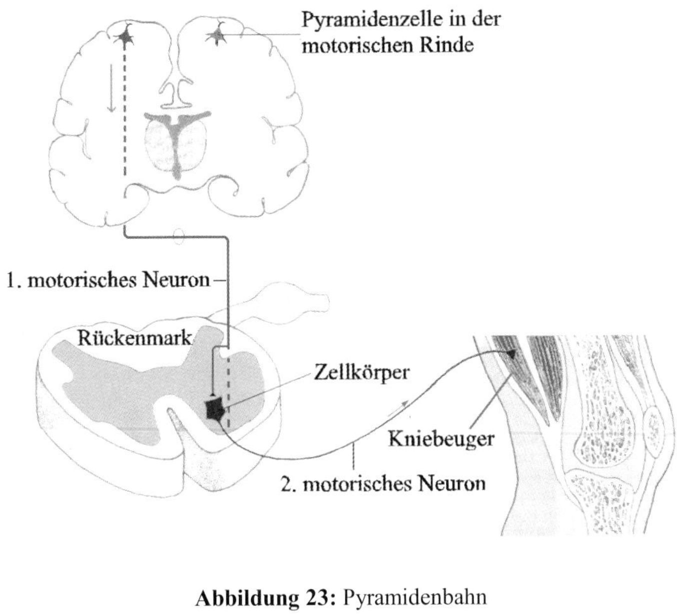

Abbildung 23: Pyramidenbahn

Das 1. motorische Neuron ist die Pyramidenzelle, deren Ausläufer oder Axon durch das Innere des Gehirns zum Hirnstamm zieht und dort knapp oberhalb des großen Hinterhauptloches zur Gegenseite kreuzt. Aus diesem Grund ist das linke Hirn für die rechte Körperhälfte, und das rechte Hirn für die linke Körperhälfte zuständig. Schließlich endet das 1. motorische Neuron im Vorderhorn des Rückenmarks. Dort beginnt das 2. Neuron, die motorische Vorderhornzelle. Ihre Nervenfaser verlässt den Rückenmarkskanal durch das Zwischenwirbelloch und gelangt im peripheren Nerven zur Muskulatur.

Bei einer Schädigung des 1. motorischen Neurons entsteht eine spastische Lähmung, bei einer Schädigung des 2. motorischen Neurons eine schlaffe Lähmung. Die spastische Lähmung geht mit einer erhöhten Muskelanspannung einher, der Spastik. Sie beruht auf einer Übererregbarkeit des Muskels, die man auch daran erkennt, dass die Reflexe in dem gelähmten Glied gesteigert sind. Vielleicht haben Sie sich auch schon einmal gewundert, dass die Reflexe in Ihrem schwachen Bein besonders lebhaft sind. Die schlaffe Lähmung führt, wie der Name schon sagt, zu einer verminderten Muskelspannung. Die Reflexe sind abgeschwächt oder erloschen.

Die spastische Lähmung ist typisch für alle Krankheiten, die das Gehirn und das Rückenmark betreffen. Neben der MS ist der Schlaganfall die häufigste Ursache. Eine schlaffe Lähmung kommt zum Beispiel beim Bandscheibenvorfall vor, wenn ein Nerv, unmittelbar nachdem er das Rückenmark verlassen hat, von Bandscheibengewebe komprimiert wird.

Viele Patienten fragen, warum die Muskulatur bei der spastischen Lähmung so „sperrig" ist? Das ist nicht ganz leicht zu erklären und auch noch nicht in den letzten Einzelheiten bekannt. Man könnte denken, im Laufe der Evolution habe das große Gehirn die Aufgabe übernommen, die Bewegungsabläufe zu programmieren, d.h. die Programme wären in der Hirnrinde oder den großen Hirnkernen gespeichert, und die Riesendatenmenge würde dann über die Pyramidenbahn ins Rückenmark transportiert, dekodiert und schließlich in der Muskulatur ausgeführt. Es ist aber nicht so. Die komplizierten Programme sind auch beim Menschen im Rückenmark gespeichert, werden also bei der MS meistens nicht geschädigt. Geschädigt wird nur der An- und Ausschalter, und das ist die Pyramidenbahn. Da die Pyramidenbahn aber zwei Anteile hat, einen großen, der die Rückenmarksprogramme hemmt, und einen kleinen, der sie anschaltet, überwiegt bei einer Schädigung die Bremserfunktion, d.h. die Muskulatur ist „eingerastet".

27.2 Das Bobath-Konzept

Das Bobath-Konzept wurde nach dem 2. Weltkrieg von Bertha Bobath und ihrem Mann Karel entwickelt. Frau Bobath hatte beobachtet, dass passive Kopfbewegungen einen Einfluss auf Haltungs- und Stellreflexe von Rumpf und Extremitäten haben. Über Rezeptoren in den Gleichgewichtsorganen und in der Halsmuskulatur lässt sich der Tonus von einzelnen Muskelgruppen in andere verschieben. Das ist vor allem bei der Behandlung der Spastik zu berücksichtigen.

Durch die Normalisierung des Tonus und eine normale Körperhaltung sollen dem zentralen Nervensystem wieder physiologische Informationen über die betroffene Seite (bzw. die betroffene Extremität) vermittelt werden. Damit ist es möglich, den Patienten von pathologischen Bewegungsmustern zu befreien. Hierzu gehören neben der Spastizität die assoziierten Reaktionen und die Massenbewegungen.

Assoziierte Reaktionen sind krankhafte Verspannungen von Muskelgruppen, die sich innerhalb der ganzen Körpermuskulatur ausbreiten und Willkürbewegungen begleiten, besonders dann, wenn sie mit Anstrengung verbunden sind.

Unter Massenbewegungen versteht man z.B. beim Halbseitengelähmten, dass er die Muskeln der betroffenen Seite nur noch in grober und stark eingeschränkter Weise einsetzen kann und die Fähigkeit zu feinen und differenzierten Bewegungen verloren hat. Bei Patienten mit zentralen Lähmungen wie bei der MS finden sich folgende Ausfälle:

- erhöhter Tonus und Auftreten von assoziierten Reaktionen,
- Störung des Zusammenspiels zwischen Agonist und Antagonist,
- krankhafte Haltungs- und Bewegungsmuster.

Das Prinzip ist, pathologische Bewegungsmuster zu hemmen und assoziierte Reaktionen auszuschalten. Die Hemmung geht immer Hand in Hand mit der Anbahnung normaler Bewegungselemente. Hemmung und Bahnung werden über sog. Schlüsselpunkte bewirkt, d.h. von Stellen am Körper, von denen aus ein normaler Muskeltonus aufgebaut und pathologische Reflexmuster unterdrückt werden können. Vorwiegend finden sich die Schlüsselpunkte proximal am Körper, da diese in der Regel von beiden Hirnhälften versorgt werden.

Ganz im Vordergrund steht die Orientierung an Problemen, die sich dem Patienten im Alltag stellen. Deshalb wird versucht, den Patienten nicht mit einer abstrakten Übungssituation zu konfrontieren, sondern er soll bekannte Bewegungsabläufe wiedererkennen und sie durch Wiederholung lernen.

Die Bobath-Methode ist ein 24-Stunden-Konzept, d.h. die Behandlung beschränkt sich nicht auf die wenigen Minuten des Übens, sondern alle Personen, die mit dem Betroffenen zu tun haben, sollen mit ihm in gleicher Weise umgehen.

28 Feldenkrais- und Sowi-Therapie

28.1 Was ist die Feldenkrais-Methode?

Was ist eigentlich an der Feldenkrais-Methode dran? Ist das nur etwas für Sportler oder Musiker? Oder können auch MS-Kranke davon profitieren?

Was wir auch tun, ob wir eine Scheibe Weißbrot in den Toaster schieben, Fenster putzen oder Klavier spielen, wir bewegen uns den ganzen Tag. Die meisten unserer Bewegungen sind uns so selbstverständlich geworden, dass wir gar nicht mehr darüber nachdenken. Viele davon haben aber ihre Natürlichkeit und Leichtigkeit verloren, wir verkrampfen uns oder haben uns eine schlechte Haltung angewöhnt. Wenn wir uns darüber bewusst werden, wie eine Bewegung verläuft, dann werden wir auch entdecken, wie wir sie effizienter und leichter ausführen können. Das ist der Grundgedanke von Moshe Feldenkrais.

Die Feldenkrais-Methode ist für Menschen geeignet, die Interesse daran haben zu erfahren, wie ihr Körper funktioniert. Körperliche Beschwerden wie Rücken- und Gelenkschmerzen, Verspannungen und Atmungsprobleme können der Grund sein, Unterricht in der Feldenkrais-Methode zu nehmen. Aber auch Jogger, die geschmeidiger laufen wollen, Musiker, die ihre Feinmotorik verbessern wollen oder Tänzer, die ihren Körper noch besser unter Kontrolle bringen möchten, können diese Ziele mit der Feldenkrais-Methode verfolgen.

Feldenkrais ging davon aus, dass Körper und Seele eine Einheit bilden, dass der Körper auf die Seele und die Seele auf den Körper einwirkt. Wenn wir die Art, wie wir uns bewegen, verändern, wird das Auswirkungen auf unser Denken und Fühlen haben, umgekehrt werden durch unser Denken und Fühlen unsere Bewegungen beeinflusst. Er schreibt: „Wir handeln dem Bilde nach, das wir uns von uns machen. (...) Ein jeder bewegt sich, empfindet, denkt, spricht auf die ganz ihm eigene Weise, dem Bild entsprechend, das er sich im Laufe seines Lebens von sich gebildet hat. Um die Art und Weise seines Tuns zu ändern, muss er das Bild von sich ändern, das er in sich trägt."

Feldenkrais versteht seine Methode als „organisches Lernen“. Das ist zunächst einmal ein merkwürdiger Begriff. Lernen ist doch wie Denken oder Fühlen ein geistiger Prozess. Aber tatsächlich ist es ja so, dass sich in unserer Hirnrinde ständig und millionenhaft Veränderungen an den Nervenzellen und ihren Verknüpfungen untereinander abspielen. Unser Gehirn gleicht nicht einem Spiegel, in dem sich die Außenwelt abbildet, sondern eher einem Sandstrand oder dem Wüstensand, in denen jeder Windhauch und jede Welle ein charakteristisches Muster hinterlässt. Unser Gehirn befindet sich also in einem immerwährenden Umstrukturierungsprozess, den wir nicht spüren, den aber auch Hirnforscher nicht unter dem Mikroskop beobachten konnten, weil sie immer nur tote Gehirne untersuchten. Jede Beleidigung hinterlässt eine „Narbe“, aber ebenso hinterlässt jedes beglückende „unvergessliche“ Erlebnis seinen Eindruck. Wenn unser Gehirn also kein starrer Computerchip ist, sondern ein Gewebe, im dem es lebendig zugeht wie im Dschungel, dann ist es gut vorstellbar, dass wir seine Struktur durch Gedanken beeinflussen können. Das scheint eine ungeheuere Idee zu sein, die Struktur meiner Hirnrinde allein durch Denken ändern zu wollen. Aber eigentlich ist das ja genau das, was schon immer und wie selbstverständlich in unserem Gehirn abläuft. Lernen ist in diesem Sinn immer „organisches“ Lernen.

Die Idee ist also, durch bewusstes Training neue Verknüpfungen zwischen Hirnzellen untereinander und zwischen Hirn- und Muskelzellen herzustellen. Diese Methode kann auch bei MS-Betroffenen dazu beitragen, unterbrochene Nervenverbindungen durch Umleitungen über intakte Hirnregionen zu überbrücken. Sie setzt allerdings ein hohes Maß an Konzentration voraus und den Willen, die Fähigkeit, in sich selbst hineinzuschauen, zu erlernen.

Die Feldenkrais-Methode geht von der Annahme aus, dass das Gehirn nicht nur Impulse an die Muskeln gibt, sondern dass auch umgekehrt Bewegungen der Muskeln als Bild an das Gehirn weitergeleitet werden. Sind die physiologischen Muskelbewegungen gestört, wird ein entsprechend verzerrtes Bild an das Gehirn weitergegeben, und es entsteht ein Teufelskreis, in dem das ZNS die darauffolgenden Bewegungen mit diesem verzerrten Muster einleitet. Es geht darum, die verlorengegangenen harmonischen Bewegungsbilder im Gehirn wiederherzustellen. Voraussetzung ist äußerste Entspannung mit einer Minimierung aller äußeren Reize. Die Muskelbewegung wird bis auf eine reine Vorstellung reduziert. Auf diese Weise wird ein Maximum an Sensitivität erreicht, die es einem ermöglicht, der inneren Dynamik eines Bewegungsablaufes nachzuspüren, und so die Möglichkeit schafft wie ein Graveur mit einer Lupe, motorische Programme zu reorganisieren und zu verfeinern.

Da alle Übungen im Liegen unter Ausschluss der Schwerkraft und mit möglichst geringer Muskelanstrengung durchgeführt werden, kann die Feldenkrais-Methode für einige MS-Kranke besonders geeignet sein. Allerdings ist sie sehr anspruchsvoll und setzt eine hohe Bereitschaft zur Eigenaktivität voraus. Sie ist nicht erfolgversprechend bei Patienten, die nicht lernen, sondern behandelt werden wollen.

28.2 Kann man das Gehirn neu programmieren?

Ich kann nicht glauben, dass man das Gehirn allein durch Gedankenkraft umstrukturieren kann.

Das ist auch schwer vorstellbar. Aber man muss wissen, dass die Hirnrinde das lebendigste Gewebe unseres Körpers ist und sich in einem steten Wandel befindet. Ständig werden neue Zellverbindungen geknüpft. Jedes neue Gesicht, das man sich merkt, jede neue Telefonnummer, jedes schöne Erlebnis, aber auch jede Kränkung „graben“ sich (wie man sagt) tief in unser Gehirn ein, indem neue Verschaltungsmuster entstehen *(⇨ 28.4 Was versteht man unter Neuroplastizität?).* Wie das vor sich geht, hat eine ganze Menge mit unserem Bewusstsein und unserer Aufmerksamkeit zu tun.

Eine der großen Rätselfragen am Beginn des 21. Jahrhunderts, die für die Künstliche-Intelligenz-Forschung von größter Bedeutung ist, lautet: Was ist das Bewusstsein? Man ist diesem Problem etwas näher gekommen, seitdem man ahnt, wozu das Bewusstsein gut ist. So rückte in den letzten Jahren eine scheinbar unbedeutende Funktion des Bewusstseins in den Mittelpunkt des Interesses. Es gibt Bewegungsabläufe, die „wie im Schlaf“, also unbewusst ablaufen, wie z.B. das Gehen, Radfahren, das Binden eines Schnürsenkels, aber auch die sehr komplizierten Bewegungen eines Klavierspielers oder einer Tänzerin. Jeder kennt den Witz vom Tausendfüßler, der sofort stolpert, wenn man ihn fragt: „Wie schaffst du es eigentlich, immer den 567. Fuß nach dem 566. aufzusetzen?“ Diese automatischen und halbautomatischen Bewegungen sind nicht von Anfang an vorhanden, sondern müssen mühsam erlernt werden, bevor sie in Fleisch und Blut übergehen. Sie werden anfänglich mit höchster Konzentration, also mit größter Anstrengung des Bewusstseins durchgeführt. Allmählich schleichen sie sich aber aus unserem Bewusstsein heraus und werden immer unbewusster. Das Bewusstsein scheint also wesentlich mit der Neuverknüpfung von Nervenzellen im Zusammenhang zu stehen. Je mehr neue Verknüpfungen erforderlich sind, desto bewusster muss dieser Vorgang ablaufen, je mehr „vorgefertigte" Nervennetze vorhanden sind, desto automatisierter und unbewusster entledigen wir diese Aufgabe.[55]

Das ist eine wichtige Erkenntnis. Sie bildet die Grundlage der Feldenkrais-Methode und der Sowi-Therapie. In beiden Verfahren werden Bewegungsabläufe so lange „in Gedanken" durchgespielt, bis sich neue Nervenverknüpfungen ausbilden, welche z.B. einen durch einen MS-Herd zerstörten Hirnbereich umgehen können.

28.3 Was ist die SoWi-Therapie?

Haben Sie schon mal etwas von der SoWi-Therapie gehört?

Die SoWi-Therapie wurde von Sonja Wierk entwickelt. Sonja Wierk ist jetzt 70 Jahre, seit mehr als 30 Jahren an MS erkrankt und saß bereits im Rollstuhl, als sie mit der Feldenkrais-Methode bekannt wurde. Heute ist sie wieder in der Lage, normal zu laufen, sogar auf einem Schwebebalken zu balancieren. Als ich sie kürzlich in Bremerhaven besuchte, holte sie mich von der Bushaltestelle ab. Es lag tiefer Schnee. Ich war völlig überrascht, als mich eine gütig aussehende ältere Dame ansprach, die sich flink und elastisch wie ein junges Mädchen bewegte - Sonja Wierk.

Die Methode ist nicht einfach und stellt hohe Anforderungen an die eigene Mitarbeit. Als erster Schritt wird über das Körpergefühl eine Verbindung hergestellt zwischen dem Gehirn und dem gelähmten Körperabschnitt. Dann werden die verlorengegangenen Bewegungen „in Gedanken" Stück für Stück wiederhergestellt. Wegen der Plastizität des Gehirns gelingt so das Wunder, dass aus gedanklichen Verknüpfungen neue nervöse Verknüpfungen werden, die in der Lage sind, zerstörte

[55] Gerhard Roth: Das Gehirn und seine Wirklichkeit (1994), S. 213. Suhrkamp

Nervenbahnen zu umfließen. Sie selbst bringt es am besten auf den Punkt, wenn sie sagt: „Gedankenkraft gibt Nervenkraft und Nervenkraft gibt Muskelkraft."

Das Vorbild von Sonja Wierk macht vielen Betroffenen Mut, dass auch bei fortgeschrittenen Krankheitsbildern Hoffnung auf Erfolg besteht.

Wenn man sagt, der Glaube könne Berge versetzen, so ist das ein Bild, um die Macht des Glaubens zu betonen. Wenn man jedoch sagt, durch Gedanken könne man das Gehirn neu strukturieren, indem man neue Verbindungen schafft, die es erlauben, ausgefallene Funktionen zu kompensieren, so ist das kein Bild und keine Übertreibung, sondern genau das, was sich in unserem Gehirn tagtäglich abspielt.

Überspitzt gesagt, wird davon ausgegangen, dass ein großer Teil der Bewegungsprogramme rein automatisch, reflexhaft abläuft und in den nicht zerstörten, unbewussten, niederen Ebenen anzusiedeln ist. Das heißt, die MS zerstört oder schädigt nur einen winzigen Part davon - allerdings mit erheblichen Folgen. Wenn es nun gelänge, bestimmte Bezirke in der Hirnrinde dazu zu bringen, neue Kontakte auszubilden und über „Umleitungen" zerstörte Verknüpfungen wiederherzustellen, dann wäre das ein Weg, der zumindest theoretisch möglich ist und mit unseren Kenntnissen in der Neurophysiologie übereinstimmt. Interessant ist in diesem Zusammenhang auch die Ansicht einiger Hirnforscher, das Bewusstsein bzw. die Aufmerksamkeit sei eng mit der Neuverknüpfung von Nervennetzen verbunden. Das heißt, je mehr neue Verknüpfungen hergestellt werden müssen, desto bewusster muss der Vorgang stattfinden, und je mehr „vorgefertigte" Netzwerke für eine bestimmte Bewegung oder Verhaltensweise vorliegen, desto automatisierter und unbewusster erledigen wir diese Aufgabe. Der Klaviervirtuose „denkt" nicht mehr über seine Fingerbewegungen nach.

Auf fünf Thesen gebracht, lautet die Gedankenkette:

1. Das gesamte Bewegungsprogramm ist auf der spinalen Ebene vorhanden und bei den meisten MS-Patienten intakt.
2. Die Hirnrinde ist nicht spezialisiert, d.h. bestimmte Bezirke können neue Aufgaben übernehmen.
3. Die Nervenzellen sind plastisch, es können neue Verknüpfungen hergestellt werden.

4. Der Erfolg der Verknüpfung ist von unserer Aufmerksamkeit (von der Intensität unserer Vorstellungen) abhängig.
5. Diese Intensität und die Disziplin hängen wesentlich von einer neu gewonnenen Wertschätzung unseres Körpers und unserer Lebensfreude ab.

Beide Methoden, sowohl die von Moshe Feldenkrais als auch die von Sonja Wierk verlangen ein hohes Maß an Selbstdiziplin und Konzentrationsfähigkeit. Eine der ganz wichtigen Voraussetzungen der SoWi Methode ist jedoch eine liebevolle Selbstannahme.

28.4 Was versteht man unter Neuroplastizität?

Heißt „Neuroplastizität", dass man sein Gehirn wie einen Klumpen Ton ummodulieren kann?

Seitdem Ramon y Cajal (spanischer Anatom) eine Methode erfand, die Hirnzellen so anzufärben, dass sie sich unter dem Mikroskop als reich verzweigte Bäume darstellen, sind wir in einem Irrtum befangen. Wir halten den starren Zauberwald, den wir unter dem Mikroskop sehen, für einen Ausschnitt aus dem wirklichen Gehirn. Aber wir mussten das Gehirn ja erst töten, bevor wir es in dünne Scheiben schneiden und anfärben konnten. Die Hirnrinde unter dem Mikroskop, die uns als erstarrter Zauberwald erscheint, gleicht dem lebendigen Gehirn wie die Eisblumen einer Sommerwiese.

Wenn wir uns unsere Augen mit mikroskopischer Schärfe ausgestattet denken und uns ein gläsernes Gehirn vorstellen, so würden wir überwältigt sein von dem wimmelnden Leben, das wir dort sähen und das eher mit einem Ameisenhaufen oder Dschungel zu vergleichen ist als mit einem Computerchip. Ständig sind Nervenzellen damit beschäftigt, fühlerartig Ärmchen in ihre Nachbarschaft auszustrecken und neue Kontakte zu knüpfen.

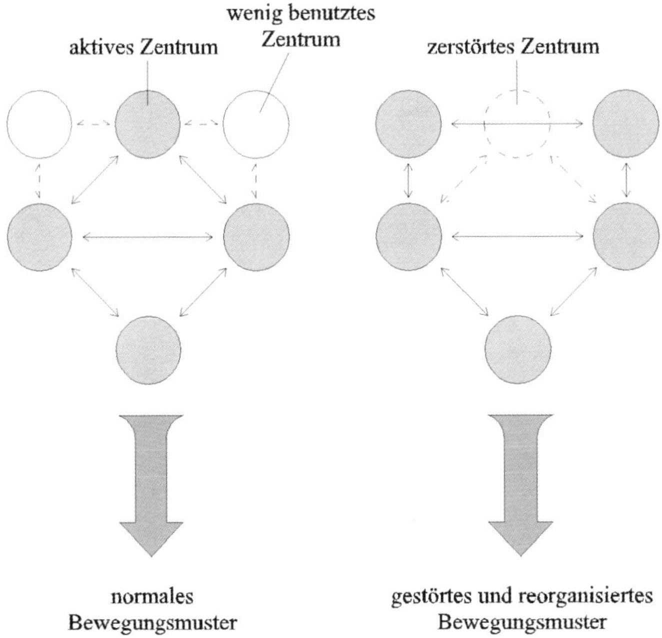

Abbildung 24: Dendritenverzweigungen

In welchem Ausmaß das passiert, hat der amerikanische Jesuitenpater Conel untersucht. In jahrzehntelanger Registrierarbeit hat er gleiche Bezirke der grauen Gehirnrinde von Säuglingen, die in verschiedenen Zeitabständen nach der Geburt verstorben waren, untersucht und in einem berühmten Atlas abgebildet. Darin wird in beeindruckender Weise deutlich, wie die Verknüpfungen zwischen den Nervenzellen immer dichter werden. Durch Conel wurde somit erstmalig bekannt, dass die ersten Lebensmonate einen entscheidenden Einfluss auf die Ausbildung des Gehirns haben. Der Neuverdrahtungsprozess wird allmählich zwar langsamer, ist aber bis ins hohe Lebensalter nachweisbar. Der umgekehrte Vorgang, das Kahlwerden der Nervenzellbäume, ist übrigens für die Alzheimersche Krankheit der charakteristische Befund.

Ihr Gehirn hat eine etwas andere Struktur bekommen, während Sie diesen Abschnitt gelesen haben. Es sind mindestens 1 Million neuer Verschaltungen entstanden, bei dem einen mehr, bei dem anderen weniger.

29 Therapie spezieller Symptome

29.1 Was gibt es gegen die Spastik?

Was kann ich gegen die Spastik machen? Ich nehme 4mg Sirdalud morgens, mittags und abends, habe aber das Gefühl, dass es immer schlechter wird.

Unbestritten an erster Stelle der Therapie der Spastik *(⇨ 27.1 Was ist eine „spastische“ Lähmung?)* stehen krankengymnastische Verfahren (z.B. Techniken nach Bobath, Vojta und PNF).

Bei den Medikamenten hat sich im pflanzlichen Bereich Cannabis am besten bewährt *(⇨ 30.11 Wie wirkt Cannabis bei MS?).*

Unter den chemischen Medikamenten ist Baclofen (Lioresal®) das Mittel der 1. Wahl. Es ist mit der Gammaaminobuttersäure (GABA) eng verwandt. GABA hemmt die Freisetzung erregender Neurotransmitter. Baclofen sollte wegen möglicher Auslösung epileptischer Anfälle oder Halluzinationen langsam aufdosiert und nicht schlagartig abgesetzt werden. Man beginnt im allgemeinen mit zweimal 5mg täglich. Die Maximaldosis beträgt viermal 20mg.

An 2. Stelle kommt das Tizanidin (Sirdalud®), welches vor allem gesteigerte Fremdreflexe dämpfen soll. Beginn mit dreimal 2mg täglich, langsame Steigerung auf maximal 24mg/Tag.

Alle anderen Medikamente wie Musaril®, Akatinol® und Dantamacrin® haben sich aus meiner Sicht bei der MS nicht bewährt.

Zu beachten ist, dass die medikamentöse Spastiktherapie auch zu viel des Guten sein und die Muskeln „zu weich“ machen kann, so dass wichtige Restfunktionen, wie z.B. das Umsetzen vom Rollstuhl auf die Toilette oder auch die Fortbewegung auf Wohnungsebene, beeinträchtigt werden können. Darum ist hier eine Absprache mit der Krankengymnastin dringend zu empfehlen.

Weiterhin zu bedenken ist, dass alle antispastischen Medikamente eine Reihe von Nebenwirkungen haben, wobei Müdigkeit *(⇨ 17.1 ✍ Warum bin ich immer so müde?),* Schwindel und Schwäche ganz im Vordergrund stehen.

Bei Patienten mit schwerster Spastik ist eine intrathekale Dauerinfusion zu erwägen. Baclofen, das in den Rückenmarkskanal eingebracht wird, wirkt 1.000- bis 2.000mal stärker als Baclofen in Tablettenform! Es kommen nur rollstuhlabhängige Patienten in Frage. Um die Wirksamkeit zu testen, injiziert man zunächst einmal 25-50 Mikrogramm Baclofen in den Rückenmarkskanal. Falls der Patient eine ausreichende Verminderung der Spastik verspürt, kann eine Baclofen-Pumpe (Kosten 5.000-8.000 €) implantiert werden.

Dieses Verfahren ist wegen der möglichen Nebenwirkungen und Komplikationen (Überdosierung, Katheterverschluss, Meningitis, Blutungen usw.) nicht unproblematisch.

29.2 Trigeminusneuralgie - Was kann ich gegen die Schmerzen tun?

Seit einem Monat habe ich mehrere Dutzend Mal am Tag kurze, aber sehr heftige Schmerzstöße in der linken Gesichtshälfte, die von der Nase zum Ohr hin ausstrahlen. Kein Medikament schlägt an. Ich bin ganz verzweifelt.

Die Trigeminusneuralgie kann schrecklich sein. Leider kommt sie bei MS-Betroffenen mehr als 100mal häufiger vor als in der Normalbevölkerung. Der Nervus trigeminus („Drillingsnerv") hat drei Äste, welche die Haut des Gesichts sensibel versorgen, der erste die Stirn, der zweite den Oberkiefer und der dritte den Unterkiefer. Im typischen Fall ist die Neuralgie (Nervenschmerz) dieses Nerven durch einseitige, blitzartig einschießende Schmerzen im Ober- oder Unterkieferbereich charakterisiert, aber es gibt auch Formen, bei denen ein Dauerschmerz im Vordergrund steht. Oft werden die Schmerzen durch Berührungen bestimmter Triggerzonen in der Mundschleimhaut oder in der Lippen- oder Nasengegend ausgelöst. Manche Patienten wagen deswegen kaum mehr zu essen oder zu sprechen.

Die Ursache der Beschwerden ist bei Menschen, die keine MS haben, eine Arterie, die parallel zu dem Nervus trigeminus verläuft. Im Laufe des Lebens schlängelt sich das Gefäß mehr und mehr, so dass einige Gefäßschlingen dem Nerven direkt aufliegen. Die Pulswellen, die von den Kontraktionen des Herzens ausgelöst werden, üben einen ständigen hammerschlagartigen Reiz aus, unter dem die Isolationsschicht des

Nerven schmilzt, was schon bei geringsten Berührungen im Gesichtsbereich zu Kurzschlüssen, den elektrisierenden Schmerzen, führt. In diesen Fällen kann die mikrovaskuläre Dekompression nach Jannetta sehr wirksam sein, bei der ein Kunststoffschwämmchen zwischen Nerv und Arterie geschoben wird, um den Nerv vor dem „Pulshammer“ zu schützen.

Leider muss bei der MS ein anderer Entstehungsmechanismus angenommen werden, da diese ja keine Erkrankung des peripheren Nerven ist. Die Ursache muss im langgestreckten Kerngebiet des Trigeminusnerven liegen, das sich vom Mittelhirn bis in das obere Halsmark erstreckt. Darum kommt die Jannetta-Operation bei der MS nur im Einzelfall in Frage, wenn ein erfahrener Neurochirurg erkennt, dass entgegen der Regel doch die Gefäßschlängelung eine Rolle spielt.

Im übrigen gilt bei MS-Patienten die perkutane Thermokoagulation als operative Therapie der Wahl. Dabei wird unter Kurznarkose eine Kanüle vom Kieferwinkel aus durch ein Loch in der Schädelbasis in die Trigeminuswurzel vorgeschoben. Am wachen Patienten wird dann die richtige Lage unter Bildwandlerkontrolle und Elektrostimulation mit Auslösung typischer Schmerzattacken korrigiert. Unter erneuter Kurznarkose werden dann die Schmerzfasern durch eine Hochfrequenz-Thermoläsion, also eine lokale Hitzeeinwirkung, ausgeschaltet. Das Problem ist 1., dass die Operation nicht immer erfolgreich ist, und 2., dass es, auch wenn sie zunächst die Beschwerden lindert oder behebt, in einem hohen Prozentsatz zu Rezidiven (Rückfällen) kommt. Eine gefürchtete Komplikation ist die Anaesthesia dolorosa, die „schmerzhafte Betäubung“. Das sind äußerst unangenehme Missempfindungen in dem Versorgungsgebiet des durch Hitze geschädigten Nervenastes, die dem Phantomschmerz nach Amputation vergleichbar sind und gegen die man therapeutisch machtlos ist.

Darum sollte man vor einem chirurgischen Eingriff alle medikamentösen Möglichkeiten ausschöpfen. Bei der weit überwiegenden Mehrzahl der Betroffenen kommt es hierunter entweder zu einem Verschwinden der Schmerzen oder zu einer ausreichenden Linderung. Ein wirkliches Problem sind die 10 oder 15% der Patienten mit therapieresistenten Beschwerden.

Das das übliche Stufenschema lautet:

Auf der ersten (naturheilkundlichen) Stufe wird eine Linderung der Beschwerden durch Akupunktur oder pflanzliche Schmerzmittel wie z.B. Phytodolor® Tinktur 3-4mal 20 Tropfen versucht. Trigeminusschmerzen sprechen nicht selten auch gut auf eine homöopathische Behandlung an. Hierfür gibt es allerdings keine allgemeine Empfehlung, weil die klassische Homöopathie ja im Gegensatz zur Schulmedizin nicht ein isoliertes Symptom, sondern dieses im Zusammenhang mit Ihrer ganz individuellen Konstitution, Ihrem Temperament und weiteren Symptomen behandelt. Die anthroposophische Medizin nimmt eine Mittelstellung zwischen Naturheilkunde und Homöopathie ein. Mehrere Patienten haben mir berichtet, dass sich ihre Trigeminusneuralgie unter Traumeel® S (u.a. Arnica, Calendula und Chamomilla in homöopathischer Dosierung) dreimal 1 Tablette zurückgebildet hat. Auch Cannabis kann im Einzelfall hilfreich sein.

Die zweite Stufe setzt auf Schmerzmittel wie Aspirin® (z.B. ASS + C-ratiopharm 2-3mal 1 Brausetablette täglich) oder Ibuprofen (2-3mal 400mg täglich). Hier gibt es einen Geheimtip. Das morphinähnliche Tramadol® wirkt bei der Trigeminusneuralgie oft nur dann, wenn man es in regelmäßigen Abständen einnimmt, wobei eine geringe Dosierung mit drei- oder viermal 5 Tropfen vor den Mahlzeiten ausreichen kann. Entweder man nimmt dann bei Bedarf 10 oder 20 Tropfen zusätzlich ein, oder man kombiniert es mit Aspirin® oder Ibuprofen. Aber beachten Sie, dass Tramadol® zur Abhängigkeit führen kann. Wenn die tägliche Dosis über längere Zeit (Wochen) höher liegt als 50 Tropfen, sollte man es absetzen.

Sollten die Schmerzen weiterhin bestehen, werden auf der dritten Stufe Medikamente eingesetzt, welche die Schmerzschwelle bzw. die Schmerzempfindlichkeit beeinflussen, sogenannte Schmerzmodulatoren. Dabei beginnt man in der Regel mit Amitryptilin (Saroten®) in einer Dosierung von z.B. 50-75 mg zur Nacht und steigert evtl. auf 25 mg morgens, 25 mg mittags und 75 mg abends (Nebenwirkungen: Müdigkeit, Schwindel und Mundtrockenheit). Alternativ kommen Betarezeptorenblocker, z.B. Dociton® beginnend mit 40mg täglich, in Frage (Blutdrucksenkung!). Es gibt auch Patienten, die unter Carbamazepin (Tegretal®, Timonil®) eine Besserung verspüren. Die Nebenwirkungen sind jedoch oft erheblich. Neben allergischen Reaktionen,

Blutbildveränderungen und Leberschäden kann es zu Schwindel, Müdigkeit, Muskelschmerzen und Magen-Darm-Beschwerden kommen. Hier muss man genau abwägen, ob der Nutzen die Nebenwirkungen bzw. die Gefährdung durch Komplikationen rechtfertigt.

Beim Versagen der medikamentösen Therapie ist es tröstlich zu wissen, dass die Schmerzen in fast allen Fällen periodisch auftreten, also Tage oder Wochen, seltener Monate anhalten, und dann von selbst (also auch ohne medikamentöse Behandlung) über Nacht verschwinden. Allerdings haben sie auch die Neigung, nach einem halben oder einem ganzen Jahr wiederzukehren.

29.3 Schon beim geringsten Harndrang muss ich rennen. Woher kommt das eigentlich?

Die für die MS besonders typische Blasenstörung ist der imperative, d.h. befehlende Harndrang: Man merkt, dass man Wasser lassen muss, muss dann aber sofort sehen, dass man zur Toilette kommt, weil man den Urin nicht lange halten kann. Es gibt ein so genanntes Crescendo der klinischen Symptomatik, das sich vom häufigen Wasserlassen, das noch normal sein kann, wenn man z.B. viel trinkt, über die überaktive Blase (imperativer Harndrang ohne Inkontinenz) bis hin zur Dranginkontinenz (imperativer Harndrang mit gelegentlicher Inkontinenz) erstreckt.

Die Ursache dieses häufigen MS-Symptoms sind meist Rückenmarksherde. Vereinfacht gesagt, wird die Blasenentleerung über zwei Zentren reguliert, von denen sich das eine ganz unten am Ende des Rückenmarks befindet (sakrales Blasenzentrum), das andere im Hirnstamm (pontines Blasenzentrum). Das sakrale Blasenzentrum funktioniert reflexartig, wenn sich eine bestimmte Urinmenge angesammelt hat, zieht sich die Blase, die mit einem schlaffen Gummiball zu vergleichen ist, zusammen. So funktioniert die Blasenentleerung beim Säugling. In der weiteren Entwicklung gerät die Blasenentleerung mehr und mehr unter die Kontrolle des pontinen Blasenzentrums. Es hemmt die Blasenentleerung so lange, bis sich eine günstige Gelegenheit ergibt. Beide Zentren sind durch Nervenbahnen verbunden, die im Rückenmark verlaufen. Werden diese durch MS-Herde unterbrochen oder beeinträchtigt, wird das sakrale Zentrum enthemmt: Die Blase wird überaktiv, und es kommt zum imperativen Harndrang.

29.4 Ich kann mein Wasser nicht richtig halten. Was kann ich dagegen tun?

Ich traue mich nicht mehr Einkaufen zu gehen, weil ich meine Blase nicht unter Kontrolle habe. Sobald ich auch nur einen geringen Druck auf der Blase spüre, muss ich sofort zur Toilette, weil ich sonst das Wasser nicht halten kann. Das ist mir sehr unangenehm. Was kann ich dagegen tun?

Da die nervöse Steuerung der Blasenentleerung überwiegend über den Parasympathicus läuft, also den Teil des vegetativen Nervensystems, der für Ruhe und Entspannung zuständig ist, kann man diesen durch ein Mittel, das den Parasympathicum hemmt, ein Parasympathicolyticum, ausschalten und somit den imperativen Harndrang vermindern. Mittel der Wahl ist Oxybutynin (z.B. Oxybutynin® 5mg, beginnend mit 3mal ½ Tablette). Wenn man nachts häufig heraus muss, nimmt man ½-1 Tablette vor dem Schlafengehen, oder wenn man ins Theater oder in ein Konzert will, kann man eine Stunde vorher 1 Tablette einnehmen. Man muss es selbst ausprobieren, welche Dosierung und welcher zeitliche Abstand am günstigsten sind. Leider können die Nebenwirkungen beträchtlich sein, z. B. Mundtrockenheit, beschleunigter Herzschlag, Kopfschmerzen und Müdigkeit.

Aber man kann es natürlich auch mit pflanzlichen Heilmitteln versuchen. Hier kommen Inconturina® SR Tropfen in Frage, das ist ein flüssiger Extrakt aus Goldrutenkraut. Die übliche Dosierung ist dreimal täglich 10-25 Tropfen, man kann sie aber auch nur bei Bedarf einnehmen. Sie können sowohl beim imperativen Harndrang als auch bei einer Blasenschwäche helfen.

Bedenken Sie jedoch immer, dass man Blasenstörungen nicht auf die leichte Schulter nehmen sollte. Darum ist immer eine urologische Abklärung empfehlenswert.

29.5 Ich habe das Gefühl, meine Blase wird nicht richtig leer.

Morgens nach dem Aufstehen habe ich Schwierigkeiten, Wasser zu lassen, und ich merke auch, dass ich keinen richtigen Druck auf der Blase habe. Tagsüber geht es. Wissen Sie ein Mittel dagegen?

Mit Blasenstörungen ist bei der MS nicht zu spaßen. Es gibt auf der einen Seite den imperativen (befehlenden) Harndrang *(⇨ 2.9 Was ist ein imperativer Harndrang?)*, daneben aber auch das Gegenteil, nämlich das Gefühl, das Wasser nicht richtig lassen zu können oder eine Schwäche des Harnstrahls.

Dahinter kann sich die sogenannte „Überlaufblase" verstecken. Sie ist relativ selten und kommt eigentlich nur in fortgeschrittenen Fällen vor. Ursache ist ein MS-Herd direkt im sakralen Blasenzentrum. Die Blasenfüllung wird nicht mehr wahrgenommen, die Restharnmengen sind sehr hoch, und die Blase entleert sich nur noch nach dem Überlaufprinzip. Durch den Restharn besteht die Gefahr eines Rückstaus des Urins in die Nierenbecken und damit ein hohes Infektionsrisiko. Ein Restharn ist ab 60 ml behandlungsbedürftig. Therapeutisch kommen Parasympathomimetika (z.B. Ubretid®, Doryl®, Dibenzyran®) in Frage, die den schlaffen Blasenmuskel stimulieren. Oft ist ein intermittierender Selbstkatheterismus nicht zu umgehen.

Bei niedrigem Restharn kann man es mit Granu Fink Kürbiskernen probieren, die man in jeder Apotheke erhält. Man nimmt 1-2 Esslöffel morgens und abends zerkaut oder gemahlen mit Flüssigkeit ein.

29.6 Tremor – Gibt es etwas gegen das Zittern?

Mein Neurologe hat gesagt, gegen mein Zittern gibt es nichts. Aber es stört mich sehr, vor allem das Zittern des Kopfes und der Hände. Nun kenne ich jemanden mit der Parkinsonschen Krankheit, der operiert worden ist, und seitdem kaum noch zittert. Kann eine Operation auch bei MS-Kranken helfen?

Zur Frage, ob eine stereotaktische Operation (gezielter Eingriff im Thalamus) in Frage kommt, sind drei Faustregeln hilfreich:

1. Tremor bei MS ist stereotaktisch schlechter zu beeinflussen als beim Parkinson-Syndrom.
2. Eine stereotaktische Operation empfiehlt sich eher beim einseitigen als beim beidseitigen Tremor.
3. Ein Tremor der Hand spricht besser auf einen solchen Eingriff an als ein Tremor, der den ganzen Arm und auch den Kopf betrifft.

Es spricht also leider wenig dafür, dass eine solche Operation im Fall der Fragestellerin erfolgreich sein wird. Da auch bei einem guten Operateur in mehr als 20% der Fälle mit bleibenden neurologischen Störungen durch den Eingriff zu rechnen ist, rate ich davon ab.

Welche medikamentösen Behandlungsmöglichkeiten gibt es?

An pflanzlichen Mitteln ist mir nur das Tremoforat®, ein Belladonna-Extrakt, bekannt, das bei leichten Tremorformen eine gute Wirkung haben kann. Man beginnt mit 3mal ½ Tablette täglich und steigert evtl. auf 3mal 1 Tablette.

Falls Tremoforat® wirkungslos bleibt, ist bei ausgeprägten Tremorformen die folgende Stufentherapie zu erwägen:

Man beginnt mit Beta-Rezeptorenblockern (z.B. Dociton®). Tagesdosen von 80mg können bei einzelnen Patienten bereits wirksam sein, meist sind jedoch 160-320mg täglich nötig. Es empfiehlt sich, die Dosis langsam zu steigern und nach längerer Anwendung langsam (d.h. über eine Woche) abzusetzen, da es sonst zu Herzjagen, Schwitzen und Unwohlsein kommen kann.

Spricht der Tremor auf Beta-Rezeptorenblocker nicht an, ist als nächste Stufe eine Therapie mit Primidon (z.B. Mylepsinum® 2mal 125mg täglich) oder Carbamazepin (z.B. Tegretal® 2-3mal 200mg täglich) möglich.

Als dritte und letzte Stufe wird von manchen Autoren die Kombination von Beta-Rezeptorenblockern und Primidon empfohlen.[56]

Leider muss man sagen, dass die Therapie des MS-Tremors oft unbefriedigend und der Nutzen im Verhältnis zu den Nebenwirkungen gering ist.

29.7 Woher kommt mein Haarausfall?

Im Juli wurde die MS-Diagnose gestellt. Ich bekam erst Cortison und jetzt Rebif. Seit einiger Zeit stelle ich fest, dass meine Haare büschel-

[56] I.J. Findley e.a. Primidone in essential tremor of the hands and head. J Neurol Neurosurg Psychiatry 1985;48:911-915

weise ausgehen. Das ist vielleicht für einige ein winziges Problem, aber für mich ist es eine Katastrophe.

Die MS selbst verursacht keinen Haarausfall, aber praktisch alle Medikamente, die zur Behandlung eingesetzt werden: an erster Stelle das Cortison und das Mitoxantron®, dann alle Betainterferone, aber vermutlich auch Glatirameracetat (Copaxone®), obwohl das nicht im Beipackzettel vermerkt ist. Oft gewöhnt sich der Körper an die Medikamente, und der Haarausfall hört nach einiger Zeit auf. Beim Cortison ist der Haarausfall praktisch immer reversibel, beim Mitoxantron auch. Ob das bei den Betainterferonen und bei Copaxone® auch immer der Fall ist, vermag ich nicht zu sagen.

Wenn Medikamente nicht die Ursache für den Haarausfall sind, können als Ursache z. B. auch hormonelle Störungen in den Wechseljahren bei Frauen und der sog. androgenetischen Haarausfall bei Männern (Geheimratsecken, bzw. Haarkranz am Hinterkopf, bzw. Glatze) in Frage kommen. Es ist auch eine ausreichende Vitamin- und Mineralstoffversorgung zu überprüfen.

Haare haben eine große symbolische Bedeutung. Volles Haar gilt als Symbol für Jugend, Kraft, Männlichkeit oder sexuelle Attraktivität. Kein Wunder, dass viele ihren Haarausfall geradezu als Katastrophe empfinden. Man sollte ihn als Arzt keinesfalls auf die leichte Schulter nehmen.

29.8 ☝ MS und Sex

Ich bin 28 Jahre und weiß seit einem gutem Jahr, dass ich MS habe. Wenn ich mit meinem Freund schlafe, komme ich nicht mehr zum Orgasmus. Früher war das schon der Fall. Wenn er mich so streichelt, dauert es, falls es funktioniert, ewig. Mich belastet die Sache ziemlich. Ich fühle mich als nicht normal, und nicht selten kommt es vor, dass ich deshalb zu heulen anfange.

Sexualität und MS – das ist ein schwieriges Thema. Ich möchte mich auf vier Thesen beschränken:

1. Wenn schon die meisten „Normalen“ sexuelle Probleme haben, dann ist es wahrscheinlich, dass die MS-Betroffenen noch in einem viel größeren Ausmaß darunter leiden.
2. Wenn ein MS-Betroffener über sexuelle Probleme klagt, dann sind sie a) schwerwiegend und haben b) praktisch immer einen organischen Hintergrund.
3. Wenn man es geschickt anfängt, kann eine eingeschränkte Sexualität das Liebesleben sogar bereichern.
4. In vielen Beziehungen ist die Unfähigkeit, miteinander zu reden, größer als die, miteinander zu schlafen.

Viele MS-Betroffene klagen im Verlauf der Erkrankung über sexuelle Probleme. Nach amerikanischen Untersuchungen sollen es 91% der Männer und rund 80% der Frauen sein. Die Zahlen sind sicher irreführend, denn Sexualstörungen sind ohnehin ein verbreitetes Phänomen. Das macht die Abschätzung schwer, welche „normal“ und welche direkt auf eine körperliche Ursache, also z.B. einen Rückenmarksherd, zurückzuführen sind.

Worüber männliche MS-Betroffene am häufigsten klagen, sind Schwierigkeiten, eine Erektion zu bekommen oder zu behalten, das Ausbleiben der Ejakulation und die eingeschränkte oder fehlende Fähigkeit, einen Orgasmus zu erleben. Die häufigsten Probleme bei Frauen sind ungenügende vaginale Feuchtigkeit, Ausbleiben der klitoralen Blutansammlung, Taubheit und schmerzhafte Gefühle im Genitalbereich. An zweiter Stelle stehen bei beiden Geschlechtern allgemeinere Symptome wie Schwäche, schnelle Ermüdbarkeit und Muskelverkrampfungen, welche den sexuellen Kontakt erschweren. Dazu kommen Selbstwertprobleme, MS-bedingte Partnerschaftskonflikte und Depressionen, welche die organisch bedingten Sexualstörungen weiter verstärken und zu einem Teufelskreis führen können.

Falls die Probleme organischer Natur sind, dann muss das kein Grund zur Verzweiflung sein. Die sexuellen Funktionen sind ja fast immer lediglich eingeschränkt, aber – und das ist wichtig - nicht aufgehoben. Der körperlichen Liebe stellen sich also gewisse Schwierigkeiten entgegen, das heißt aber keineswegs, dass sie zum Krampf oder zu einer sich immer wieder bestätigenden Niederlage werden muss. Etwas, was zu leicht erreicht wird, kann rasch langweilig werden, etwas, was schwierig ist, kann eine Herausforderung und erfüllender sein. Nicht zu Unrecht wird gesagt, dass Behinderte oft mit ihren Partnern ein vielseitigeres und phantasievolleres Sexualleben haben als mancher Nicht-Behinderte.

Es ist paradox: Wir schämen uns, mit dem einzigen Mensch, mit dem wir normalerweise sexuellen Kontakt haben, über unsere Sexualität zu reden. Es ist ein großer Irrtum, wenn man meint, ein Ehepaar, das zehn Jahre und länger miteinander verheiratet ist, könnte über alles miteinander sprechen. Meist ist es nicht möglich zu sagen: „Du, so wie wir das immer gemacht haben, das mag ich nicht. Lass es uns doch mal anders probieren." Schließlich will man seinen Partner nicht kränken. Nicht umsonst spielen Frauen den Männern einen Orgasmus vor, um ihnen, den Männern, eine Freude zu machen. Wenn sich die Frauen auch noch minderwertig vorkommen, weil sie behindert sind, dann wird alles nur noch schlimmer. Dazu kommt die Angst, dass irgendetwas schief läuft, dass man eine bestimmte Lage nicht einnehmen kann wegen der Spastik, oder dass einem ein Missgeschick mit der Blase passiert.

Einen Weg aus der Sprachlosigkeit zu finden, erfordert von beiden Partnern viel Geduld, Fingerspitzengefühl und gegenseitigen Respekt. Oft wird dabei fachkundige Hilfe von außen notwendig sein. Ein paar Anregungen um ins Gespräch zu kommen: der Austausch über ein Buch, das Gespräch mit anderen Betroffenen (beispielsweise in einer Selbsthilfegruppe), eine Partnerschaftsberatung in einer anerkannten Beratungsstelle, ein Kommunikations-Seminar für Paare. Folgende Bücher sind empfehlenswert: Michael Lukas Moeller: Worte der Liebe - Erotische Zwiegespräche, rororo Sachbuch 60433 und John Gray: Mars, Venus & Eros – Männer lieben anders, Frauen auch. Goldmann TB 16126. Ein „Klassiker" ist nach wie vor „Die Kunst des Liebens" von Erich Fromm.

Nicht selten gerät ein Sexualleben, das sowieso schon im Argen gelegen hat, wegen der seelischen Belastung durch die Erkrankung oder wegen an sich geringgradiger Beeinträchtigungen aus den Fugen. Dann hat die gestörte „normale" Sexualität einen höheren Anteil an der Störung als krankheitsbedingte Einschränkungen. Darum ist es wichtig, gerade dann, wenn körperliche Probleme hinzukommen, erst einmal das normale Sexualleben in Ordnung zu bringen.

Es gibt eine Reihe von sexuellen Mythen, die schon beim Gesunden viel Unheil anrichten – die müssen abgeschafft werden. Dazu gehört zum Beispiel die Behauptung: Ein Mann könne immer Geschlechtsverkehr haben. Das ist Quatsch. Masters und Johnson definierten in den siebziger Jahren, dass eine Impotenz im Sinne einer erektilen Dysfunktion dann vorliege, „wenn in mehr als 25% aller Versuche keine für einen befriedigenden Geschlechtsverkehr ausreichende Erektion erzielt wurde und aufrecht erhalten werden konnte." Das macht deutlich, wie normal es ist, wenn es mal „nicht klappt" und dass das überhaupt kein Grund zur Panik ist. Unter Ärzten gibt es den Spruch: „Die häufigste Ursache der Impotenz ist die Impotenz." Damit ist gemeint, dass viele Männer aus reiner Unwissenheit in einen Teufelskreis geraten, indem sie unrealistische Forderungen an sich stellen, denen sie überhaupt nicht genügen können. Sie fühlen sich grundlos als Versager, als Schlappschwanz, und je unsicherer sie werden, desto größer werden ihre Schwierigkeiten. Aus Scham versuchen sie sich zunehmend mit Ausreden vor jedem Geschlechtsverkehr zu drücken, und schämen sich natürlich auch, mit ihrer Partnerin darüber zu sprechen.

Der zweite Mythos setzt Sex mit Geschlechtsverkehr gleich. Das Eindringen des Penis in die Scheide ist für viele Menschen unabdingbarer Bestandteil des Geschlechtsverkehrs. Andere Spielarten der Sexualität werden höchstens als Vorspiel akzeptiert. Das Vorurteil hält sich hartnäckig, obwohl seit vielen Jahren in jedem Sex-Ratgeber oder in Illustrierten-Artikeln zu lesen ist, dass die meisten Frauen durch Geschlechtsverkehr allein nicht befriedigt werden. Wenn also der „normale" Geschlechtsverkehr nicht möglich oder eingeschränkt ist, heißt das also noch lange nicht, dass kein Sex mehr möglich ist.

Naura Hayden schreibt in ihrem Buch „Wie man eine Frau befriedigt" sehr offen, dass viele Frauen nur dann zum Orgasmus kommen, wenn sie sich selbst befriedigen oder beim Geschlechtsverkehr zusätzlich ihre Klitoris streicheln oder streicheln lassen. Demgegenüber sind viele Männer der Überzeugung, ein guter Sexualverkehr müsse mit großer Kraft und Geschwindigkeit durchgeführt werden. Naura Hayden spricht ironisch vom „big bang", der vielen Frauen eher eine Qual als eine Quelle der Lust sei. Im „Hite Report" (Hite Report - Das sexuelle Erleben der Frau, München 1977) sagten 70% der Frauen, sie hätten Schwierigkeiten, beim normalen Geschlechtsverkehr mit einem Mann zum Orgasmus zu kommen. Auch eine deutsche Untersuchung kommt zu ähnlichen Ergebnissen: 75% der Männer haben beim Geschlechtsverkehr normalerweise einen Orgasmus, bei Frauen liegt diese Quote nur bei 29%. Und fast zwei Drittel der befragten Frauen (63%) sind der Ansicht, dass Männer immer noch nicht wissen, welche sexuellen Wünsche Frauen überhaupt haben. 9 von 10 Männern sind andererseits davon überzeugt, eine Frau auch fast immer sexuell glücklich zu machen und befriedigen zu können.

Zu unnützem sportlichen Ehrgeiz führt der dritte Mythos: Frau und Mann müssen gleichzeitig zum Höhepunkt kommen. Wenn man lernt, die körperliche Liebe entspannter zu erleben, wird sie leichter und schöner.

Soweit zu den Irrtümern, die schon dem Gesunden die Freude an der Sexualität vergällen können. Ich komme nun zu den krankheitsbedingten Einschränkungen. Eine häufige Klage sind Missempfindungen und Gefühlsabschwächung im Genitalbereich. Meistens handelt es sich um vorübergehende Störungen. Einige sagen jedoch, es dauere seitdem länger, zum Orgasmus zu kommen, und es sei auch nicht mehr so schön wie früher. Andere trösten sich damit, dass Sex in zunehmendem Maß zu „Schmuse-Sex" werde; man brauche eben mehr Streicheleinheiten.

Bei eingeschränkter sexueller Erlebnisfähigkeit gibt es ein Rezept von dem berühmten französischen Kräuterdoktor Mességué:

Aufguss mit 1 Prise Bohnenkraut, 1 Prise Basilikum, 1 Prise Rosmarin, 1 Prise Anis und 1 Prise Salbei pro Tasse. Davon trinkt man jeden Abend eine Tasse vor dem Zubettgehen. (Eine Prise ist übrigens die Menge, die man zwischen Daumen und Zeigefinger halten kann, entspricht etwa 2-3 g getrocknete Blüten oder Blätter; und für einen Aufguss werden Blüten, Blätter, Wurzeln usw. mit kochendem Wasser übergossen, dann lässt man das Ganze einige Minuten lang ziehen.)

Gutes wird auch über Damiana Urtinktur berichtet: 30 Tropfen in ein halbes Glas Wasser, in kleinen Schlucken trinken. Damiana ist ein Strauch aus der Familie der Turneraceae. Zur Blütezeit werden die Blüten und Blätter gesammelt und getrocknet. Da es am besten über die Mundschleimhaut wirkt, soll man es möglichst lange im Mund behalten. Die Wirkung setzt etwa ¼ bis ½ Stunde nach Einnahme ein. Es ist ein Mittel, das vor allem von Frauen bevorzugt wird.

Männer versuchen es häufig mit Yohimbin. Der Yohimbebaum ist in Westafrika heimisch. In seiner Rinde befindet sich ein Alkaloid, das den Blutandrang im Glied steigern soll. In einer Doppelblindstudie kam es bei 21% der Behandelten zu einer vollständigen, bei weiteren 21% zu einer deutlich verbesserten Erektionsfähigkeit. Die durchschnittliche Dosierung beträgt 3mal 10mg täglich. Yohimbin gibt es übrigens auch als Gel, das in die Harnröhre eingebracht wird.

Das berühmteste chemische Medikament gegen Impotenz ist Viagra®. Viagra® (Sildenafil) führt zu einer anhaltenden Gliedsteife, indem es ein Hormon hemmt, dass den Abfluss des Venenblutes im erigierten Glied regelt. Es wirkt allerdings nur dann, wenn man auch geistig auf Liebe eingestellt ist. Nebenwirkungen können sehr unangenehme Kopfschmerzen und Sehstörungen sein. Todesfälle sind bisher ausschließlich bei älteren Menschen mit Herz-Kreislauferkrankungen vorgekommen. Viagra® ist rezeptpflichtig und muss selbst bezahlt werden. Eine Tablette (25mg) kostet zur Zeit etwa 10 €.

Man nimmt es eine Stunde vor dem Geschlechtsverkehr. Es gibt Tabletten zu 25, 50 und 100mg. Die meisten beginnen mit 50mg.

Am besten wirkt es auf nüchternen Magen.

Nebenwirkungen von Viagra®

- Kopfschmerzen
- Fluh (Rötung von Kopf und Oberkörper)
- Magenbeschwerden
- „laufende“ oder „verstopfte“ Nase, Schniefen
- Veränderung des Farbsehens (Dinge erscheinen nicht rosa, sondern blau).
- Vorsicht bei Herz-Kreislaufkrankheiten!

Ob die Rolle der Erektion bei der Liebe überschätzt wird, bleibt ein strittiges Thema. Soweit ich weiß, soll es Frauen geben, die es eher als Plage empfinden, wenn ihr Partner Viagra® einnimmt.

30 Sanfte Therapie

30.1 ☝ Was versteht man unter „sanfter“ Medizin?

Bei der sanften Medizin steht der hippokratische Grundsatz „nil nocere“, d.h. nicht zu schaden, ganz im Vordergrund. Anhänger der sanften Medizin sind in der Regel keine Gegner der Schulmedizin. Im Sinne des „Hauses der Medizin“ *(⇨ 30.18 Was ist das „Haus der Medizin“?)* versuchen sie erst einmal, ob sie ihre Krankheit nicht auf natürliche und unschädliche Weise überwinden können. Ich kenne das noch aus meiner Kindheit. Wenn ich eine fieberhafte Erkältung hatte, wurde ich heiß gebadet, in feuchte Tücher eingeschlagen, dann in eine Wolldecke eingehüllt und ins Bett gesteckt, wobei nur noch die Nasenspitze herausschaute. Ich bekam einen herrlich schmeckenden roten Saft, der „Rotbäckchen“ hieß, Zwieback und Lindenblütentee und frisch gepressten Orangensaft. Wenn ich hustete, wurde ein schwarzer Rettich ausgehöhlt und mit Kandiszucker gefüllt, und ich musste dann morgens, mittags und abends einen Löffel von dem sich über Nacht bildenden süßen Saft, einnehmen. Nach zwei oder drei Tagen war alles ausgestanden, ohne dass ein Arzt benötigt wurde oder ein Medikament zum Einsatz kam. Wenn jedoch alles nichts geholfen hätte, dann hätte meine Mutter sicher nicht gezögert, den Hausarzt anzurufen und mir ein fiebersenkendes Zäpfchen oder ein Antibiotikum zu geben. Wichtig ist bei der sanften Medizin das stufenweise Vorgehen: Erst versucht man es mit allgemeinen Maßnahmen: Ruhe, Schwitzen, Diät. Reicht das nicht aus, versucht man die eigenen Abwehrkräfte durch alte naturheilkundliche Hausrezepte zu unterstützen, und nur im Notfall greift man zu radikaleren Methoden. Das scheint mir eine vernünftige Vorgehensweise zu sein. Ich erinnere mich an einen japanischen Kommilitonen, der jedes Mal, wenn er meinte, es bahne sich eine Erkältung an, sich einen Cocktail aus 3 Tabletten Aspirin, einer Brausetablette Vitamin C und einem Beutel Penicillin zubereitete. Er war sehr ehrgeizig und meinte, es sich keinesfalls erlauben zu dürfen, ein oder zwei Tage auszufallen. Er schwor darauf, und ich habe ihn tatsächlich nie richtig vergrippt erlebt. Sein Verhalten ist das Gegenteil von sanfter Medizin. Die fragwürdige Wirkung wird teuer durch eine Schleimhautschädigung des Magens und eine Resistenzentwicklung von Bakterien durch unnötige und zu kurze Penicillingabe gefördert.

30.2 ☝ Was ist Ganzheitsmedizin?

Wenn man wie August Bier Schulmedizin und Naturheilkunde miteinander verbindet und dies mit einer psychosomatischen Sichtweise kombiniert, spricht man von Ganzheitsmedizin. Sie beruht auf 5 Grundprinzipien:

1. Die Ganzheitlichkeit, von der dieser Ansatz ihren Namen hat. Damit ist gemeint, dass Körper und Seele nicht zu trennen sind und zwischen ihnen ein kompliziertes Netz von Wechselbeziehungen existiert;
2. Es wird vom Patienten erwartet, dass er Mitverantwortung für seine Gesundung übernimmt;
3. Der Einzigartigkeit jedes Menschen wird eine hohe Bedeutung zugemessen;
4. Es wird von einer Selbstheilungskraft des Organismus ausgegangen, die mit Hilfe natürlicher Verfahren gefördert werden soll;
5. Es wird alles gemieden, was in irgendeiner Weise zu einer zusätzlichen Schädigung führen könnte, weshalb man auch von einer „sanften" Therapie spricht.

30.3 ☝ Sanfte Medizin - Was kann sie bei der MS tun?

Es gibt ein weitverbreitetes Vorurteil, naturheilkundliche Mittel seien nicht mehr als ein Plazebo und das Beste, was man über sie sagen könne, sei, dass sie ungefährlich seien. So romantisch die Vorstellung vom „Heilgarten der Natur" klingen mag, es gibt ihn wirklich. Jede siebente Pflanze ist eine Heilpflanze: Fingerhut zur Stärkung der Herzkraft, Colchicum, das Gift der Herbstzeitlosen, gegen Gicht, Kamillenextrakt gegen Entzündungen, Opium gegen Schmerzen, Johanniskraut gegen Depressionen, Gingko gegen Konzentrationsstörungen, Hanf gegen Muskelverspannungen, Baldrian und Melisse zur Beruhigung, Rosmarin zum Anregen, schwarzer Tee als harntreibendes Mittel, Lindenblütentee, um Fieber zu erzeugen, Eukalyptus-Öl gegen Erkältungen, Heublumensäckchen bei Rückenschmerzen und nicht zuletzt Rettichsaft gegen Husten.

Auch die meisten Mittel der Schulmedizin stammen aus der Natur, sind also pflanzlicher Herkunft oder von natürlicherweise im Körper vorkommenden Stoffen abgeleitet. Das trifft auch für das Cortison und die Betainterferone zu. Es gibt keinen großen Pharma-Konzern, der nicht große Summen in Forschungsexpeditionen in den Regenwald oder andere exotische Gebiete steckt, um noch unbekannte pflanzliche Wirkstoffe zu entdecken. Aspirin ist zum Beispiel der wichtigste Bestandteil des Weidenrindenextraktes und wird seit Jahrhunderten gegen Schmerzen eingesetzt.

Bei der MS hat die sanfte Medizin drei Anwendungsgebiete (Auf diese Medikamente gehe ich in den folgenden Kapiteln ein.):

1. „Sanfte" Medikamente, die den MS-Verlauf beeinflussen:
   - als Alternative zu Cortison: Phlogenzym® bzw. Mucozym® zur Behandlung des frischen Schubes ;
   - als Alternative zur Intervall-Therapie mit Immunmodulatoren: Antioxydantien-Cocktail;
   - andere Möglichkeiten, den chronischen Entzündungsprozess zu hemmen: Weihrauch, Nachtkerzenöl und Primrose-Ölkapseln.
2. Sanfte Medikamente, die MS-Symptome lindern:
   - Spastik: Eine Reihe von Patient(inn)en berichten, dass sie sehr gut mit Cefaplenat-Tropfen zurechtkommen. Das ist ein homöopathisches Heilmittel, das vor allem von Heilpraktikern verordnet wird. Es enthält u.a. Agaricus muscarius D4 (Fliegenpilz), Viscum album D1 (Mistel), Selenium D6 und Camphora D1. Je nach Wirkung nimmt man 3mal täglich 10-30 Tropfen ein. Oder: Cannabis - bei nächtlichen spastischen Krämpfen empfehlen Insider das folgende Rezept: 1 Teelöffel Honig über einer Kerzenflamme erhitzen und etwas Cannabisharz (kleiner als ein Stecknadelkopf) darin auflösen. Das Ganze in ein Glas grünen Tee mischen und vor dem Schlafengehen trinken. Das wirksamste schulmedizinische Medikament ist Baclofen (Lioresal®) 1mal 5mg bis 4ml 20mg/Tag.
   - Blasenstörungen: Bei imperativem Harndrang: Inconturina SR dreimal 10-25 Tropfen oder bei Bedarf. Wenn das nicht hilft,

kommt als schulmedizinisches Medikament Oxybutinin (Dridase®), ein Anticholinergikum, 3mal 2,5 bis 5 mg infrage. Bei Blasenschwäche oder Harnverhaltung: Granu Fink Kürbiskerne 1-2 Esslöffel morgens und abends zerkaut oder gemahlen mit Flüssigkeit. Beachte: Bei Blasenstörungen immer einen Urologen hinzuziehen. Besonders wichtig ist, auszuschließen, dass Restharn vorliegt! Dieser sollte nicht mehr als 50 bis 100 ml betragen.

- Schwindel: Cocculus D12 5 Globuli bei Bedarf, kann bis zu dreimal in einer halben Stunde wiederholt werden. Oder: Nux vomica D12 3mal halbstündlich 5 Globuli. Oder (wenn ein niedriger Blutdruck bekannt ist): Orthangin N forte Kapseln 1-3mal täglich eine Kapsel vor dem Essen, bzw. 1-2 Kapseln bei Bedarf. Oder: Korodin (Campher + Weißdorn) 3mal täglich 10 Tropfen auf einem Stück Zucker oder unverdünnt, bzw. bei akutem Schwindel alle 10 Minuten 5-10 Tropfen.

- Bei Konzentrations- und Gedächtnisstörungen: Gingko *(⇨ 18.2 Was kann ich gegen meine Gedächtnisstörungen tun?)*. Übliche Dosierungen sind z.B. Rökan® 3mal 20 Tr. täglich oder Tebonin® spezial 80 mg 1 bis 2 Filmtabletten pro Tag.

- Bei Müdigkeit: Ginseng, z.B. Ginsana® G 115 Tonic dreimal 1 Messbecher vor den Mahlzeiten jeweils für einen Monat Anfang Frühling und Anfang Herbst *(⇨ 30.14 Hilft Ginseng bei MS?)*. Neben Ginseng gibt es ein Geheimrezept: Arnica D3 10 ml, Cactus D1 10 ml und Crataegus D1 10 ml. Die Dosierung ist sehr individuell. Die einen nehmen aus jedem Fläschchen dreimal täglich 3 Tropfen, andere z.B. dreimal täglich 1 Tr. Arnica, 2 Tr. Cactus und 5 Tr. Crataegus. Man muss ausprobieren, mit welcher Kombination man am besten hinkommt.

- Bei Verstopfung: 3-5 Backpflaumen über Nacht in Wasser einweichen und morgens zum Frühstück essen. Oder: 1 EL Flohsamen in einer Schale mit Wasser quellen lassen. Entweder so essen (geschmacklos) oder in Joghurt rühren. Oder: ½ bis 1 Glas Sauerkrautsaft morgens zum Frühstück (in hartnäckigeren Fällen). Oder Agiolax® Granulat (Plantago-ovata-Samen, Tinnevilly-Sennesfrüchte) abends nach dem Essen und je nach Bedarf auch morgens vor dem Frühstück 1 Teelöffel Granulat unzerkaut mit reichlich Flüssigkeit hinunterschlucken. In hartnäckigen Fällen: Movicol® 1-3 Beutel täglich oder ein Microklist®.

- Bei sexuellen Problemen: Damiana Urtinktur (wird von Frauen bevorzugt): 30 Tr. In ein halbes Glas Wasser, in kleinen Schlucken trinken. Wirkt am besten über die Mundschleimhaut, darum möglichst lange im Mund behalten. Die Wirkung setzt etwa ¼ bis ½ Stunde nach der Einnahme ein. Gegen Impotenz und Frigidität gibt es auch ein Rezept von dem berühmten französischen Kräuterdoktor Mességué: Aufguss mit 1 Prise Bohnenkraut, 1 Prise Basilikum, 1 Prise Rosmarin, 1 Prise Anis und 1 Prise Salbei pro Tasse. Davon trinkt man jeden Abend eine Tasse vor dem Zubettgehen. (Eine Prise ist die Menge, die man zwischen Daumen und Zeigefinger halten kann, entspricht etwa 2-3 g getrocknete Blüten oder Blätter; und für einen Aufguss werden Blüten, Blätter, Wurzeln usw. mit kochendem Wasser übergossen, dann lässt man das Ganze einige Minuten lang ziehen.)

3. Sanfte Medikamente bei Begleiterkrankungen:

- Bei drohenden Erkältungen gibt es als anthroposophisches Medikament Agropyron: alle 2 Stunden 5 Globuli unter der Zunge zergehen lassen. Oder: Meditonsin® Lösung (Aconitum D5, Atropinum sulfuricum D5, Mercurius cyanatus D8) stündlich 5-10 Tropfen. Oder: Echinacin® Saft (Purpursonnenhutkraut) dreimal 1 Teelöffel.
- Bei Infektionen der oberen Luftwege: Japanisches Heilpflanzenöl (Menth. Jap.). Zur Inhalation 2-3mal täglich 3-4 Tropfen in heißes Wasser geben und die Dämpfe einatmen.
- Bei Reizhusten und Heiserkeit ist oft Isla-Mint wirksam: mehrmals täglich 1-2 Pastillen im Mund zergehen lassen.
- Bei fieberhaften Erkältungen: Kneipp® Erkältungs-Tee (Lindenblüten, Holunderblüten und Thymian). 1 Beutel mit siedendem Wasser übergießen und abgedeckt ca. 10 Minuten ziehen lassen. Mehrmals täglich eine Tasse frisch zubereiteten Tees trinken.

- Bei Harnwegsinfekten: Cystinol® Lösung (Fol. Betulae, Herba Equiseti, Herba Solidaginis virgaureae; Fol. Uvae ursi) dreimal täglich 1 Messkappe voll nach den Mahlzeiten mit reichlich Flüssigkeit einnehmen.
- Bei Depressionen: Johanniskraut, z.B. Felis® 2-3mal täglich 1 Drg à 250mg.
- Bei Schlafstörungen: Baldrian, z.B. Baldriparan® N stark 1-2 Drg. vor dem Schlafengehen.

30.4 MS und Homöopathie?

Meine MS begann vor 10 Jahren. In den ersten zwei Jahren hatte ich drei Schübe. Dann bin ich auf Empfehlung eines Bekannten zu einem Heilpraktiker gegangen. Der hat sich lange mit mir unterhalten und mir dann Gelsemium D6 fünf Tropfen täglich empfohlen. Seitdem bin ich schubfrei, und die Krankheit hat sich auch sonst nicht verschlechtert. Warum wird die Homöopathie von den Ärzten so schlecht gemacht? Schreiben Sie doch mal, was Sie davon halten. Ich denke, das würde viele sehr interessieren.

Vieles in meiner „ganzheitlichen" Einstellung zur Medizin verdanke ich meinem verehrten Lehrer Max-Otto Bruker, in dessen Klinik ich vor langen Jahren einmal arbeiten durfte, als ich vorübergehend aus der Schulmedizin ausgebrochen war. Obwohl Bruker homöopathische Medikamente verordnete, weiß ich nicht genau einzuschätzen, wie er dazu stand. Als ich ihn einmal fragte, antwortete er mir auf seine Art: „Wenn ich noch einmal geboren würde und der liebe Gott gäbe mir die Möglichkeit zwischen der Kunst der Arzneimittelkunde und der Kunst des Wortes zu wählen, ich würde mich für die letztere entscheiden." Und so war es auch. Bruker heilte durch seine Ausstrahlung und seine besondere Fähigkeit, Dinge drastisch auszudrücken. Ich erinnere mich noch daran, wie wir einmal bei einer jungen Frau Visite machten, die unter nervösen Herzbeschwerden litt, und er sie zum Fenster führte, nach unten auf den Platz vor der Klinik zeigte und sagte: „Stell dir vor, da unten fährt ein Auto im Zickzack über den Parkplatz. Was meinst du? Ist der Motor kaputt? Nein, der Fahrer ist besoffen! Und genau so ist es mit deinem Herzen. Das Steuerungssystem ist überlastet, aber das Herz selbst ist ganz in Ordnung."

Neulich sprach mich eine Patientin nach einem Vortrag an und erzählte mir über ihre Erfahrung mit der Homöopathie. Der Homöopath hatte sie lange befragt und so waren sie auch auf ihren Vater zu sprechen gekommen, der kurz nach der Flucht aus Pommern gestorben war. Sie hatte ihm unter anderem erzählt, dass sie sich damals als junges Mädchen nicht überwinden konnte, von dem Toten, der in der Friedhofskapelle aufgebahrt lag, Abschied zu nehmen. Der Arzt verordnete Natrium muriaticum in einer hohen Potenz. Das ist einfach Kochsalz und zwar so verdünnt, dass kaum mehr ein Molekül in dem Fläschchen vorhanden sein konnte. Sie nahm davon drei Tropfen zur Nacht. In der dritten Nacht träumte sie, ihr Vater sitze draußen im Garten auf der Bank, wo er immer gesessen habe. Sie ging zu ihm, sie sprachen miteinander, und sie nahm Abschied von ihm. Seitdem sei ihre MS zum Stillstand gekommen.

Ich will diese Geschichte, so anrührend sie sein mag, nicht überbewerten, aber sie bringt sehr schön zum Ausdruck, dass in der Homöopathie nicht nur das Medikament allein wirkt.

30.5 Wie wirkt die Homöopathie?

Es gibt vier Prinzipien der Arzneiwirkungen:

1. Substitution (Ersatz fehlender Stoffe, z.B. bei der Eisenmangelanämie);
2. Kompensation (z.B. Entlastung des Herzens durch Diuretika bei Herzinsuffizienz);
3. Suppression (z.B. Unterdrückung überschießender Reaktionen durch Cortison); und
4. Regulation (z.B. Steuerung krankhafter Prozesse durch Hyposensibilisierung mit minimalen Allergendosen).

Die Homöopathie beschränkt sich auf die Regulation. Im lebendigen Organismus wird das Gleichgewicht der lebensnotwendigen Prozesse durch innere und äußere Reize reguliert. Wenn die Regulationsfähigkeit im kranken Organismus eingeschränkt ist, kann sie durch individuell abgestimmte Arzneien gesteuert werden. Darum ist es eine unbedingte Voraussetzung für die Homöopathie, dass die Regulationsfähigkeit des Organismus erhalten ist. Sie kann keine fehlenden Stoffe ersetzen und dekompensierte Organsysteme nicht ausgleichen. Deshalb muss der homöopathische Arzt seine Grenzen kennen und wissen, wann eine allopathische (konventionelle) Behandlung angezeigt ist.

Die Kernthese der Homöopathie lautet, dass eine geringe Menge einer Substanz genau die Krankheit heilt, die sie in größeren Mengen verursacht.

Auf den ersten Blick sieht es so einleuchtend aus, dass man einen kranken Menschen heilen will, indem man dem, was ihn krank gemacht hat, entgegenwirkt - so wie man ein Feuer mit Wasser löscht. Die Homöopathie sieht das genau anders herum. Ihr Begründer, Samuel Hahnemann, war ein Zeitgenosse Goethes. Nach seinem Medizin- und Chemiestudium eröffnete er eine Praxis für Allgemeinmedizin in Dresden und lernte den Alltag des Arztes kennen: Aderlässe, Blutegel, Schröpfköpfe, Klistiere, Brechmittel und den Gebrauch „heroischer Arzneigemische" aus Arsen, Blei und Quecksilber. Aber er hatte nicht das Gefühl, heilen zu können. Die Nebenwirkungen übertrafen die Erfolge. Als er Vater wurde und seine Kinder durch ernsthafte Erkrankungen bedroht wurden, musste er die quälende Erfahrung machen, ihnen nicht helfen zu können, wurde von Skrupeln geplagt und gab seine Praxis auf.

In dieser Zeit entwickelte er die Homöopathie aus einer einfachen Überlegung. Das Ungleichgewicht ist nicht das Wesen der Krankheit, sondern bereits ein Gegensteuern des Körpers. Da der Körper selbst bereits gegen die Krankheit kämpft, muss er in seinem Kampf unterstützt werden. Die Krankheitssymptome sind also Selbstheilungsversuche. Und wenn man es so sieht, dann ist es klar: man darf ihnen nicht entgegenwirken.

Das Besondere ist, dass nach dieser Auffassung die Krankheit nicht als ein außer Kontrolle geratener Betriebsunfall, sondern als Gesundungsprozess aufgefasst wird, der durch winzige Mengen des Stoffes, der die Krankheit ausgelöst hat, unterstützt und angeregt werden soll.

Drei Prinzipien liegen der Homöopathie zugrunde:

1. Prinzip: Was eine Arznei bewirken kann, wird durch Arzneimittelprüfungen an gesunden Versuchspersonen erforscht.

2. Prinzip (Ähnlichkeitsregel): „Jedes wirksame Arzneimittel erregt im menschlichen Körper eine Art von eigener Krankheit. Man ahme die Natur nach und wende in der zu heilenden ... Krankheit dasjenige Arzneimittel an, welches eine andere, möglichst ähnliche künstliche Krankheit zu erregen imstande ist, und jene wird geheilt werden; similia similibus (Ähnliches durch Ähnliches)." (Hahnemann 1796)

3. Prinzip: Je mehr man das Arzneimittel verdünnt, desto wirksamer ist es. Darum spricht Hahnemann auch nicht von Verdünnung, sondern Potenzierung.

Je besser ein Therapeut die Kunst der Arzneifindung beherrscht, desto größer wird der Wirkungsbereich dieser Methode.

30.6 Wer darf die Bezeichnung „Homöopath" tragen?

Leider gibt es eine Begriffsverwirrung, welche dem Ansehen der Homöopathie schadet. Es gibt nämlich zwei Arten von Homöopathen.

Wenn ein Arzt die Zusatzbezeichnung „Homöopathie" führen will, dann muss er ein normales Medizinstudium absolviert haben und approbiert sein. Darüber hinaus ist eine Weiterbildung erforderlich, die von der Bundesärztekammer folgendermaßen festgeschrieben ist:

1. Mindestens zwei Jahre klinische Tätigkeit in einem beliebigen Krankenhaus.
2. Drei Wochenkurse in Homöopathie zu je 40 Stunden oder ein Dreimonatskurs.
3. Anderthalb Jahre theoretische und praktische Beschäftigung mit dieser Heilmethode unter Anleitung eines ermächtigten homöopathischen Arztes oder ein halbes Jahr Weiterbildung an einem anerkannten homöopathisch geleiteten Krankenhaus.

Im Gegensatz dazu dürfen sich nichtärzliche Therapeuten in Deutschland als „Homöopathen" bezeichnen, deren Ausbildung nicht von einer zentralen Stelle geregelt oder überwacht wird. Diverse Schulen bieten individuelle Programme zur Aus- und Fortbildung an. Daher ist es unbedingt erforderlich sich z. B. durch Fragen oder Empfehlungen ein Bild von der Qualifikation des Praktikers zu machen.

30.7 Traditionelle Chinesische Medizin und MS

Wissen Sie etwas über Akupunktur und Chinesische Kräuter bei MS? Oder ist das Unfug?

Ich weiß nur wenig über die Traditionelle Chinesische Medizin (TCM), aber einige meiner Patienten berichten mir über positive Erfahrungen.

Die TCM ist ein sehr altes System der Medizin. Sie geht davon aus, dass Krankheit ein Ungleichgewicht in den Energiekreisläufen des Körpers ist und bemüht sich daher, mittels Akupunktur, Kräutern und bestimmter Ernährungsprinzipien das Gleichgewicht wieder herzustellen. Ich weiß nicht, ob bestehende Nervenschäden behoben werden können, halte das aber aus meiner westlichen Sicht für sehr unwahrscheinlich. Mir wurde von Patienten berichtet, dass sich die Behandlung langfristig sehr positiv auf ihren Gesamtzustand ausgewirkt habe; sie seien widerstandsfähiger geworden und hätten sich insgesamt besser gefühlt. Das deutet darauf hin, dass durch die TCM eine günstige Beeinflussung des Krankheitsverlaufs möglich ist.

Wie bei den Praktizierenden der Homöopathie ist es auch hier wichtig, sich über die Kenntnisse und Fähigkeiten des Arztes oder Heilpraktikers zu informieren.

30.8 Helfen Enzyme beim frischen Schub?

Ich nehme seit mehreren Jahren regelmäßig Phlogenzym® ein und habe seitdem keine Schübe mehr. Jetzt habe ich gehört, dass es eine Studie geben soll, die zeigt, dass Enzyme wirkungslos sind. Soll ich sie nun weiter nehmen oder nicht?

Ich lehne die Cortisontherapie des frischen Schubes nicht grundsätzlich ab, bin aber etwas zurückhaltend, da ich überzeugt bin, dass sich die meisten MS-Schübe auch ohne Cortison genauso gut zurückbilden, wenn es auch ein paar Tage länger dauert.

Bei dieser Vorgehensweise ergibt sich jedoch für den Arzt das Problem, was er anstelle von Cortison verordnen soll. Viele Patienten sind verständlicherweise beunruhigt und wollen nicht einfach abwarten, sondern bestehen darauf, dass etwas getan wird, um den Schub abzumildern oder zu verkürzen.

Ich glaube zwar, dass Ruhe und Entspannung das einzig Richtige sind, habe aber große Schwierigkeiten, mich dem Wunsch meiner Patienten zu verschließen, zusätzlich etwas Medikamentöses, möglichst auf naturheilkundlicher Basis, zu verordnen.

Lange Zeit wusste ich nicht, was das sein könnte. Da erzählte mir vor 11 oder 12 Jahren eine Patientin, dass sie jeden ihrer Schübe mit Enzymen behandle und dabei die besten Erfahrungen gemacht habe. Darauf hin begann ich, meinen Patienten auch Enzyme zu empfehlen. Ich hielt das Medikament für ein harmloses Plazebo, war aber in der Folgezeit überrascht, wie gut es bei vielen Patienten anschlug, so dass oft auf eine Cortisontherapie verzichtet werden konnte. Aus dieser Erfahrung heraus stehe ich zu der Enzymtherapie, obwohl mich der Wirkungsmechanismus nicht überzeugt, und obwohl ich weiß, dass sich die meisten Schübe nicht wegen der verordneten Medikamente, sondern allein durch die Selbstheilungsvorgänge im Körper zurückbilden.

Tatsächlich hat man jetzt versucht, die Wirkung der Enzymtherapie bei der MS auch in einer Doppelblind-Studie, der sog ESEMS-Studie, nachzuweisen. Diese Studie wurde mit Phlogenzym® durchgeführt, vor allem wohl deshalb, weil Phlogenzym die Wirkstoffe Bromelain und Trypsin in doppelter Konzentration enthält und deshalb leichter einzunehmen ist.

Die Ergebnisse liegen nun vor. 289 Patienten haben teilgenommen, die mindestens zwei Schübe seit Krankheitsbeginn oder einen Schub während des letzten Jahres vor Beginn der Studie erlitten hatten. 145 Patienten erhielten Phlogenzym, 144 ein Scheinpräparat (Plazebo). Nach zwei Jahren konnte ein statistischer signifikanter Unterschied zwischen Phlogenzym und Plazebo weder für den Behinderungsgrad noch für die jährliche Schubrate nachgewiesen werden. Es war also egal, ob die Patienten Enzyme oder ein Plazebo eingenommen hatten. Interessant war jedoch, dass es in beiden Gruppen zu einer Reduktion der Schubzahl um 1/3 gekommen war.

Trotzdem werde ich die Enzyme weiterhin als das Medikament der ersten Wahl bei frischen Schüben verordnen. Das mag manchem vielleicht merkwürdig erscheinen, denn eine „richtige“ Wirkung scheint ja widerlegt zu sein. Ich muss jedoch gestehen, dass mir immer unklarer wird, was genau unter einem Plazeboeffekt verstanden wird. Üblicherweise wird behauptet, dass ein Plazebo wirkt, obwohl nichts drin ist, was wirken kann. Eigentlich ist das ein Widerspruch in sich. Denn wenn es tatsächlich nicht wirken kann, dann wirkt es auch nicht, und wenn es wirkt, dann ist die Annahme, dass es nicht wirken kann, falsch.

Somit zeigt auch diese Studie wieder einmal, wie heilsam allein die Hoffnung sein kann (aber auch das oft unterschätzte Gefühl des Patienten unter den Studienbedingungen ernstgenommen und gründlich betreut zu werden). Sollen wir deshalb die Hoffnung oder das, was sie weckt und stärkt, lächerlich machen? Außerdem macht das Ergebnis dieser Studie deutlich, welche Rolle der Plazeboeffekt bei den Beta-Interferon-Studien gespielt haben muss, denn die meisten wussten ja aufgrund der Nebenwirkungen, ob sie das teure „richtige" Medikament bekamen oder nicht.

Im frischen Schub (aber auch bei Reaktivierungen) empfehle ich, mit 3mal 3 Tabletten Phlogenzym zu beginnen. Je nach Besserung der Symptomatik sollte die Reduktion in eigener Regie erfolgen. Typisch ist ein Ausschleichen in dreitägigen Abständen auf 3mal 2 und 3mal 1 Tablette Phlogenzym. Häufig wird der Fehler gemacht, Phlogenzym kurz vor, zu oder nach den Mahlzeiten einzunehmen. Da es sich um Eiweiße handelt, konkurrieren sie bei der Resorption mit den Nahrungseiweißen. Darum sollte man Phlogenzym *zwischen* den Mahlzeiten einnehmen.

Ob eine Dauertherapie sinnvoll ist, vermag ich nicht zu sagen. Ich gehe eher davon aus, dass ein Medikament seine Wirkung verliert, wenn man es zu häufig einnimmt.

30.9 ☝ Was ist der Antioxydantien-Cocktail?

Gibt es in der „sanften Medizin" eine Alternative zu den Betainterferonen? Etwas, das davor schützt, neue Schübe zu bekommen?

Ja. Die sanfte Alternative zu den Immunmodulatoren ist der sogenannte „Antioxydantien-Cocktail". Seine Wirkung wird so erklärt:

Das Gehirn verbraucht 20% des im Blut transportierten Sauerstoffs, obwohl es gewichtsmäßig nur 2% des Körpers ausmacht.

Es wird also unverhältnismäßig viel Sauerstoff verstoffwechselt und dementsprechend entstehen auch viele Sauerstoffradikale (aggressive

Sauerstoffatome, die ein Elektron zu wenig haben). Außerdem ist bei psychologischem Stress die Produktion von freien Radikalen erhöht. Wenn Myelin mit einem Sauerstoffradikal in Berührung kommt, wird eine Kettenreaktion in Gang gesetzt, die von Fettmolekül zu Fettmolekül springt und damit zur Entstehung schwerer Membranschäden beitragen kann. Ursache der Kettenreaktion ist, vereinfacht gesagt, das fehlende Elektron, das von den freien Radikalen gestohlen wird. Dies wird durch Vitamin E ersetzt und der Zerstörungsvorgang damit beendet. Das Elektron, das dem Vitamin E nunmehr fehlt, wird vom Vitamin C ersetzt. Danach ist es wieder einsatzfähig.

Aufgrund dieser Überlegungen, die wissenschaftlich nur ungenügend bestätigt sind, nehmen viele Patienten mit MS als Dauermedikation den folgenden „Cocktail" ein:

- Vit E 200-400 mg/Tag
- Vit C 1 gestrichener Teelöffel/Tag
- Selen 50-100 Mikrogramm / Tag
- Zink 5-10 mg/Tag.

Selen ist ein Mineral, das in der Glutathion-Oxydase, einem antioxydierenden Enzym vorkommt. In einigen Studien wurde gefunden, dass MS-Patienten eine erniedrigte Konzentration von Selen im Blut haben. Obwohl diese Befunde umstritten sind, werden zu den Vitaminen E und C häufig 50 bis 100 Mikrogramm Selen eingenommen. Dasselbe gilt für Zink. Die tägliche Dosis sollte 5 bis 10 mg nicht übersteigen.

Wie geht man praktisch vor? Im Supermarkt bekommt man 100 g Ascorbinsäure (Vitamin C) für 1.85 €. Dort gibt es auch z.B. A-Z Aktiv 40 Tabletten für 4.99 €. Diese enthalten u.a. Vitamin E 10 mg, Selen 30 Mikrogramm und Zink 5 mg. Ich würde davon zweimal 1 Tablette einnehmen und dazu eine Tablette Vitamin E zu 300 mg.

30.10 Sind B-Vitamine bei der MS sinnvoll?

Seit mehr als 20 Jahren habe ich jedes Jahr bei meinem Hausarzt eine Medivitan-Kur über eine Woche gemacht. Jetzt ist er leider im Ruhestand. Sein Nachfolger weigert sich, die Behandlung fortzusetzen, obwohl ich seit der ganzen Zeit schubfrei bin. Er hält das Medivitan für ein Plazebo. Aber kann das wirklich sein, wenn es mir doch hilft?

Medivitan® war früher ein beliebtes Vitamin-B-Präparat, das man intramuskulär spritzte. Es enthält 1000 Mikrogramm Vit. B12 und 5 mg Vit. B6. Ich kenne viele MS-Patienten, die auf ihre Medivitan-Kuren schworen. In der Regel bestand eine Kur, die sie einmal pro Jahr durchführen ließen, aus 3, 6 oder 9 aufeinanderfolgenden Spritzen.

Die Beliebtheit der B-Vitamine bei MS-Patienten hat wahrscheinlich einen historischen Grund. Anfang des 20. Jahrhunderts gab es eine Krankheit, die häufig mit der MS verwechselt wurde, die funikuläre Myelose. Dies ist eine Rückenmarkserkrankung, die ganz ähnliche Symptome wie die MS erzeugen kann. Sie ist die Folge eines Vitamin-B12-Mangels und trat oft zusammen mit der perniziösen Anämie auf. „Perniziös" heißt „bösartig", und die Krankheit war auch bösartig, solange man ihre Ursache nicht kannte. Als sich dann herausstellte, dass es sich um einen Vitamin-B12-Mangel handelte, war das einer der ganz großen Triumphe der Medizin. Ganz unbewusst steckt vermutlich in vielen die Hoffnung, irgendwann einmal könnte es sich herausstellen, dass auch die MS nichts anderes ist als eine Mangelerkrankung, dass man sie also ganz einfach durch die Zufuhr von bestimmten Vitaminen, Selen, Zink oder anderen Spurenelementen heilen kann.

Jedenfalls stehen die B-Vitamine seit jener Zeit in dem Ruf, „Nervennahrung" zu sein und werden bei allen Nervenerkrankungen, bei denen man sonst nicht viel tun kann, gern verordnet, zum Beispiel bei Polyneuropathien oder bei den „unruhigen Beinen". Eine häufige Dosierung ist: Vitamin B-Komplex forte-ratiopharm® (Vit. B1, B2, B6 und B12) 2-3mal 1 Drg. täglich.

Ein anderer Aspekt ist der folgende: Es soll eine enge Verbindung zwischen einer niedrigen Konzentration an Folsäure und Vitamin B12 und der Alzheimer-Krankheit bestehen. Insofern könnten B-Vitamine möglicherweise einem Abbau der Hirnleistung vorbeugen.

30.11 Wie wirkt Cannabis bei MS?

Was halten Sie von Haschisch? Stimmt es, dass es bei der MS nicht nur die Spastik bessert, sondern auch die Krankheitsaktivität bremst?

Meinen ersten Kontakt mit Haschisch hatte ich auf Bitten eines Freundes, der an einem Lungenkrebs erkrankt war und hochdosiert mit Zytostatika behandelt wurde. Er hatte nicht nur Haarausfall, sondern litt auch an schwerster Übelkeit mit Erbrechen. Als ich ihn besuchte, erkannte ich ihn kaum, der an sich schon zierliche Mann war zum Skelett abgemagert, hohlwangig, kahlköpfig mit übergroßen Augen. Er erzählte mir, er habe gehört, dass Haschisch ein gutes Mittel gegen die durch Krebsmittel verursachte Übelkeit sei. Ich versprach, es ihm zu besorgen. Ich erstand dann für 100 DM braungrünes Harz, und seine Frau backte Mandelplätzchen daraus. Es war wie ein Wunder: Die Plätzchen halfen schlagartig, und mein Freund überstand die weiteren Zytostatika-Zyklen ohne besondere Beschwerden. Dieses Erlebnis hat mich überzeugt, dass Haschisch ein wichtiges Medikament ist.

Die Hanfpflanze (Cannabis sativa) wird seit Jahrtausenden als Heilmittel verwendet. Von Bedeutung sind vor allem die Verringerung von Krämpfen und körperlichen Verspannungen und die Hemmung von Übelkeit und Erbrechen. Letzteres ist ein großer Segen für Tumorkranke unter Chemotherapie. Der Hauptinhaltsstoff von Cannabis ist Dronabinol (chemisch korrekt Tetrahydrocannabinol, kurz THC).

Über Cannabis gibt es eine ansehnliche wissenschaftliche Literatur. 1989 erschien sogar eine Arbeit im *Journal of Neurology*, die dem bekannten MS-Experten Professor Kornhuber zum 60. Geburtstag gewidmet war. Darin zeigten Forscher von der Göttinger Universität in einer Einzelfallstudie, wie bei einem Patienten unter der Einwirkung von Cannabis Tremor und Spastik nachließen und dokumentierten diesen Effekt elektromyographisch.

Abgesehen davon, dass Cannabinoide die Spastik, den Tremor, die Schmerzen und die Übelkeit bei der MS günstig beeinflussen, gibt es Hinweise darauf, dass sie auch eine immunsuppressive Wirkung haben. Wenn man bei Meerschweinchen eine EAE *(⇨ 15.3 Was ist die experimentelle allergische Encephalomyelitis?)* erzeugt und sie dann mit einem Plazebo behandelt werden, sterben sie zu 98%. Tiere, die THC erhielten, zeigten keine oder nur milde Symptome und mehr als 95% überlebten.

Dronabinol wurde 1986 in den USA von der gestrengen Food and Drug Administration zur Behandlung von Übelkeit und Erbrechen zugelassen. Seit 1998 darf es auch in Deutschland unter dem Handelsnamen

Marinol® auf einem Betäubungsmittelrezept verordnet werden. Der Wirkstoff muss dann über die internationale Apotheke beschafft werden. Der Import dauert mehrere Wochen, und das Mittel ist sehr teuer. Die kleinste Packung, 25 Kapseln zu 2,5 mg kostet etwa 700 DM, so dass sich Behandlungskosten von monatlich mehreren hundert bis mehreren tausend Mark ergeben.

Viele Kranke behaupten, dass das Naturprodukt, das 30 bis 50 Mal billiger ist, besser wirkt. Es wird daher oft auf die illegale Selbstmedikation mit Cannabiskraut (Marihuana), Cannabisharz (Haschisch) oder Cannabistinktur zurückgegriffen.

Cannabis wirkt besonders gut bei nächtlichen Muskelverkrampfungen. Wie man als MS-Patient an Cannabis herankommt, ist etwas schwierig. In Holland ist Cannabis völlig legal, aber es darf auch nicht in kleinsten Mengen nach Deutschland eingeführt werden. Es wäre sicher interessant, mit einer holländischen MS-Gruppe Kontakt aufzunehmen, die Erfahrungen mit Cannabis gesammelt hat.

Für weitere Informationen steht die Arbeitsgemeinschaft Cannabis als Medizin (ACM) zur Verfügung. In ihr haben sich Ärzte, Apotheker und Juristen zusammengeschlossen. Die ACM setzt sich für die Verbesserung der gesellschaftlichen Rahmenbedingungen zur Nutzung der Hanfpflanze und deren wichtigsten pharmakologischen Inhaltsstoffen für therapeutische Zwecke ein. Die Geschäftsstelle ist in 50670 Köln, Maybachstraße 14, Telefon: 0221-9123033. Soweit ich weiß, hat kürzlich auch ein Jurist, Prof. Dr. Lorenz Böllinger von der Uni Bremen, vor dem Verfassungsgericht auf Zulassung von Cannabis für die medizinische Behandlung geklagt. Von den Ärzten hat sich besonders der ehemalige Präsident der Berliner Ärztekammer, Ellis Huber, dafür eingesetzt, Cannabis für medizinische Indikationen in Deutschland zu legalisieren. Eine Suchtgefahr liegt nach Ansicht der meisten Ärzte, die sich mit Cannabis befasst haben, nicht vor.

Oft hört man, Marihuana und Haschisch könnten nur geraucht werden, müssten also über die Lunge aufgenommen werden. Das ist nicht richtig. Viele Menschen, die Cannabinoide als Medizin verwenden, nehmen es in Plätzchen gebacken, als Tee oder in anderer Form über den Magen auf. Wichtig ist, dass das Cannabis in jedem Fall vor der Aufnahme irgendwann einmal auf mehr als 100 Grad erhitzt - gekocht, gebacken, gebraten oder geraucht - wurde, denn nur so entsteht das wirksame THC. In der Pflanze liegt THC als pharmakologisch inaktive Carboxylsäure vor, die durch Abspaltung von CO_2 in das wirksame Phenol umgewandelt wird. Das geschieht am schnellsten durch Erhitzen für einigen Minuten auf 100 bis 300 Grad. Eine Methode ist, einen Teelöffel Honig über einer Kerzenflamme zu erhitzen, darin einen Krümel Cannabis-Harz aufzulösen und das Ganze in eine Tasse Tee zu rühren.

Die Intensität der Wirkung, die Zeit bis zum Wirkungseintritt und die Wirkdauer unterscheiden sich deutlich in Abhängigkeit von der Art der Aufnahme. Nach dem Rauchen tritt die Wirkung nach 5-15 Minuten ein und hält 2 bis 3 Stunden an. Nach dem Essen tritt die Wirkung verzögert nach 30 Minuten bis 2 Stunden ein, sie hält allerdings auch länger an, nämlich 5 bis 8 Stunden.

Wenn Cannabis gegessen wird, sollte man es mit etwas Fett zu sich nehmen, da so das THC vom Magen-Darm-Trakt besser aufgenommen wird. Das Fett verbessert den Transport der fettlöslichen Cannabinoide durch die Darmschleimhaut. Daher kann bei der Verwendung eines Tees beispielsweise etwas Sahne in den Tee gegeben werden oder bei Verwendung von Gebäck ein Rezept mit reichlich Butter benutzt werden.

Die Frau meines Freundes hat mir übrigens ihr Rezept verraten. Sie sagte mir, dass man folgende Zutaten braucht: 10g Cannabisharz, 1 Ei, 80g Zucker, 150g Butter, 250g Mehl, 100g geriebene Mandeln und eine Prise Salz. Ein Drittel der Butter wird in eine Pfanne gegeben und mit dem möglichst fein zerriebenen Cannabis auf niedriger Stufe etwa 5 Minuten erhitzt. Dann werden die übrigen Zutaten damit in einer Schüssel zu einem Teig vermengt. Daraus werden etwa 40 Kipferl geformt und im Backofen auf der mittleren Schiene bei 200 Grad etwa 20 Minuten gebacken, bis sie goldbraun sind. Viele kommen mit ¼ oder ½ Kipferl täglich aus.

30.12 Was hat es mit Nachtkerzenöl (Primrose) auf sich?

Im Jahre 1949 wurden die Samen der Nachtkerze analysiert, und man stellte fest, dass das klare, blassgelbe Öl, das aus dem Samen gewonnen wurde, einen hohen Prozentsatz Linolsäure sowie die seltenere gamma-Linolensäure enthält.

Die Behandlung mit Primrose-Ölkapseln geht letztendlich auf Swank zurück, der Anfang der 50er Jahre festgestellt hat, dass in Norwegen arme Fischer fünfmal seltener an MS erkranken als reiche Bauern. Daraufhin hat er die „Fettarme MS-Diät“ entwickelt, die im wesentlichen darin besteht, Fleisch und fette Milchprodukte zu meiden. Diese Swank-Diät wurde 1980 von dem englischen Biochemiker Crawford zur „Diät mit essentiellen Fettsäuren“ umgewandelt. Crawford vertritt die Auffassung, dass MS-Patienten nicht nur den Verzehr von gesättigten Fetten reduzieren müssen, sondern dass ihnen außerdem noch hochungesättigte Öle fehlen, die ein wichtiger Baustein der weißen Hirnsubstanz sind. Die wichtigsten ungesättigten Fettsäuren sind Linolsäure, die Alpha-Linolsäure aus der Omega-3-Gruppe und die gamma-Linolensäure. Sie sind in Sonnenblumenöl, Safloröl, Nachtkerzenöl (engl. primrose) und Fischölen enthalten. Sie werden als Naudicelle®, Efamol® und Primrose-Ölkapseln® in einer Dosierung von 2-3 Kapseln 3mal täglich empfohlen. In Amerika soll die Crawford-Diät sehr verbreitet sein. Bemerkenswert ist, dass sie im krassen Gegensatz zur Fratzer/Hebener-Kost steht, in der ja Linolsäure gemieden werden soll.

Alexander Burnfield, ein Arzt, der selbst an MS erkrankt ist, schreibt dazu in seinem sehr schönen Buch:

„Auch die Verwendung von Nachtkerzenöl hat viele Anhänger, aber bislang hat keine kontrollierte Studie bewiesen, dass es irgendeinen Vorteil hat. Trotzdem behaupten einige Wissenschaftler aus theoretischen Erwägungen heraus, dass Nachtkerzenöl gut sei. Seit fast zehn Jahren nehme ich täglich 6 Kapseln Nachtkerzenöl ohne negative Wirkungen. Mit der Einnahme begann ich, bevor kritische Untersuchungen veröffentlicht wurde, und weil ich auch nur ein Mensch bin, nehme ich die Kapseln weiterhin, weil sich mein Zustand verschlechtern könnte, wenn ich damit aufhöre! Ich weiß, dass das eine unwissenschaftliche und emotionale Verhaltensweise ist, und der Teil des logischen Arztes in mir ist ziemlich schockiert.“

Ich persönlich meine, dass man auf die zusätzliche Einnahme von ungesättigten Fettsäuren verzichten kann, wenn man sich an die Richtlinien für eine gesunde Ernährung hält *(⇨ 32 MS und Ernährung)*.

30.13 Gingko gegen Konzentrationsstörungen?

Seitdem mir mein Arzt Gingko gegen meine Konzentrationsstörungen verordnet hat, meine ich, dass mein Gedächtnis besser geworden ist. Auch fühle ich mich nicht mehr so müde.

Der Gingkobaum gehört zu den ältesten Baumarten. Er war im Mesozoikum, also zur Zeit der Saurier, stark verbreitet. Seit dem Altertum wird der Ginkgo als heiliger Baum in den Tempelgärten Chinas verehrt und gepflegt. Der geschälte Samen wird in Asien geröstet und ist als Delikatesse sehr beliebt. Gingko gehört zu den Antioxydantien *(⇨ 30.9 ✐ Was ist der Antioxydantien-Cocktail?).* Auch soll er die Blutplättchen (Thrombozyten) daran hindern zu verklumpen. Auf das Immunsystem soll er einen dämpfenden Einfluss haben. Im Tiermodell der MS *(15.3 Was ist die experimentelle allergische Encephalomyelitis?)* senkte Gingko die Entzündungsaktivität. Studien beim Menschen kamen zu widersprüchlichen Ergebnissen. Gingko wird am häufigsten zur Behandlung von Konzentrations- und Gedächtnisstörungen eingesetzt, sowie beim Müdigkeitssyndrom. Einige meiner Patienten nehmen Rökan® 3mal 20 Tr. täglich, andere Tebonin® spezial 80 mg 1 bis 2 Filmtabletten pro Tag.

30.14 Hilft Ginseng bei MS?

In Asien unterscheidet man 237 heilkräftige Pflanzen, die man in drei Klassen einteilt. Die unterste Klasse sind die „Diener-Kräuter“, zu denen z.B. der Fingerhut (Digitalis) gehört. Unter den Kräutern der mittleren Klasse , den „Minister-Kräutern“, findet man unter anderen den Sonnenhut (Echinacea). An der Spitze der höchsten Klasse, den „königlichen Kräutern“, steht die geheimnisumwitterte Ginsengwurzel, die einst so selten war, das sie mit Gold aufgewogen wurde. Ihr wird eine heilsame Wirkung bei allen chronischen Krankheiten zugeschrieben, vor allem, wenn diese mit einer Entkräftung einhergehen. Obwohl sie jetzt auf großen Plantagen angebaut wird, ist es in Deutschland nicht ganz einfach, an sie heranzukommen. Ganze Ginsengwurzeln können wohl über Firmen bezogen werden, die sich auf die Einfuhr von Heilpflanzen spezialisiert haben, möglicherweise auch über Apotheken.

Weil meine Frau aus Korea stammt, bekommen wir die Wurzeln für unseren eigenen Bedarf von ihrer Schwester. Meine Frau bevorzugt roten Ginseng und 6 bis 7 Jahre alte Wurzeln. Etwa 30 g davon werden in Scheiben geschnitten, in 1,5 Liter Wasser gegeben und zum Kochen gebracht. Man sollte einen Kochtopf aus Keramik, Ton oder Jenaer Glas nehmen, auf keinen Fall einen Metalltopf. Die Ginsengwurzel wird etwa 2 Stunden bei schwacher Hitze gekocht, bis das Wasser bis auf 1 Liter (8 Tassen) verdampft ist. Man trinkt den Ginseng-Tee lauwarm dreimal täglich vor den Mahlzeiten. Er schmeckt angenehm erdig und je nach Geschmack kann man ihn mit etwas Honig süßen. Nach drei Tagen wird dasselbe mit den bereits gekochten Wurzelscheiben wiederholt. Jede Portion kann insgesamt dreimal aufgekocht werden, dann kommt das nächste Stück Wurzel dran. Eine Kur dauert in der Regel 4 Wochen und wird am besten zu Frühjahrsbeginn und Anfang Herbst durchgeführt. Während dieser Zeit sollte man auf schwarzen Tee oder Kaffee verzichten.

30.15 Ist die Weihrauch-Therapie sinnvoll?

Mich würde interessieren, ob von euch schon mal einer Erfahrungen mit einer Weihrauchtherapie (Präparat heißt H-15) gemacht hat? Wurde mir jetzt empfohlen. Soll wohl entzündungshemmend wirken und wird bei Rheuma erfolgreich eingesetzt. Über Erfahrungen bei MS konnte ich nirgendwo was finden.

Zur Wirksamkeit der Weihrauchtherapie bei MS gibt es keine gesicherten Erkenntnisse.

Weihrauch ist ein wichtiges Medikament in der indischen Volksmedizin (Ayurveda) und kam durch die Feldzüge von Alexander dem Großen nach Griechenland und so nach Europa. In Indien wurde es zur Behandlung von Entzündungen, vor allem bei Arthritis, verwendet. Weihrauch wird aus dem arabischen Weihnachtsbaum Boswellia sacra gewonnen, indem man die Rinde anschneidet. Der austretende Milchsaft gerinnt in der Luft zu einem Gummiharz. Dieses enthält ein ätherisches Öl, in dem mehr als 80 Verbindungen nachgewiesen werden konnten, unter anderem die sogenannten Boswellia-Säuren.

Zunächst wurde angenommen, Weihrauch würde die Freisetzung von körpereigenem Cortison fördern, dann, es würde die Prostaglandinbiosynthese hemmen. Jetzt scheint es sicher zu sein, dass die Boswellia-

Säuren die Biosynthese der Leukotriene hemmen. Leukotriene spielen wie die Prostaglandine eine wichtige Rolle beim Entzündungsvorgang.

Ich kenne nur das H15 Ayurmedica. 1 Tablette enthält 400 mg Trockenextrakt Olibanum.

Der empfohlene Dosisbereich für H15 liegt bei der Langzeitbehandlung

- bei starken Beschwerden und zu Beginn der Therapie bei 3mal 2 Tabletten/Tag
- sonst bei 3mal 1 Tablette/Tag
- Kurzfristig kann die Dosis auf 3mal 3 Tabletten erhöht werden.

Einnahme nach den Mahlzeiten unzerkaut mit etwas Flüssigkeit.

30.16 Darf ich Echinacin gegen Grippe einnehmen?

Seit Jahren nehme ich immer, wenn eine Erkältung droht, Echinacin-Tropfen ein und bin bisher gut damit gefahren. Jetzt habe ich mit Schrecken festgestellt, dass im Beipackzettel steht, Echinacin dürfe bei MS nicht eingenommen werden. Habe ich etwas falsch gemacht?

Dazu ist zweierlei zu sagen. Erstens treten MS-Schübe im Rahmen von einer Grippe oder Erkältungen gehäuft auf. Wenn man in derselben Zeit mit Purpursonnenhutkraut (Echinacea) behandelt wird, kann man nicht unterscheiden, was den Schub ausgelöst hat: die Grippe oder das Medikament. Darum hat die Firma, die das Präparat herstellt, aus Angst, juristisch belangt zu werden, die MS als Kontraindikation in dem Beipackzettel aufgeführt.

Zweitens gibt es ein theoretisches Bedenken gegen Echinacin. Wenn die Theorie von den „wildgewordenen“ Lymphozyten *(⇨ 15.4 Stimmt die Theorie von den „wildgewordenen“ Lymphozyten?)* stimmt, sollte man jede Maßnahme, welche unser Immunsystem stärkt, vermeiden. Das führt natürlich zu absurden Konsequenzen, denn alles, was gesund ist und als wohltuend empfunden wird, hat genau diese Wirkung – sogar Ruhe und Fröhlichkeit.

Ich kann nur für mich sprechen: Wenn ich eine MS hätte, würde ich einer drohenden Erkältung unbedenklich mit natürlichen Mitteln, zu denen auch Echinacin gehört, vorbeugen.

30.17 Je individueller die Krankheit, desto individueller die Therapie?

Wenn die Diagnose MS steht, ist damit doch eigentlich die Therapie festgelegt.

Lange Zeit habe ich nach einem Patentrezept gesucht, ein allgemein gültiges Therapieschema anzugeben, wie die MS auf die sanfte Art im Schub und zwischen den Schüben zu behandeln wäre.

Aber nichts davon befriedigte mich. Ich merkte, dass jeder dieser Empfehlungen etwas Falsches innewohnte, wusste aber nicht was. Wie so oft kam die Erleuchtung von meinen Patienten, in diesem Fall von einer Patientin. „Eigentlich ist es doch merkwürdig", sagte sie. „Es gibt keine Krankheit, die so eigenwillig verläuft wie die MS. Jeder hat seine eigene Krankheit. Wie kann es da eine 0-8-15-Therapie geben?" Genau da liegt der Hase im Pfeffer! Und so lautet eine wichtige Regel: Je individueller eine Krankheit ist, desto individueller muss die Therapie sein.

In der Schulmedizin gibt es das Dogma: Mit der Diagnose ist die Therapie festgelegt. Bei einer Lungenentzündung mag das zutreffen, aber nicht bei der MS und vielen anderen chronischen Erkrankungen. Hippokrates, der Vater der Medizin, kannte keine Erreger und keine Irrtümer im Immunsystem als Ursache von Krankheiten. Für ihn war Krankheit ein Ungleichgewicht der Körpersäfte; krank war der Mensch als Ganzer. Nach seiner Meinung beschreibt die Diagnose nur etwas Oberflächliches, das einigen Betroffenen gemeinsam ist, aber das Wesentliche nicht trifft. In der Tiefe habe jeder seine eigene Krankheit, die geprägt wird von seiner Konstitution, seinem Temperament, seiner Erziehung und seiner Lebensweise.

30.18 Was ist das „Haus der Medizin"?

Das „Haus der Medizin" ist ein schönes Bild für ein vernünftiges Vorgehen, wenn man an MS erkrankt ist. Unten, im Erdgeschoss, ist alles untergebracht, was man selbst tun kann, also gesunde Ernährung,

Stressabbau und Psychotherapie. Falls das nicht ausreicht, geht man ein Stockwerk höher zu den naturheilkundlichen Maßnahmen. Aber wenn das nicht nützt, dann sollte man sich nicht scheuen, die Hilfe der Schulmedizin in Anspruch zu nehmen, die im obersten Stockwerk wohnt.

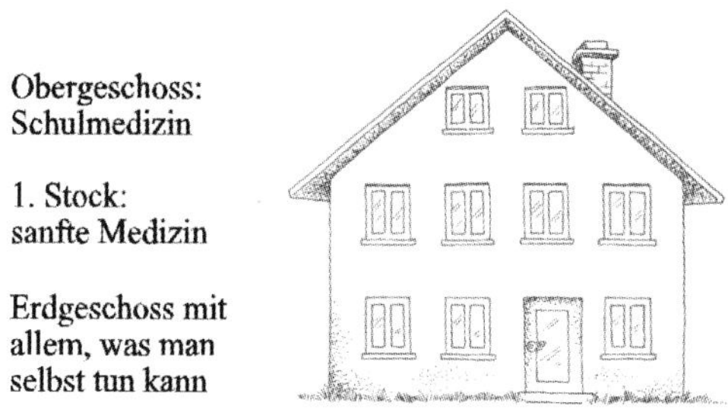

Abbildung 25: Das Haus der Medizin

30.19 Schulmedizin oder Naturheilkunde?

Zu Naturheilkunde existieren drei Vorurteile:

1. Die Naturheilkunde ist irrational.
2. Die Naturheilkunde ist sanft, aber unwirksam.
3. Vertreter der Naturheilkunde neigen zur Scharlatanerie.

Dass den Schulmediziner ein höheres intellektuelles Niveau auszeichnen soll, ist eine Anmaßung; die Unterschiede zwischen ihm und dem Naturheilkundler sind rein weltanschaulicher Natur. Überspitzt gesagt geht es darum, dass der eine Mutter Natur für zu dumm, der andere für zu weise hält. Das ist kein Streit, den man mit naturwissenschaftlichen Methoden entscheiden kann.

Wenn man beides gegeneinander abwägt, Schulmedizin und natürliche Therapien, scheint eine ganze Menge dafür zu sprechen, aus jeder Denkrichtung das Gute zu nehmen und miteinander zu kombinieren. Das hat übrigens auch August Bier versucht, der durch die Einführung der Spinalanaesthesie bekannt geworden ist. Er war der Vorgänger von Sauerbruch in der Berliner Charité. In der Entzündung sah er keinen sinnlosen Prozess, der das Leben gefährdet, sondern einen zweckmäßigen Vorgang, der dem Versuch der Selbstheilung dient. So sprach er auch gern von der „Heil"-Entzündung", so wie er auch den Ausdruck „Heilfieber" gebrauchte.

Naturheilkunde und Schulmedizin unterscheiden sich im wesentlichen dadurch, dass Krankheit für die Schulmedizin einen aus den Fugen geratenen Prozess darstellt, der durch gegensteuernde Maßnahmen bekämpft werden muss. Aus der Sicht der Naturheilkunde aber handelt der Körper auch im Krankheitsfall richtig, indem er sinnvolle Abwehrmaßnahmen einleitet, die durch behutsames Eingreifen seitens des Arztes unterstützt werden sollen.

In diesem Sinne sind die entzündlichen Veränderungen in einem MS-Herd also kein Krankheitszeichen, sondern bereits ein Selbstheilungsversuch des Körpers. Das erklärt die Zurückhaltung mancher Neurologen und Heilpraktiker gegenüber einer Therapie mit Cortison. Was den Naturheilkundler auszeichnet, ist sein Respekt vor der Weisheit der Natur.

Für mich persönlich kann ich nur sagen, dass ich drei Gruppen von naturheilkundlichen Maßnahmen unterscheide: Zur ersten Gruppe, von deren Wirksamkeit ich überzeugt bin, gehören Harmonisierung der Lebensweise, Vollwertkost, körpertherapeutische bzw. krankengymnastische Ansätze wie z.B. die Feldenkrais- bzw. Sowi-Methode, Heilkräuter wie z.B. Cannabis und Ginseng und Nahrungsergänzungsmittel wie z.B. die Vitamine C und E und die Enzymtherapie. Zur zweiten Gruppe, von deren Wirksamkeit ich nicht so ganz überzeugt bin, gehören Nachtkerzenöl, Weihrauch und Selen, und zur dritten Gruppe, die ich aus tiefster Seele ablehne, gehören Maßnahmen für die ich keinerlei wissenschaftliche oder überlieferte Grundlage sehe, wie z.B. die Entfernung von Amalgam, die Ernährung nach Blutgruppen, die Therapie mit Schlangentoxinen und den Zapper von Hulda Clark.

Ich wünsche mir Forschungsansätze, die die Selbstheilungskräfte unseres Körpers wissenschaftlich untersuchen, z. B. die Tatsache, dass es eine geheimnisvolle und wunderbare Kraft geben muss, die aktiv wird, wenn wir nicht krank werden dürfen, z.B. in Prüfungssituationen oder bei einem wichtigen Termin. Wenn wir dieses Geheimnis der Natur lüften könnten, dann wäre viel gewonnen.

Wichtiges, das nicht in die üblichen Schubladen passt

31 Was kann und darf ich selbst tun?

31.1 Je mehr ich über die MS weiß, desto besser kann ich sie in den Griff bekommen.

Montel Williams ist ein bekannter amerikanischer Talkshow-Moderator. Bei ihm wurde 1999 nach langjähriger Verkennung seiner Beschwerden eine MS diagnostiziert. Er schreibt sehr eindrucksvoll, wie er darauf reagierte:

„Der Doktor sagte jene Worte: ‚Du hast MS.' Und es traf mich wie ein Ziegelstein - ich weinte eine Stunde lang wie ein Baby. Wohlgemerkt, hier bin ich der Junge, der allen Leuten auf diesem Planeten erzählt, so positiv zu sein, wie es nur geht, aber ich war so negativ drauf, wie man nicht negativer sein kann. Aber gleichzeitig musste ich mich verstellen, wenn ich ins Licht der Öffentlichkeit trat. So plagte ich mich die ganze Zeit mit guten Gründen herum, warum es besser sei, sich umzubringen, und strahlte dabei, als ob es mir gut ginge.

Ich ging, glaube ich, durch die dunkelste Periode meines Lebens und hatte überhaupt keinen Grund dazu, wenn ich jetzt zurückblicke. Ich musste nur die Diagnose akzeptieren und etwas Wissen bekommen, um zu verstehen, was mit mir los war.

Okay, ich habe eine Krankheit. Es ist eine chronische Krankheit, und sie schwächt - das habe ich begriffen. Aber jetzt geht es darum, mit ihr fertigzuwerden und zwar 100%ig mit ihr fertigzuwerden. Ich habe immer nach dem Motto gelebt: ‚Berg, geh mir aus dem Weg.' Es gibt kein Hindernis auf diesem Planeten, das groß genug ist, um es nicht zu überwinden, wenn du daran glaubst und du dir das richtige Wissen verschaffst. Nun, ich hatte eine Menge Glauben und alles, was ich brauchte, war das Wissen über diese Krankheit, um sie in den Griff zu bekommen.

Ich entschied, das ist genau das, was du jetzt tun musst. Und dann bin ich geradezu heißhungrig geworden, alles herauszufinden, was über diese Krankheit bekannt ist, nicht nur aus Ratgebern und Lehrbüchern, sondern von den anderen Leuten, die ich kennengelernt hatte, nachdem ich mich dazu bekannt hatte, und die mir erzählt haben, wie es ihnen ergangen ist.

Und je mehr Wissen ich bekam, desto besser war ich ausgerüstet, damit umzugehen, was in meinem Inneren vor sich ging. Und das ist das erste, das ich jedem empfehlen würde, der die Diagnose MS bekommen hat.“

31.2 ☝ Darf ich in die Sauna?

Meine Frau und ich sind früher gern im Urlaub nach Griechenland und in die Türkei gefahren. Seitdem bei mir die MS festgestellt worden ist, hat mir mein Arzt dringend abgeraten, mich der Sonne und der Hitze auszusetzen. Wir sind auch gern in die Sauna gegangen, aber auch das habe ich zunächst wegen der MS sein lassen. Nun habe ich es im vergangenen Winter doch dreimal probiert, und es hat mir nicht geschadet. Meine Frau hätte gern eine eigene Sauna in unserem Haus. Richtig lohnen tut sich das allerdings nur, wenn ich sie auch mitbenutzen kann. Meinen Sie, dass etwas dagegen spricht?

Es gibt die Faustregel, dass die MS Hitze nicht verträgt. Sie geht auf Beobachtungen zurück, die schon am Ende des 19. Jahrhunderts gemacht wurden, und wird auch als Uhthoff-Phänomen bezeichnet *(⇨ 2.10 ☝ Was ist das Uhthoff-Phänomen?)*.

Obwohl ich es für wichtig halte, solche Zusammenhänge zu kennen, meine ich nicht, dass man sich ihnen sklavisch beugen muss. Eine noch wichtigere Regel ist: Was der Körper als wohltuend empfindet, ist meistens auch heilsam. Die MS ist sehr individuell, deswegen ist es von großer Bedeutung, auf die innere Stimme des Körpers zu hören. Wenn Sie also die Erfahrung gemacht haben, dass Ihnen die Sauna gut tut und Sie weder während der Hitzeexposition noch direkt danach oder am nächsten Tag etwas Ungewöhnliches verspüren, dann spricht aus meiner Sicht nichts dagegen.

Für das Reisen in warme Länder gilt Entsprechendes. Wenn Sie z.B. im Frühjahr nach Kreta oder über Weihnachten nach Teneriffa fahren, sich nicht der direkten Sonnenbestrahlung aussetzen und sich wohl fühlen, dann ist es unwahrscheinlich, dass die MS dadurch aus dem Gleichgewicht gerät. Allerdings würde ich es auf keinen Fall riskieren, mich in der Hitze extrem zu belasten, wie z.B. durch eine anstrengende Wanderung oder durch eine Wüstensafari. Obwohl es nicht bewiesen ist, meine ich doch, dass hierdurch ein Schub provoziert werden kann.

Konkret scheint mir also in Ihrem Fall weder etwas gegen den Einbau einer Sauna (wobei es sich ja nicht zuletzt auch um die Erfüllung eines Wunsches Ihrer Frau handelt) zu sprechen, noch gegen einen Frühling in Griechenland oder in der Türkei.

31.3 ☝ Muss ich auf meinen Italienurlaub verzichten?

Wir machen jedes Jahr in der Nähe von Sorrent Urlaub. Es hat mir immer gut getan. Als ich vor drei Monaten einen kleinen Schub hatte und nach langer Zeit wieder einmal beim Neurologen war, hat der mir dringend abgeraten, in Italien oder überhaupt einem Land Urlaub zu machen, wo es im Sommer heiß ist.

Es kommt darauf an. Im Prinzip gilt hier dasselbe, was ich unter *31.2 ☝ Darf ich in die Sauna?* gesagt habe. Bei manchen Patienten ist es ganz sicher so, dass sie Reisen in warme Länder nicht vertragen. Wenn Sie jedoch den Urlaub in der Vergangenheit gut vertragen haben, und Sie dadurch nie einen Schub provoziert haben, dann spricht aus meiner Sicht nichts dagegen *(⇨ 12.5 ☝ Was bedeutet die hippokratische Prognoseregel?).* Allerdings sollten Sie vorsichtig sein, sich nicht der prallen Sonne aussetzen und sich auch nicht körperlich überlasten.

31.4 ☝ Darf ich mich impfen lassen?

Mein Hausarzt hat mir eine Grippe-Schutzimpfung empfohlen? Ist das bei MS unbedenklich?

Auch hier stehen sich zwei Meinungen gegenüber. Die einen sagen, dass die Wahrscheinlichkeit, einen Schub nach einer Grippe zu bekommen erhöht ist, deshalb müsse man alles daran setzen, eine Grippe zu vermeiden und sich vorsichtshalber impfen lassen. Die anderen sagen, jede Stimulation des Immunsystems könne einen MS-Schub provozieren, darum solle man auf jede Impfung verzichten, solange man die Ursache der MS nicht kenne. Wissenschaftlich ist der Streit anscheinend entschieden. Confavreux und seine Mitarbeiter fanden in einer kürzlich erschienen Studie, dass Impfungen gegen Hepatitis B, Grippe und Tetanus keinen verschlimmernden Einfluss auf den MS-Verlauf haben.[57]

Allerdings gibt es auch eine deutsche Untersuchung aus dem Jahr 1990, die zeigt, dass die Erstmanifestation einer MS häufiger im zeitlichen Zusammenhang mit einer Tetanusimpfung auftritt.[58]

Wie ich bereits erwähnt habe *(⇨ 15.1 ✐ Ist die MS eine Autoaggressionskrankheit?* und *⇨ 13.5 ✐ Wie lautet die „klassische" MS-Theorie?),* war das Auftreten einer Encephalomyelitis, die gewisse Ähnlichkeiten mit der MS aufwies, als Komplikation der Tollwut-Impfung der eigentliche Anlass für die Theorie, dass die MS eine Autoaggressionskrankheit ist. So ist eine gewisse Angst und eine ablehnende Haltung gegenüber Impfungen verständlich. Impfungen sind immer wieder aufgrund von Einzelbeobachtungen mit dem Ausbruch der MS und dem Auftreten von Schüben in Verbindung gebracht worden. Das ist nicht sonderlich überraschend, denn es ist ja gerade der Sinn von Impfungen, die Bildung von Antikörpern anzuregen. Impfungen sind bei MS-Patienten im Prinzip möglich. Ausnahme ist die Pockenschutzimpfung, von der grundsätzlich abzuraten ist, die aber heute auch keine Bedeutung mehr hat, da es keine Pockenepidemien mehr gibt. Im übrigen gilt aus meiner Sicht, dass sich MS-Patienten nicht ohne einen triftigen Grund impfen lassen sollten. Keinesfalls sind Impfungen angebracht während eines akuten Schubes oder einer immunsuppressiven Therapie (Cortison, Azathioprin usw.). Auch sonst sollte man eher zurückhaltend sein.

31.5 Darf ich schwanger werden?

Ich möchte gern Kinder haben. Ist das unverantwortlich, wenn man MS hat?

Grundsätzlich spricht nichts dagegen, dass eine Frau, die MS hat, Kinder bekommt.

---

[57] Confavreux C e.a. Vaccinations and the risk of relapse in multiple sclerosis. N Engl J Med 2001;344:319-326

[58] Lauer K., W. Firnhaber: Das mögliche Risiko von Impfungen für die Erstmanifestation der multiplen Sklerose. Ak. Neurol. 17 (1990) 42-46

Trotzdem machen sich die Betroffenen aus drei Gründen Sorgen:

1. Kann ich die MS auf mein Kind übertragen?
2. Wie wirkt sich die Schwangerschaft auf meine MS aus?
3. Werde ich für mein Kind sorgen können?

Die Wahrscheinlichkeit, dass das Kind einer MS-kranken Mutter ebenfalls eine MS bekommt, beträgt 2%. Das ist zwar 20mal mehr als in der Normalbevölkerung, aber das Risiko 1:50 sollte kein Argument gegen eine Schwangerschaft sein.

In seltener Übereinstimmung gehen die Ärzte davon aus, dass eine Schwangerschaft weder einen positiven noch einen negativen Einfluss auf die MS hat. (Manche meinen, dass es ein wenig davon abhängt, ob das Kind gewünscht wird oder nicht.) Lediglich im Wochenbett ist die Wahrscheinlichkeit, einen MS-Schub zu erleiden, leicht erhöht. Auch dies sollte kein Grund gegen eine Schwangerschaft sein.

Ernster zu nehmen ist der dritte Grund. Eine Betroffene, die merkt, dass sich ihre Krankheit progredient verschlechtert oder die weiß, dass sie schon ohne Kind große Mühe hat, ihren kleinen Haushalt zu bewältigen, sollte sich die Entscheidung gut überlegen.

31.6 Muss ich auf Alkohol verzichten?

Ich war bei einer russischen Heilerin, die mir strikt verboten hat, auch nur noch einen Tropfen Alkohol zu trinken. Anfänglich habe ich mich auch daran gehalten, aber jetzt merke ich, dass es mir schwer fällt, in Gesellschaft immer nur mit einem Glas Mineralwasser dazusitzen. Ist Alkohol bei der MS wirklich schädlich?

Beim Essen, Trinken und Rauchen ist der Arzt selten objektiv, und sein Rat hängt davon ab, welchen Lastern er selbst mit Vorliebe frönt.

Wenn jemand jeden Abend eine Flasche Wein leert, lebt er sicherlich ungesünder als ein Abstinenzler, aber wie ist es mit jemandem, der abends regelmäßig ein oder zwei Glas Rotwein trinkt? Es gibt keinen Hinweis darauf, dass die MS irgendetwas mit Alkoholkonsum zu tun hat, darum gibt es auch keinen Grund, einem MS-Kranken einen mäßigen Alkoholgenuss zu untersagen. Etwas anderes ist es natürlich, wenn jemand Lioresal® oder Antidepressiva einnimmt, also Medikamente, die sich mit Alkohol schlecht vertragen. Meine Meinung ist: Ein oder zwei Glas Rotwein schaden niemandem und erhöhen die Lebensfreude.

31.7 Darf ich weiter rauchen?

A: Kann mir jemand einen brauchbaren Tipp geben, wie ich von den Zigaretten wegkommen kann? Habe vor 3 Wochen von meiner MS erfahren und möchte sofort etwas „dagegen" tun - Diät halten (fällt mir bisher relativ leicht, obwohl ich eher der verfressene Typ bin). Nur von den Zigaretten kann ich einfach nicht lassen. Wie habt ihr es geschafft?

B: Warum das Rauchen aufgeben? Meines Wissens nach gibt es in Bezug auf die MS keine Kontraindikation bezüglich des Rauchens! Außerdem hätte ich (3 Schachteln am Tag) wahrscheinlich mit dem Entzug ganz gewaltige Probleme (garantiert der nächste Schub).

Obwohl das Zigarettenrauchen und die MS vermutlich nichts miteinander zu tun haben, halte ich es für vernünftig, wenn jemand, der eine chronische Krankheit in sich trägt, für eine gesunde Lebensweise Sorge trägt.

Ein MS-Betroffener erzählte mir die folgende Geschichte aus der Zeit, als er noch Kettenraucher war: Aufgrund von Straßenreparaturarbeiten war der Zugang zu dem Automaten, an dem er sich abends seine Zigaretten holte, für ein paar Wochen erschwert, sodass er eine Böschung hinuntergehen musste. Wenn er sich dann gleich eine Zigarette ansteckte, kam er den kleinen Abhang nicht mehr hoch. Darum gewöhnte er es sich an, die Zigarette erst zu rauchen, wenn er wieder auf der Straße war. Erst später fiel ihm auf, dass seine Schwäche eindeutig bewies, dass Nikotin seine MS ungünstig beeinflusste, und er gab dann das Rauchen auf.

Auch andere Patienten bestätigten mir, dass sie früher gern ganz gemütlich ein oder zwei Pfeifen pro Tag geraucht hätten, dass sie aber jedes mal gemerkt hätten, wie ihre Schwäche dadurch zunahm. Ich vermute, das ist ähnlich wie mit dem Uhthoff-Phänomen *(⇨ 2.10 ✐ Was ist das Uhthoff-Phänomen?)*: Die Nervenfasern, die ungeschützt durch MS-Herde ziehen, sind einfach anfälliger, auch wenn es sich um eine geringgradige Schädigung handelt - Nikotin bleibt nun einmal ein Nervengift.

Rauchen ist sicher schädlich und belastet das Immunsystem durch die Schadstoffbelastung und den Raucherhusten zusätzlich. Wenn die Vorstellung stimmt, dass es bei chronischen Krankheiten, die wie die MS schubförmig verlaufen, ein labiles Gleichgewicht zwischen den krankmachenden Faktoren und dem Immunsystem gibt, dann sollte man alles tun, letzteres zu entlasten.

Wenn man raucht, denkt man, das Leben mache ohne das Zigarettchen nach dem Essen oder beim gemütlichen Zusammensein keinen Spaß mehr. Das redet einem die Sucht ein. Ebenso, dass das Rauchen die geistige Leistungsfähigkeit steigere. Das Gegenteil ist der Fall. Ich weiß das aus eigener Erfahrung, denn ich habe fast zwei Schachteln Camel täglich geraucht. Als ich aufgehört hatte und die ersten zwei Wochen der Entzugserscheinungen überstanden hatte, fiel es mir sogar leichter, Zeitungsartikel oder wissenschaftliche Arbeiten zu schreiben, also Dinge zu tun, die ich mir früher nur mit der Zigarette im Mundwinkel vorstellen konnte.

31.8 ☝ Gibt es eine Sekundärprophylaxe der MS?

Ist es wirklich möglich, neuen Schüben durch eine Umstellung der Lebensweise vorzubeugen?

Unter Primärprophylaxe werden alle Maßnahmen verstanden, die verhindern, dass es überhaupt zu einer Erkrankung, also z.B. einem Herzinfarkt oder einem Schlaganfall kommt. Wenn aber bereits ein Herzinfarkt aufgetreten ist und einem zweiten vorgebeugt werden soll, spricht man von einer Sekundärprophylaxe. Das lässt sich auch auf die MS übertragen. Ist es zum ersten Schub und zur Diagnose gekommen, muss individuell geprüft werden, unter welchen Bedingungen die Krankheit aufgetreten ist, ob von einer leichten oder aggressiveren Verlaufsform auszugehen ist und welche Art von vorbeugenden Maßnahmen in Frage kommen, ob diese z.B. eher medikamentöser, psychotherapeutischer oder diätetischer Art sein sollten. Typische auslösende Faktoren sind unter anderem: Prüfungen, Umzüge, Urlaubsreisen in heiße Länder, körperliche Strapazen, Grippe und Erkältungen, Wochenbett, Impfungen usw. Man wird nicht alles verhindern können, aber es kann schon viel helfen, wenn man auf der Hut ist. Während beim Herzinfarkt allgemein akzeptiert wird, dass eine gesunde Ernährung, Stressvermeidung und Sorge für ein glückliches und erfülltes Leben ganz im Vordergrund einer prophylaktischen Behandlung steht, besteht für die MS noch ein erheblicher Nachholbedarf.

31.9 ☝ Was würden Sie tun, wenn Sie selbst eine MS hätten?

Jeder empfiehlt mir etwas anderes. Ich bin völlig verwirrt. Wie würden Sie sich selbst behandeln, wenn Sie eine MS hätten?

1. Es wäre für mich wichtig, einen Arzt oder eine Ärztin zu finden, dem oder der ich vertraue, jemanden, der mich zu Wort kommen lässt, mir zuhört und das, was ich gesagt habe, sorgfältig in seinem Rat mitberücksichtigt.
2. Oberstes Gebot bei der Behandlung wäre für mich das Prinzip, keinen zusätzlichen Schaden zuzufügen. Ich wäre misstrauisch gegenüber allen therapeutischen Moden, weil ich weiß, wie wenig sich in den letzten 3 Jahrzehnten bewährt hat.
3. Ich würde zunächst einmal auf eine vernünftige Lebensweise und pflanzliche Heilmittel setzen. Bei jedem Schub würde ich übervorsichtig sein. Das beste Heilmittel ist Ruhe und nicht Cortison. Wer das entzündliche Ödem auf eine sanfte Weise zum Abschwellen bringen will, dem sei empfohlen, mit 3mal 3 Tabletten Phlogenzym® zu beginnen. Je nach Besserung der Symptomatik sollte die Reduktion in eigener Regie erfolgen. Wenn die Ausfälle allerdings von Anfang an gravierend sein sollten, oder wenn leichtere Symptome über länger als eine Woche fortschreiten, würde ich trotz der genannten Bedenken nicht zögern, mich mit Cortison behandeln zu lassen.
4. Zwischen den Schüben würde ich den sogenannten Antioxydantien-Cocktail einnehmen:
   - Vit E 300 mg/Tag
   - Vit C 1 gestrichener Teelöffel/Tag
   - Selen 100 µg/ Tag

- Zink 10 mg/Tag

5. Zusätzlich würde meine Frau darauf bestehen, jeweils im Frühjahr und im Herbst eine Ginseng-Kur zu machen.
6. Beim Nahen einer Grippe würde ich das Vitamin C erhöhen und evtl. zusätzlich Echinacea, das ist Purpursonnenhutkraut, 3mal täglich einen Messlöffel voll nehmen, auch wenn im Beipackzettel etwas anderes steht (oder Meditonsin, Aconitum D6 und anderes).
7. Die Spastik, Schmerzen und Übelkeit würde ich mit Cannabis behandeln, und wenn ich eine Blasenstörung hätte, würde ich es mit Inconturina SR (Goldrutenkraut) 3mal 25 Tr. versuchen. Bei der Trigeminusneuralgie hilft manchmal Traumeel S (u.a. Arnica, Calendula und Chamomilla in homöopathischer Dosierung) dreimal 1 Tablette und bei Konzentrations- und Gedächtnisstörungen Gingko.
8. Das Müdigkeitssyndrom würde ich als vernünftige Stimme des Körpers sehr ernst nehmen: Es warnt mich vor Überlastung und schützt mich davor, einen neuen Schub zu provozieren. Schließlich ist ja davon auszugehen, dass sich der MS-Kranke in einer immerwährenden Rekonvaleszenz befindet. Es kann auch ein Hinweis darauf sein, dass eine frühzeitige Berentung erwogen werden sollte.
9. Ganz besonderen Wert würde ich auf eine vernünftige Ernährung legen. Aber niemals darf eine Diät dazu führen, dass sie jemanden zum Sklaven macht oder ihm die Lebensfreude nimmt.
10. Ob ich auch den Rat eines Psychotherapeuten einholen würde? Ja, wenn ich den Eindruck hätte, dass sich meine MS unter seelischen Belastungen verstärkt. Denn wenn eine Krankheit auf die Lebensumstände reagiert, dann ist es auch wahrscheinlich, sie durch eine Änderung der Lebensumstände in den Griff zu bekommen.

31.10 Brauche ich überhaupt einen Arzt?

Jetzt muss ich doch einmal eine Lanze für die Medizin und die Neurologen brechen. Ich gebe zu, dass ich diese Frage nicht objektiv beantworten kann, schließlich bin ich nun einmal Arzt und manchmal sogar ein wenig stolz darauf. Trotzdem möchte ich wenigstens drei Argumente nennen, die es mir schwer vorstellbar machen, dass ein Patient oder eine Patientin allein zurechtkommt.

Das Hauptargument ist das folgende: Die MS gehört zu den schwierigsten Krankheitsbildern überhaupt, und sie betrifft das komplizierteste Organ, das zentrale Nervensystem.

Das zweite Argument betrifft die Medikamente. Alle Medikamente, die bei der MS eingesetzt werden, von Cortison bis hin zu Zytostatika, haben vielfältige Nebenwirkungen, die für den Laien schwer zu durchschauen sind.

Drittens ist es sehr schwer, den Überblick über die MS-Literatur nicht zu verlieren. Eben weil die Ursache der MS unbekannt ist, wachsen, blühen und gedeihen die wildesten Theorien. Sie reichen von Hulda Clarks Parasiten-Theorie über die Sonnenschein-Theorie von Dr. Chan bis hin zu meiner Lieblingstheorie von den Hitze-Schock-Proteinen *(⇨ 16.6 Was ist das Hitzeschock-Protein).* Selbst für den MS-Spezialisten, der sich mit nichts anderem als der MS beschäftigt, ist es schwierig, den Überblick zu bewahren und den Weizen von der Spreu zu trennen.

Ich halte beides für extrem, den Arzt zu verteufeln und dem Arzt blindlings zu vertrauen. Der vernünftige Weg liegt in der Mitte: das vernünftige Gespräch zwischen Arzt und Patient, in dem Meinungen, Erfahrungen und neue wissenschaftliche Erkenntnisse ausgetauscht und diskutiert werden. Der Arzt weiß vieles, was der Patient nicht weiß, er hat gelernt, wie man wissenschaftliche Texte liest, kennt sich in Anatomie und den vielen anderen Krankheiten aus, die mit der MS verwechselt werden können. Vor allem aber kann er Ihren Fall mit den 20 oder 30 anderen MS-Fällen vergleichen, die bei ihm in Behandlung stehen. Aber der Patient weiß auch vieles, was der Arzt nicht weiß. Er erlebt die Krankheit am eigenen Leibe, und er hat jahrelange Erfahrung mit ihr, spürt jede Nuance, wie die MS auf seelische Belastungen, körperliche Anstrengungen, das Wetter, Medikamente, bestimmte krankengymnastische Übungen, Hitze, Massagen usw. reagiert, und kennt sich deshalb in vielerlei Hinsicht viel besser aus als ein noch so guter Arzt. Was spricht dagegen, das Wissen zusammenzutun und das Beste daraus zu machen?

31.11 Ich tue alles, was in meiner Macht steht – trotzdem schreitet die MS weiter fort.

Sehr am Herzen liegt mir eine junge Lehrerin, die mit einem Pastor verheiratet ist. Sie hat ihre MS seit 10 Jahren, nachdem sie im Referendariat unter starkem Stress gestanden hatte. Ihre beiden Kinder sind 5 und 7 Jahre alt. Seit 5 Jahren schreitet die Krankheit langsam fort. Sie musste sich pensionieren lassen und schafft ihren Haushalt nur noch teilweise. Ihr Mann ist sehr verständnisvoll und hilft ihr, wo er kann. Die Kinder sind temperamentvoll, aber gut erzogen. Einmal in der Woche kommt die Schwiegermutter und hilft beim Wäschewaschen, Fensterputzen usw. Das Verhältnis untereinander ist fröhlich und unkompliziert. Ein geringgradiges Übergewicht hat sich normalisiert, nachdem sie sich nach den Richtlinien der Vollwertkost ernährt. Sie ruht jeden Mittag eine Stunde und teilt ihren Alltag so ein, dass sie sich nicht überlastet. Sie tut alles, was man vernünftigerweise tun kann, wenn man MS hat. Leider waren bereits auf den ersten kernspintomographischen Bildern „schwarze Löcher" nachweisbar, also ein Befund, der auf einen nicht ganz milden Verlauf hindeutet *(⇨ 3.18 Was sind „schwarze Löcher"?)*.

Während ich den Fall so schildere, werden einige meiner Leser denken: „Die familiäre Situation ist so ideal, da kann etwas nicht stimmen." Auch in dieser Hinsicht wird von Außenstehenden, leider auch von Ärzten, viel gesündigt. Bewusst oder unbewusst wird unterstellt, unter der perfekten Oberfläche müsse ein schwerwiegendes Problem verborgen sein. So etwas sollte man nur dann annehmen, wenn man sehr gute Gründe dafür hat. Auch wenn die MS in vielen Fällen gutartig verläuft, und auch wenn es häufig möglich ist, die Krankheit mit einer vernünftigen Lebensweise in den Griff zu bekommen, bleiben 10 oder 15% von Verläufen, die sich von allem, was wir tun, unbeeindruckt zeigen.

Im vorliegenden Fall möchte sich die junge Frau nicht mit Betainterferonen oder Copaxone® behandeln lassen; sie hat eine innere Abwehr gegenüber diesen Medikamenten und geht zu einem Homöopathen. Nimmt sie sich damit die einzige Chance, die sie hat? Muss nicht der Einsatz von Imurek® oder sogar Mitoxantron ernsthaft erwogen werden?

Der Arzt empfiehlt, der Patient entscheidet. Niemals darf ein Patient unter Druck gesetzt werden, und niemals sollte er als „unkooperativ",

„schwierig“ oder „uneinsichtig“ bezeichnet werden, weil er dem Vorschlag seines Arztes nicht folgt. Die innere Einstellung des Patienten muss unbedingt respektiert werden. Ein Krebskranker darf nicht gezwungen werden, sich mit Zytostatika behandeln zu lassen, und niemand darf einen MS-Betroffenen zwingen, sich immunmodulierende Medikamente zu spritzen. Medikamente, auch „schulmedizinische“, wirken am besten, wenn der Patient ihren Sinn einsieht und auf sie vertraut. Hinsichtlich der Betainterferone kenne ich keinen einzigen Fall, in dem mir jemand gesagt hätte: „Anfänglich war ich dem Medikament sehr skeptisch gegenüber eingestellt, aber dann hat mich seine Wirkung überzeugt.“

In den letzten Jahren beginnt sich von Amerika kommend auch in Deutschland das sogenannte „shared decision making“, die gemeinsame Entscheidungsfindung, durchzusetzen. Der Patient wird dabei so informiert, dass er alle Voraussetzungen hat, über seine Therapie mitzuentscheiden. Außerdem wird seinen Gefühlen und Wertvorstellungen eine große Bedeutung zugemessen *(⇨ 35.3 Wer entscheidet: der Arzt oder der Patient?).*

32 MS und Ernährung

32.1 ☝ Gibt es eine MS-Diät?

Ich weiß erst seit zwei Monaten, dass ich MS habe und versuche, durch einen Urwald an Informationen zu kommen. Hat jemand vielleicht einen guten Rat für mich zum Thema Ernährung? Ich will nicht verhungern und suche alltagstaugliche Tipps. Da ich 2 Kinder habe und arbeite, kann ich nicht jede Mahlzeit mit der Briefwaage zubereiten.

Es gibt keine spezielle MS-Diät, aber mindestens drei rationale Erwägungen, die zu berücksichtigen sind:

1. Vieles spricht dafür, dass es sich bei der MS um eine Krankheit handelt, die erstmalig zu Beginn des 19. Jahrhunderts aufgetreten ist. Es könnte sich also wie bei der Arteriosklerose um eine Zivilisationskrankheit handeln, die mit unserer modernen Lebensweise zusammenhängt.
2. In Norwegen erkranken arme Fischer dreimal seltener an MS als reiche Bauern *(⇨ 32.6 Was ist die Swank-Crawford-Diät?)*.
3. Japan und Korea liegen etwa auf demselben Breitengrad wie Deutschland, sollten also dieselbe MS-Häufigkeit haben. Tatsächlich beträgt sie jedoch nur 1/10 der unsrigen.

Die Richtlinien für eine vernünftige Ernährung bei der MS ergeben sich somit aus der Beantwortung der folgenden drei Fragen:

1. Wie unterscheidet sich hinsichtlich der Ernährung unser Jahrhundert, in dem die MS häufig ist, von der Zeit, in der es keine MS gab? Antwort: z.B. durch Konserven, Auszugsmehle und hohen Zuckerkonsum.
2. Was unterscheidet die Ernährung der armen Fischer in Norwegen von der der reichen Bauern? Antwort: Sie ist fischreich und fettarm.
3. Wie unterscheidet sich die Ernährung der Japaner und Koreaner, die selten an MS erkranken, von der unsrigen? Antwort: Sie essen

wenig Fett, wenig Fleisch, viel Fisch, viel frisches Gemüse und Reis anstelle von Kartoffeln.

Daran würde ich mich halten. Aber niemals darf eine Diät dazu führen, dass sie jemanden zum Sklaven macht oder ihm die Lebensfreude nimmt.

32.2 Was ist die Rohkost nach Wandmaker bzw. die „Urkost" nach Konz?

Ich möchte wirklich mal wissen, was an der MS-Diät dran ist. Kürzlich hat mir jemand ein Buch von Helmut Wandmaker in die Hand gedrückt. Darin habe ich gelesen: „Es gibt nur eine Krankheitsursache, und das ist die Vergiftung des Körpers! Und es gibt nur eine Heilungsart, und das ist die Entgiftung des Körpers." Ist das nicht etwas einseitig? Skorbut, das hat etwas mit der Ernährung zu tun, oder meinetwegen auch Karies, vielleicht auch Diabetes. Aber wie ist es mit Syphilis? Hat die nicht auch noch andere wichtige Ursachen? Und mit der MS? Wir wissen doch gar nicht, was dahintersteckt. Soll man dann alles auf ein Pferd setzen? Sind die ganzen Diäten nicht vielleicht doch eine Spinnerei von Gesundheitsfanatikern?

Wandmaker und Konz sind engagierte Kämpfer für die Rohkost-Ernährung. Beide Ansätze sind so ähnlich, dass sie hier zusammen behandelt werden sollen. Die Argumentation von Wandmaker lautet: Die natürliche Ernährung des Menschen sind Früchte und zwar im rohen Zustand, denn als sich der Mensch entwickelt hat, kannte er ja das Feuer noch nicht. Er konnte nicht kochen oder braten. Also muss davon ausgegangen werden, dass der Mensch seit 500.000 oder 1 Million Jahren unter den Folgen der ungesunden Ernährung leidet.

Das Beispiel mit der Syphilis ist sicher nur ein bisschen provokant gemeint, aber es zeigt, dass die Aussage „Alle Krankheiten sind ernährungsbedingt" offensichtlich falsch ist. Eine ungesunde Ernährung mag bei allen chronischen Krankheiten eine Rolle spielen. Wahrscheinlich jedoch nur in diesem Sinn: Je gesünder meine Lebensweise ist, desto gesünder ist mein Körper. Je gesünder mein Körper ist, desto größer ist meine Widerstandskraft, ergo: desto besser werde ich mit der Krankheit fertig. Ob jedoch eine MS-Diät denkbar wäre, die über diesen Sachverhalt hinausgeht, ist fraglich.

Ich glaube also nicht, dass es eine MS-Diät gibt, aber es gibt eine gesunde Ernährung, deren Bedeutung kaum zu überschätzen ist. Mit einer Diät kann man schaden, wenn sie einseitig ist oder zu aggressiv durchgeführt wird - mit einer gesunden Ernährung natürlich nicht. Ich glaube auch nicht, dass es zu einer gesunden Ernährung gehört, sich ihr sklavisch zu unterwerfen.

32.3 Die Evers-Diät: Die Nahrung sollte so naturbelassen wie möglich sein.

Dr. med. Joseph Evers (1894-1975) fiel auf, dass die MS bei Völkern mit hohem Lebensstandard häufiger auftritt als bei einfach lebenden Naturvölkern, und er machte Umweltfaktoren, insbesondere die Nahrung, für die Entstehung der MS verantwortlich. Er propagierte eine Abwendung von unserer modernen Ernährungsweise:

„Wie immer auch sich die Völker ernähren, ob rein von rohem Fisch wie die Eskimos oder mehr vegetarisch wie die Wüstenbewohner des Kongo, ob sie fast reine Milchtrinker sind wie die Nomaden in der Wüste (...), sie erkranken nicht an unseren modernen Krankheiten, wenn sie die Nahrung so naturnah wie möglich zu sich nehmen. ... Die beste Nahrung für den Menschen ist alles, was auf und in der Erde wächst - Pflanzen, Früchte, Getreide, Gemüse, Wurzeln, Nüsse im natürlichen rohen Zustand: Die Nahrung ist umso besser, je frischer und natürlicher sie ist."

Das Wesentliche der Evers-Diät ist, jedes Lebensmittel

1. so natürlich wie möglich zu belassen, und
2. so frisch wie möglich zu genießen.

Ernährungsphysiologisch gesehen ist die Evers-Diät eine frischkostbetonte lacto-vegetabile Vollwerternährung, die besonderen Wert auf gekeimtes Getreide und ungesättigte Fettsäuren legt. Empfohlen werden:

- Frischobst (auch Südfrüchte) und Trockenobst
- Frischgemüse und insbesondere in den Wintermonaten milchsaures Gemüse (z.B. Sauerkraut, Rote Beete)

- Vollkorngetreide: gekeimtes Getreide (Dinkel, Weizen, Roggen, Gerste), Getreideflocken (Hafer, Hirse, Reis) und Vollkornbrot
- Sprossen und Keimlinge (Mungbohnen, Linsen, Sonnenblumen- und Kürbiskerne, Kresse)
- Nüsse und Samen
- native Pflanzenöle
- Milch und Milchprodukte
- Kräuter und Gewürze (z.B. Petersilie, Schnittlauch, Basilikum, Dill, Estragon, Kerbel)
- Wasser, Kräuter- und Früchtetee.

Und so sieht der Speiseplan aus: Das Frühstück besteht aus einem Frischkorn-Müsli, dessen Grundlage 2 EL gekeimtes Getreide sind (im Wechsel Dinkel, Roggen und Gerste). Es wird mit Joghurt angerichtet und je nach Geschmack können Rosinen, Sesam, Leinsamen, Cashewnüsse oder Kürbis- und Sonnenblumenkerne und ein wenig Honig hinzugefügt werden. Mittags gibt es drei Gänge: einen Rohkostsalat, eine erhitzte Komponente (z.B. Pellkartoffeln mit Quark oder ein Getreidegericht mit gedünstetem Gemüse) und eine Nachspeise (Quark mit Früchten, Obstsalat). Kernstück des Abendessens ist die Rohkost. Hier wird abgewechselt zwischen Rohkostplatte (je nach Saisonangebot Avocado, Fenchel, Gurke, Kohlrabi, Möhren, Paprika, Radieschen usw.), einem Rohkostteller mit Dip, Tomaten mit Schafskäse und frischem Basilikum und Obstteller.

32.4 Was ist die Bruker-Diät?

Evers gehört zusammen mit Bircher-Benner zu den Wegbereitern der Vollwert-Ernährung. Ihr bekanntester Vertreter in Deutschland war Max Otto Bruker, der leider im Jahr 2002 gestorben ist. Er unterscheidet:

1. Lebensmittel, die unbedingt gegessen werden müssen:
   - Vollkornbrote jeder Art: Darunter versteht man alle Brote, bei denen der Keim und die Randschichten des Korns mitgemahlen sind. Ihr Wert liegt im hohen Gehalt an Vitamin B1 und

anderen wertvollen Vitalstoffen, die nur im Keim und in den Randschichten enthalten sind.

- Frischkorngerichte: Da das Vollkornbrot beim Backen erhitzt wird und einzelne Vitalstoffe hierdurch einen Wertverlust erleiden, ist täglich eine kleine Menge unerhitzten Getreides unbedingt erforderlich.

- Frischkost: Unter Frischkost versteht man rohes Gemüse und rohes Obst. Das Gemüse wird am besten als Salat zubereitet. Die Frischkost garantiert die Zufuhr der wasserlöslichen Vitamine und der Mineralien in einem ausgewogenen natürlichen Verhältnis.

- Naturbelassene Fette: Damit sind Fette gemeint, die nicht durch chemische Prozesse (Raffination) verändert sind. Die wichtigsten Vertreter sind die Butter und die durch Kaltpressung gewonnenen Öle.

2. Nahrungsmittel, die weitestgehend gemieden werden sollen:

   - alle industriell hergestellten Zuckerarten, z.B. künstlich gesüßte Speisen und Getränke, Konditorwaren, Süßigkeiten (wie Schokolade, Pralinen, Bonbons), Speiseeis und Marmelade.

   - alle Auszugsmehlprodukte, im einzelnen: Graubrot, Weißbrot, weiße Brötchen, Zwieback, Kuchen, Nudeln und andere Teigwaren aus Weißmehl, Pudding und geschälter Reis.

   - Fabrikfette: Darunter versteht man die durch Raffination gewonnenen Fette und Öle. Die meisten Margarinen gehören dazu.

   - tierische Eiweißprodukte: Eine starke Einschränkung von Fleisch, Wurst und anderen Trägern tierischen Eiweißes (Quark, Käse, Eiern) ist zu empfehlen.

Hier ist das Rezept des Frischkornbreis, der aus Weizen, Roggen, Gerste oder Hafer zubereitet wird. Sie brauchen pro Person:

- 3 EL Getreide Ihrer Wahl

- 1 Apfel (gerieben oder gewürfelt)

- ein paar Spritzer Zitronensaft

- 1 EL Sahne

- 1 Spur Naturvanille

- Nüsse oder Mandeln

- eventuell eingeweichtes Trockenobst oder frisches Obst oder Beeren nach Saison oder ein Stückchen Banane, frisch gemahlenen Leinsamen.

Und so wird's gemacht: Das Korn grob mahlen, das Gemahlene mit soviel kaltem Wasser anrühren, dass ein steifer Brei entsteht. 5 bis 12 Stunden einweichen. Mit den gewünschten Zutaten anrichten.

32.5 Was ist die Fratzer-Hebener-Diät?

Die Mutter meines Freundes macht uns die Hölle heiß, ich solle endlich die Hebener-Diät machen. Angeblich kennt sie 5 Leute, deren MS geheilt wurde. Ich denke eigentlich nicht, dass ich durch die Ernährung krank werde, ich ernähre mich ausgewogen mit viel Obst, Gemüse, Salaten, also recht vegetarisch, manchmal Geflügel und Fisch. Es sind eher diese Streitereien und Einmischungen, die mich krank machen!!! Wie sind denn Eure Erfahrungen mit dieser Diät?

Die MS ist nach Fratzer und Hebener nicht nur eine Autoimmunkrankheit, sondern in erster Linie eine chronische Entzündung wie das Rheuma. Seine Theorie beruht auf der Überzeugung, dass es einen Entzündungsvermittler gibt, der den Zusammenbruch der Blut-Hirn-Schranke bewirkt, und dass dieser Entzündungsvermittler die Arachidonsäure ist. Eine wichtige Vorstufe der Arachidonsäure ist die Linolsäure, die deshalb zu meiden ist.

Fratzer weist darauf hin, dass Eskimos, die überhaupt kein Getreide oder Gemüse essen, sondern sich ausschließlich von Fischen ernähren, also keine Linolsäure, sondern Fette der Omega-3-Gruppe zu sich nehmen, MS und andere chronische Krankheiten wie das Rheuma nicht kennen.

Leider enthält alle pflanzliche Nahrung Linolsäure, ob Getreide, Gemüse, Obst, Nüsse oder Pflanzenöle. Gefahrlos gegessen werden dürfen nur Kartoffeln, einiges Obst, wenige Gemüse und Fisch. Der hierdurch entstehende unvermeidliche Vitaminmangel muss ausgeglichen werden.

Die hohen Kosten, die komplizierten Eßgewohnheiten und die Einseitigkeit der Ernährung mit Vitamin- und Mineralverlusten lassen diese Diät etwas gewaltsam erscheinen. Gegen die Hypothese der gefährlichen Linolsäure spricht auch, dass die Japaner und Koreaner, bei denen die MS zehnmal seltener ist als bei uns, viel Gemüse und vor allem Reis essen, der hochlinolsäurehaltig ist.

32.6 Was ist die Swank-Crawford-Diät?

1952 wurde eine Studie von Roy L. Swank im *New England Journal of Medicine* veröffentlicht. Er verglich das Vorkommen von MS in Küstenregionen von Norwegen mit der MS-Häufigkeit im Inland. Swank ging davon aus, dass sich beide Bevölkerungsgruppen grundlegend in ihren Essgewohnheiten unterscheiden. In den Küstendörfern leben die Menschen hauptsächlich vom Fischfang. Zwar haben viele Fischer auch ein kleines Stück Land, aber darauf pflanzen sie nur Kartoffeln, etwas Gemüse und Küchenkräuter. Die Küstenregion ist gleichzeitig auch eine der ärmsten Landstriche in Norwegen. Im Inland ist der Lebensstandard höher. Hier leben die Menschen von der Landwirtschaft und Milchwirtschaft. Im Vergleich zur Küste ist die MS-Häufigkeit um das Dreifache erhöht.

Deshalb empfahl Swank eine fettarme Diät, modifizierte seine Auffassung aber später immer mehr. In seinem *Multiple Sclerosis Diet Book* (1987) rät er zu einer vegetarisch orientierten Kost, die wenig tierische Fette enthält. Er verbietet Butter, und empfiehlt 14 ml flüssige Pflanzenöle und 5 ml Fischöl täglich.

Swanks Auffassung wird im wesentlichen durch eine Studie bestätigt, die 1974 in den *Archives of Neurology* erschien.[59] M. Alter hat darin die Häufigkeit der MS mit den Verzehrgewohnheiten in 22 Ländern verglichen. Er stellte fest, dass die MS um so häufiger auftrat, je mehr „Kalorien tierischen Ursprungs“ und „Fette und Öle“ verzehrt wurden.

[59] M Alter e.a. Multiple sclerosis and nutrition. Arch Neurol 1974; 31: 267-272

Zu einem ähnlichen Ergebnis kam K. Lauer 1994, der fand, dass das Auftreten der MS mit der Zufuhr tierischer Produkte korrelierte.[60]

32.7 Was ist die Diät von Adam?

Olaf Adam geht in seinem lesenswerten Buch „Ernährungsrichtlinien bei Multipler Sklerose“ (1997) von der Swank-Diät aus, die er in wesentlichen Punkten akzeptiert. Weiterhin ist er wie Fratzer und Hebener der Ansicht, dass die Arachidonsäure bei der MS eine wichtige Rolle als Entzündungsförderer spielt. Im Unterschied zu Fratzer und Hebener weist er darauf hin, dass erstens Arachidonsäure nur in tierischen Organismen und nicht in Pflanzen gebildet wird und zweitens, dass Linolsäure nur in genau reguliertem und sehr begrenztem Umfang in Arachidonsäure umgewandelt wird. Damit lehnt er eine linolsäurearme Kost ab. Adam geht von drei Grundsätzen aus:

1. Im Überfluss genossen, können tierische Nahrungsmittel den Entzündungsprozess bei MS verstärken.
2. Jede vegetarische Mahlzeit ist deshalb ein Beitrag zur Verringerung des Entzündungsförderers Arachidonsäure in unserem Körper.
3. Fischöle wirken der Arachidonsäure entgegen.

Daraus leitet er die folgenden Ernährungsrichtlinien für die MS ab:

1. zwei Fleischmahlzeiten pro Woche; keine Wurst;
2. Verzicht auf tierische Fette (Butter, Schweineschmalz, Gänsefett);
3. nicht mehr als 2 Eigelb pro Woche;
4. fettarme Milch unbeschränkt;
5. zwei- bis dreimal pro Woche eine Fischmahlzeit;
6. Vollkornprodukte;
7. Täglich Obst und Gemüse.

[60] Lauer K: The risk of multiple sclerosis in the USA in relation to sociogeographic features: factor analysis study. J Clin Epidemiol 1994; 47: 43-48

Ohne die komplizierten biochemischen Stoffwechselwege zu durchschauen, scheint mir die Adam-Diät die Ernährungsweise für MS-Kranke zu sein, für die wissenschaftlich und nach dem gesunden Menschenverstand am meisten spricht.

32.8 Was ist der Unterschied zwischen unserer und der asiatischen Ernährung?

Wer einmal das Vergnügen hatte, von einer asiatischen Familie bewirtet zu werden, also nicht in einem China-Restaurant Kroepak, Frühlingsrollen, süßsaures Schweinefleisch und anschließend zuckersüße Lychee aus der Konservendose zu essen, der wird verwundert festgestellt haben, wie groß die Unterschiede im Vergleich zu unseren europäischen Ernährungsgewohnheiten sind. Schon allein für das Auge ist es eine Lust, wenn man sich an den Tisch setzt, der mit Schüsseln, kleinen Tellern und Schälchen übersät ist. Da gibt es warmen Reis, der in frische Salatblätter gewickelt und in eine scharfe braune Tunke - Sauce aus scharfer Paprikapaste, gebratenem und gemahlenem Sesam und Sojasauce - getaucht wird. Ein Schälchen mit rohen Möhren, kleingeschnittene Gemüsepfannkuchen, Paprika mit Tintenfischringen, Glasnudeln mit Streifen von Rindfleisch, gefüllte Teigtaschen, Salate aus Farn, Löwenzahn und sogar Brennnesseln, hauchdünne schwarzbraune Blättchen von Seetang, saftige Melonenwürfel, Gurken und eingelegte Kohlrabi, den berühmten Kimchi-Salat und vieles mehr.

Jede Mahlzeit besteht aus einem Hauptgericht, mindestens fünf oder sechs Beilagen je nach Jahreszeit und warmem Reis. Bei dem Hauptgericht kann es sich um einen Eintopf mit Tofu, Gemüse und Fisch oder Fleisch handeln, wobei die Fisch- oder Fleischmenge jeweils nur gering ist. 150 g reichen für eine sechsköpfige Familie. Für die Beilagen, die häppchenweise dazu gegessen werden, steht eine Auswahl von mindestens vierzig oder fünfzig verschiedenen Gemüsen, Salaten und Meeresfrüchten zur Verfügung. Das Gemüse wird nicht gekocht, höchstens einmal der Spinat oder der Löwenzahn ganz kurz in heißes Wasser getaucht. Das Gebratene wird grundsätzlich in Sesamöl zubereitet. Mit dem Öl wird sehr sparsam umgegangen. An die Salate, auch an den berühmten Kimchi, kommt überhaupt kein Öl. Mit Knoblauch wird nicht gegeizt. Zucker wird nur äußerst sparsam verwendet, es gibt kein Brot, keine Butter, keinen Käse und keine Kartoffeln.

Warum ich davon erzähle? Weil die MS in Japan oder in Korea so selten ist. Das ist erstaunlich, denn beide Länder liegen in etwa auf demselben Breitengrad wie Deutschland. Genau gesagt beträgt die MS-Häufigkeit ein Zehntel der unsrigen. Das macht nachdenklich. Es muss dort etwas geben, das vor der Krankheit schützt, oder etwas fehlen, das bei uns dem Leiden Vorschub leistet. Obwohl es natürlich die Möglichkeit gibt, dass die asiatische Bevölkerung eine andere Erbausstattung hat, dass sie etwas in den Genen hat, das dem Auftreten der MS entgegenwirkt, halte ich es für naheliegend, sich an den Lebensgewohnheiten der Menschen zu orientieren, bei denen die Zahl der MS-Erkrankungen überraschend niedrig ist.

33 Außenseiter-Therapien

„Schulmedizin" ist die Medizin, die an der „hohen Schule", also der Universität, gelehrt wird. Für alles andere auf dem medizinischen Gebiet wird oft der Begriff der Außenseitermethoden gebraucht. Es wird aber auch von umstrittenen bzw. unkonventionellen Heilverfahren, paramedizinischen Heilverfahren und Kurpfuschertum gesprochen. Richtigerweise sollte man den relativ wertneutralen Begriff der alternativen Heil- und Pflegemethoden wählen, dem eine negative Besetzung nicht anhaftet. Manche sprechen auch von komplementären Heilmethoden, um zum Ausdruck zu bringen, dass sich Schulmedizin und Alternativverfahren ergänzen können.

Die Rechtsprechung zur Zulässigkeit der Anwendung alternativer medizinischer Behandlungsverfahren geht von dem Grundsatz aus, das verschiedene zur Verfügung stehende Methoden gleichrangig nebeneinander stehen, dass den allgemein oder weitaus überwiegend anerkannten Verfahren prinzipiell kein Vorrang vor den nicht allgemein anerkannten Methoden ärztlicher Außenseiter und nichtärztlicher Heilbehandler zukommt. Kein Arzt oder sonstiger Heilbehandler ist verpflichtet, einen Patienten nach einem bestimmten Heilverfahren zu behandeln, etwa nach den an den Universitäten gelehrten und anerkannten Regeln der ärztlichen Wissenschaft. Nur bei gefährlichen Erkrankungen und erst dann, wenn eine bestimmte Vorgehensweise als allein wirksam zu beurteilen ist, erfolgt durch die Rechtsprechung eine Bindung an eine bestimmte Methode. Wegen der Individualität des Patienten, der Bedeutung der Persönlichkeit des Arztes sowie der Schwierigkeit ärztlicher Diagnosen und Prognosen ist das aber nach dem Bundesgerichtshof nur selten der Fall. Natürlich ist diese Therapiefreiheit nicht grenzenlos. Es gibt keinen Freibrief für Gewissenlosigkeit. Grenzen für die Therapiefreiheit des Arztes können sich immer nur aus den Umständen des einzelnen Falles ergeben.

33.1 Wer nutzt Außenseitertherapien?

Ich kenne keinen unter meinen intelligenten Freunden und Bekannten, die nicht heimlich oder offen zu einem Heiler, Heilpraktiker oder Homöopathen gehen oder sich mit Kieselsäureerde, Echinacin, Vitaminen oder Calcium-Brause-Tabletten behandeln. Nur wenn ich einmal unter Hochschulmedizinern bin, höre ich ernsthaft vorgetragene Klagen, wie Außenseiter die Unwissenheit und Naivität der Menschen ausnutzten. Sie sind felsenfest davon überzeugt, ein Mensch, der bei Verstand ist, müsse sich für die Universitätsmedizin entscheiden.

Einer meiner Freunde ist Mathematiker, der mir einmal das Gödelsche Theorem erklärt hat (soweit ich weiß, ist es das Höchste, was es in der Mathematik gibt, leider habe ich jedoch vergessen, worum es geht). Kürzlich gingen wir zusammen in einem indischen Restaurant essen. Dort erzählte er mir von Ludmilla.

Ludmilla lebte in Petersburg, kam aber in den Wintermonaten regelmäßig nach Berlin, wo sie in einer Privatwohnung Patienten behandelte. Man wusste nicht viel über sie, nur dass sie in jungen Jahren verwitwet war und während der Trauerzeit entdeckt hatte, dass sie übersinnliche Kräfte besäße. Wie mir mein Freund berichtete, hatte sie nichts von einer Jahrmarktswahrsagerin, war klein und zierlich und strahlte eine unnahbare Kälte aus. Ihr Haar war kurzgeschoren, sie rauchte Zigarillos und hatte gelbe Finger vom Nikotin. Ihre Stimme war rauh wie die eines Mannes. Da sie kein Deutsch sprach, fanden alle Behandlungen mit Hilfe einer Dolmetscherin statt. Als er sie zum ersten Mal aufsuchte, ihr seine Beschwerden schilderte und sagte, dass die deutschen Ärzte eine MS vermuteten, sprang sie aufgeregt auf, bekreuzigte sich und sprach heftig auf die Dolmetscherin ein. Schließlich übersetzte diese: „Sie haben keine Multiple Sklerose, so wahr Gott lebt, Sie haben keine Multiple Sklerose!“ Ohne ihn körperlich untersucht zu haben, wusste sie von einer Narbe an seiner linken Schulter, die er sich als Kind zugezogen hatte, als er in einen Stacheldrahtverhau geraten war. Das überzeugte ihn völlig von den außerordentlichen Fähigkeiten dieser Frau. Sie behandelte ihn mit Handauflegen, magnetischen Bestreichungen und strengen Verboten, was bestimmte Speisen und Alkohol anbelangte. Jeden Abend musste er vor dem Schlafengehen ein Haar in einer Kerzenflamme verbrennen und Salz in einem Kochtopf erhitzen, in ein Laken geben und auf bestimmte Körperstellen aufbringen. Er suchte sie jährlich auf, wenn sie nach Berlin kam, und seine MS kam zum Stillstand.

Wie kann sich ein so intelligenter Mensch so täuschen lassen? Er lässt sich nicht täuschen. Die wissenschaftliche Medizin täuscht sich über sich selbst und übersieht, dass sie ihren Zauber verloren hat.

33.2 Was ist ein Plazebo?

Mein Neurologe rümpft immer die Nase, wenn ich ihm erzähle, dass ich täglich 300mg Vitamin E und 1 Teelöffel Vitamin C einnehme. Das seien reine Plazebos, meint er, und könnten überhaupt nicht wirken. Sind Vitamine nun Plazebos oder nicht, und wie wirken Plazebos überhaupt?

Über Plazebos existieren drei Vorurteile:

1. Sie wirken nur bei eingebildeten Leiden;
2. Die Wirkung ist am größten bei naiven, gutgläubigen Menschen;
3. Sie haben keine eigentliche Wirkung.

Alle drei Aussagen sind grundfalsch. Richtig ist: Plazebos wirken bei allen Leiden, schlagen besonders gut bei hochintelligenten Menschen an, und sie haben eine tatsächliche chemische Wirkung.

In einer sehr interessanten Untersuchung von John Levine an der University of California in San Francisco erhielt eine große Zahl von Versuchspersonen vor einer zahnärztlichen Behandlung eines von zwei zur Verfügung stehenden Medikamenten. Das eine war ein echtes Schmerzmittel, das andere ein Plazebo. Beide Gruppen berichteten von wenig oder keinem Schmerz während der Behandlung, ein Ergebnis, das schon oft und vielfach gefunden wurde.

Levines Experiment unterschied sich allerdings von den bisherigen. Nachdem er einigen Patienten das Plazebo verabreicht hatte, machte er etwas völlig Neues: Er gab der Hälfte der Patienten, die ein Plazebo erhalten hatten, Naloxon®, ein Präparat, das die Ausschüttung /Wirkung der Endorphine (körpereigene Morphine) aufhebt.

Wenn das Plazebo reine Täuschung wäre, d.h. keine nachweisbaren biochemischen Prozesse im Körper auslösen würde, sollte das Naloxon wirkungslos bleiben. Das war aber nicht der Fall. Tatsächlich zeigten die Patienten, die Naloxon erhalten hatten, keinen Plazeboeffekt. Sie empfanden die zahnärztliche Behandlung als schmerzhaft. Es muss also eine Endorphinausschüttung stattgefunden haben, sonst könnte das Naxolon keine Wirkung zeigen.

Was für Schmerzen gilt, ist wahrscheinlich auch für unser Immunsystem zutreffend, da Lymphozyten Endorphinrezeptoren besitzen *(⇨ 16.4 ✍ Wie wirken sich seelische Belastungen auf das Immunsystem aus?)*.

Ich bin überzeugt, dass das Plazebo eines unserer wirksamsten Medikamente ist. Es scheint dann besonders gut zu wirken, wenn es dank seines Namens, Aussehens oder seiner Anwendungsart eine Symbolkraft besitzt. Aber nun hat jeder Mensch andere Symbole, auf die er positiv oder negativ reagiert. Das kann ein Weihnachtslied, ein Sonnenuntergang, ein Kreuz, eine rote Flüssigkeit, eine würzig riechende Salbe, ein exotisch klingender Name und vieles andere sein. Darum besteht die Kunst des Arztes oft darin, mit feinem Gespür herauszufinden, worauf ein Mensch besonders intensiv anspricht. Das hat nichts damit zu tun, dass ein Mensch an seiner Leichtgläubigkeit gepackt und irregeführt wird. Wir müssen uns eher vorstellen, dass in jedem Menschen verborgene Heilkräfte schlummern, die geweckt und sozusagen wie Sonnenstrahlen fokussiert werden können.

33.3 Was versteht man unter orthomolekularer Medizin?

Die Bezeichnung „orthomolekulare Therapie“ leitet sich von dem griechischen Wort „ortho“ ab, das „richtig“ bedeutet. Bei der orthomolekularen Therapie geht es somit um die „richtige“ Mischung der Moleküle im Körper. Die Anhänger der Methode gehen davon aus, man könne durch Bestimmung aller im Körper vorkommenden Stoffe herausbekommen, wo ein Ungleichgewicht vorliegt und dieses durch gezielte Zufuhr von einer Nährlösung kompensieren.

In der Praxis sieht das so aus, das man sich Blut abnehmen lässt, das tiefgekühlt in ein Labor in Rostock geschickt wird. Die Analyse kostet 180 €, dazu kommen die Transportkosten von 90 €. Nach zwei Wochen bekommt man dann eine Auswertung zugeschickt.

Darunter befindet sich eine dreidimensionale Darstellung von Messdaten, die aussieht wie ein gigantisches Bergmassiv in den Alpen und bei der bestimmte Schluchten und kleine Zacken handschriftlich mit Ziffern von 1a bis 8 bezeichnet sind. Dazu kommen unverständliche

Messdaten wie rcii2: +2.182,5, Membranstabilität -75, Entgiftungsstabilität +45 und ein ominöser Gesundheitswert -10.

Dann folgt die Messdaten-Beurteilung in einem merkwürdigen Kauderwelsch. Ich zitiere: „Bewertung/Befund: Auffällig labil reguliert (oxidativ-radikalisch) stressbelastbar/auffällig gestörte intestinale Biotik; Dysbiose; Labilisierung der Darm-Blut-Schranke/auffällig regulationsgestörte Proportionen und Aktivitäten der zellzyklus- und immunregulatorisch obligaten Gewebshormone der Eikosanoidklassen der Arachidonsäurekaskade...“

Das Schreiben schließt mit dem Angebot einer persönlichen Vitalstoffmischung, die z.B. aus Orvita® Gran 01 5g, Orvita® Gran 10 180 g usw. besteht. Davon muss man morgens, mittags und abends je 2 Messlöffel einnehmen. Die Kosten pro Monat betragen ca. 200 €. Eine Kontrollmessung wird in 6-8 Wochen empfohlen.

Wissenschaftliche Studien, die die Wirksamkeit der Therapie belegen, stehen aus.

33.4 Was ist die Bachblüten-Therapie?

Haben Sie schon einmal etwas von der Bachblüten-Therapie gehört?

Der Name allein übt einen Zauber aus. Allerdings handelt es sich nicht, wie viele denken, um die Blüten von Pflanzen, die am Ufer eines Baches wachsen, sondern um eine Therapie mit Blüten, die von dem englischen Arzt Dr. Edward Bach stammt, der von 1886 bis 1936 lebte.

Bach war der Meinung, dass jede Krankheit auf einer Störung des seelischen Gleichgewichts beruht. Diese Störung äußert sich in negativen Gefühlsmustern wie Pessimismus, Resignation, Ängstlichkeit, Ungeduld, Selbstzweifeln, Jähzorn. Insgesamt unterscheidet Bach 38 negative Seelenzustände. Jeder davon korrespondiert mit einer Pflanze. Beispiele:

Seelenzustand 1: Man versucht, quälende Gedanken und innere Unruhe hinter einer Fassade von Fröhlichkeit und Sorglosigkeit zu verbergen. Korrespondierende Pflanze: Odermennig.

Seelenzustand 2: Man hat unerklärliche vage Ängstlichkeiten, Vorahnungen; geheime Furcht vor irgendeinem drohenden Unheil. → Zitterpappel.

Seelenzustand 4: Man kann nicht „nein“ sagen. Schwäche des eigenen Willens; Überreaktion auf die Wünsche anderer. → Tausendgüldenkraut.

Seelenzustand 12: Man ist skeptisch, zweifelnd, pessimistisch, leicht entmutigt. → Herbstenzian.

Seelenzustand 17: Man glaubt, man wäre zu schwach, um die täglichen Pflichten zu bewältigen, schafft es dann aber doch. → Weißbuche.

Durch die Einnahme einer „Tropfen-Mischung“ aus den 38 Blütenessenzen soll das seelische Gleichgewicht wiederhergestellt werden.

Es handelt sich um eine reine Erfahrungsmedizin. Es gibt keine Studien, die die Wirkung belegen.

33.5 Was ist die Nieper-Therapie?

A: Hat jemand von euch schon mal etwas von der Nieper-Therapie gehört?

B: Ich habe Dr. Nieper noch persönlich gekannt. Die Therapie führte ich drei Jahre lang durch. Sehr gewissenhaft mit drei Infusionen Calcium-EAP und Tromcardin etc. pro Woche. Sogar Beriglobin gehörte zu der Therapie, ein Immunglobulin. Zu der Zeit machte meine MS noch keine großen Probleme. Nur ein paar taube Stellen. Die Therapie konnte einen Verlust der Gehfähigkeit in keinster Weise verhindern. Obwohl mir das Dr. Nieper persönlich noch versprochen hatte. Er meinte damals, die Therapie frühzeitig eingeleitet, würde die Gehfähigkeit erhalten. Bei mir war's jedenfalls nicht so.

Calcium-EAP (Kalziumsalz von 2-amino-Äthanol-Phosphat) wurde 1961 von Dr. Hans Nieper entwickelt und über 35 Jahre lang erforscht. Es soll die Unversehrtheit der Zellmembranen schützen, es versiegelt sie gegen autoimmune Angriffe, lässt aber Nährstoffe durch. Deswegen wurde es von Nieper als „Membran-Integritätsfaktor“ (Vitamin M_i) bezeichnet.

Calcium-EAP muss 3 bis 5 mal pro Woche intravenös injiziert werden. Die übliche Dosis ist eine Ampulle mit 400mg in 10ml, zusammen mit 6 Tabletten oralem EAP.

Es gibt keinen Beleg für die Wirksamkeit dieser Therapie.

33.6 Was ist an der Cranio-Sacral-Therapie dran?

Ich habe einen Heilpraktiker empfohlen bekommen, der sich auf Cranio-Sacral-Therapie spezialisiert hat. Gibt es Erfahrungen bei der MS?

Die Cranio-Sacral-Therapie gehört zur Osteopathie, die vor hundert Jahren von dem amerikanischen Arzt Andrew Taylor Still (1828 - 1912) entwickelt wurde. Mit dieser Methode wird versucht, allein mit den Händen verspannte und blockierte Stellen im Körper zu lockern. Es liegt dabei die Ansicht zugrunde, dass die Strukturen des Körpers, also Knochen, Bänder und Muskeln bedeutend wichtiger und einflussreicher für bzw. auf die Körperfunktionen sind, als dies in der Schulmedizin allgemein angenommen wird. Visuell und über die Berührung mit den Händen wird die Beweglichkeit von Wirbelsäule und Gelenken geprüft. Die Hand ertastet die Elastizität und Beweglichkeit des Gewebes und auch einzelner Organe. Die Therapie erfolgt mit verschiedenen Handgriffen und Techniken.

In der Cranio-Sacral-Therapie wird davon ausgegangen, dass der rhythmische Fluss des Gehirnwassers für das Wohlbefinden des Menschen von großer Bedeutung ist. Dieser Gehirnwasserfluss pulsiert normalerweise in einem Rhythmus von 6-12 Zyklen pro Minute vom Schädel (Cranio) zum Kreuzbein (Sacrum). Dabei werden die empfindlichen Nervenstrukturen versorgt und geschützt. Harmonisch bewegt werden so auch die einzelnen Knochen vom Schädel bis zum Kreuzbein. Entsteht eine Störung des Gehirnwasserflusses, so kann eine Vielzahl von Beschwerden auftreten. Die Aufgabe des Cranio-Sacral-Therapeuten ist es nun, Blockierungen dieses rhythmischen Flusses zu erspüren und während der Behandlung durch spezielle, sehr sanfte Drucktechniken wieder aufzulösen.

Da die MS nichts mit einem gestörten Rhythmus des Liquorflusses zu tun hat, fehlt die theoretische Grundlage für eine Anwendung der Cranio-Sacral-Therapie bei der MS.

33.7 Mistel bei MS?

In einer Frauenzeitschrift habe ich gelesen, dass Mistel auch bei MS wirken soll. Ist da was dran?

Die Mistel ist der wichtigste Bestandteil des Zaubertranks von Miraculix. Sie wird in der anthroposophischen Medizin als Krebsmittel (Iscador®) eingesetzt. Eine Wirkung bei der MS ist nicht belegt.

33.8 Haben MS-Betroffene häufig die Blutgruppe B?

Peter J. D'Adamo meint in seinem Buch „Vier Blutgruppen - Vier Strategien für ein gesundes Leben", dass viele Krankheiten darauf zurückzuführen sind, dass wir uns bezogen auf unsere Blutgruppe falsch ernähren. Blutgruppe 0 gehe auf das frühe Menschenstadium des Jägers zurück, sei also ein Fleischesser. Blutgruppe A sei bei den ersten Vegetariern entstanden. Menschen mit der Blutgruppe B seien beides, Fleischesser und Vegetarier, würden aber zu Immun-Erkrankungen wie MS neigen. Am spätesten sei die Blutgruppe AB aufgetreten. Diese Menschen seien besonders empfindlich, was ihre Ernährung angehe.

Angeblich sollen MS-Kranke häufig Blutgruppe B haben, weil der Eiweißmantel des MS-Virus ähnlich aussieht wie die Oberfläche von B-Lymphozyten. Dazu gibt es keinerlei wissenschaftliche oder statistische Untersuchungen.

33.9 Hilft das Gift der Klapperschlange gegen MS?

Meine Heilpraktikerin hat mir folgendes Rezept gegeben: Crotalus Horvi 30 ml, Passiflora D4 20 ml, Solidago 5 pl 20 ml, Vertigoheel 1% 30 ml. Davon soll ich 2mal täglich 30-50 Tropfen einnehmen. Was halten Sie davon?

Man hat immer wieder versucht, Schlangengifte therapeutisch einzusetzen, aber die Allergien stellten ein Problem dar. Waldemar Diesing stellte dann durch sog. fermentativen Abbau ein Reintoxin her, das einen geringen Eiweißanteil hat. Dies wird in den Horvi-Präparaten z.B. als Crotalus D6 oder D4 verwendet.

Die Verwendung von Schlangengiften bei der MS beruht meines Wissens auf einer Einzelfallbeobachtung, dass sich nämlich die Symptome eines MS-Patienten nach einem Kobrabiss unerwartet gebessert haben.

Die Schlangen-Reintoxine der Firma Horvi-Chemie sind zu 98% von ihren Eiweißstoffen befreit. Die Gefahr einer allergischen Reaktion ist daher gering. An der Injektionsstelle kann es zu brennenden Missempfindungen kommen. Andere Nebenwirkungen sind nicht bekannt. Ich halte die MS-Therapie mit Schlangengiften für nicht begründet.

33.10 ☝ Soll ich mir meine Amalgamplomben entfernen lassen?

Bei mir ist vor ¼ Jahr eine MS festgestellt worden. Ein Heilpraktiker hat mir empfohlen, mir meine Amalgamfüllungen entfernen zu lassen. Wie stehen Sie dazu?

Obwohl es nicht ganz von der Hand zu weisen ist, dass die MS eine Zivilisationskrankheit ist *(⇨ 13.11 Ist die MS eine Zivilisationskrankheit?)* und dass auch Umweltgifte eine Rolle spielen können, ist das Amalgam sicher nur eine von vielen möglichen Ursachen. Ich bin überzeugt, dass ihm - wenn überhaupt -, nur eine geringe Bedeutung zukommt. Dafür habe ich drei Gründe:

1. Zahnärzte und Zahnarzthelferinnen haben die 3- bis 5fach höhere Quecksilberkonzentration im Blut wie andere, aber sie erkranken nicht häufiger an MS als andere.
2. Die Konzentration von Quecksilber ist weder im Blut noch im Gehirn von MS-Patienten erhöht.
3. Quecksilbervergiftungen können zwar das Nervensystem schädigen, führen aber nie zu MS-typischen Herden im Gehirn.

Darum halte ich die Amalgam-Hypothese für wenig plausibel und rate von einer Amalgamentfernung ab.

33.11 Gibt es gefährliche Außenseiter?

Es gibt harmlose und gefährliche Außenseiter. Zu den harmlosen und liebenswürdigen ist der Graf St. Germain zu zählen, der sein Alter selber als viele hundert Jahre ausgab und einen „Tee zum langen Leben“ verkaufte. Es war ein alltägliches Gemisch aus Sandelholz, Sennesblättern und Fenchel. Ebenfalls harmlos waren die „magnetischen Kuren“ von Mesmer, der glaubte, Krankheiten durch Streichen der Haut und sanfte Töne heilen zu können. Und in diese Kategorie gehört auch Dr. Grahams „Celestial Bed“, das die Eigenschaft haben sollte, den darin Liegenden durch süßen Schock zu verjüngen; in das Gestell waren Batterien, die einen leichten elektrischen Strom erzeugten, Parfümspender und Glasglocken eingebaut.

Nicht harmlos ist Dr. med. Ryke Geerd Hamer. Die an sich nicht falsche Vorstellung, dass der Erreger-Begriff in der Schulmedizin eine überwertige Bedeutung hat, treibt er auf die Spitze. Für ihn sind Mikroben grundsätzlich keine „Erreger“ bzw. „Verursacher“ von Krankheiten. Vielmehr sind Pilze, Bakterien und Viren im Körper eines Menschen sozusagen Reinigungs- und Reparaturkolonnen, die den Körper nach Krankheiten wieder in den alten gesunden Zustand versetzen. Zum Beispiel sei Tuberkulose die Heilungsphase von Tumoren, und diese Tumore wiederum seien psychischen Ursprungs, und würden verschwinden, wenn man den psychischen Konflikt lösen würde.

Noch extremer ist Christian Joswig, der wörtlich schreibt: „Leukämie ist ein Heilungsvorgang, den jeder überlebt, wenn diese Heilung ungestört ablaufen kann.“

Dr. med. Hellenthal behauptet, Rheuma und viele andere Krankheiten, darunter auch die MS, seien durch Bakterien oder Parasiten verursacht, die durch unsere grobe Labortechnik unentdeckt bleiben.

Gefährlich sind für mich Methoden, die behandlungsbedürftige und -fähige Krankheiten den uns zur Verfügung stehenden und wirksamen Therapien entziehen und damit den Kranken Schaden zufügen. Methoden, die auf sanfter Medizin und u. U. Plazeboeffekt beruhen, halte ich grundsätzlich für nicht gefährlich.

33.12 ☝ Wie erkennt man Scharlatane?

Natürlich gibt es auch in der Naturheilkunde fließende Übergänge zur Bereicherung und Scharlatanerie. Wie kann man seriöse von unseriösen Praktikern unterscheiden? Wir sollten uns getrost auf unseren gesunden Menschenverstand verlassen. Er trügt selten. Verlässliche Faustregeln, das Wertvolle vom Betrug und Unsinn zu scheiden, gibt es nicht. Ich persönlich halte mich im Zweifel an die folgenden 6 Kriterien:

1. Verdächtig ist, wenn der Heilkundige eine sogenannte charismatische Persönlichkeit ist. Er spricht nicht viel. Wenn man eine Erklärung bekommt, klingt sie abstrus und widerspricht dem gesunden Menschenverstand.

2. Der Name und die Herkunft der verordneten Heilmittel sind exotisch. Dabei kann es sich um das Fleisch einer seltenen Muschel oder das Blut des Zitterrochens handeln.

3. Die Einnahme erfordert ein kompliziertes Ritual, das genau eingehalten werden muss, um die optimale Wirkung zu erzielen, z.B. ein Tee, der nur bei Vollmond getrunken werden darf.

4. Das Medikament ist ein Allheilmittel, das nicht nur bei einer, sondern bei praktisch allen Krankheiten hilft.

5. Bevorzugt werden Erkrankungen behandelt, die in Schüben, Attacken oder mit episodischen Verschlimmerungen auftreten, bei denen also die Rückbildung der Symptome zum natürlichen Krankheitsverlauf gehört.

6. Das Medikament ist nicht in Apotheken erhältlich und wird von dem Heilkundigen, der es empfiehlt, selbst hergestellt und für teures Geld verkauft.

Ich denke, dass es mit diesen Faustregeln gelingt, den Weizen von der Spreu zu trennen, aber nicht ganz. Es werden immerhin ca. 5% Therapien übrigbleiben, die, obwohl sie gut sind, erst einmal mit Schimpf und Schande abgelehnt werden. Aber ich bin überzeugt, dass alles, was gut ist, sich letztendlich durchsetzt. Und so lautet die letzte Regel: Wenn ein Medikament neu ist, warte erst einmal ab, ob es sich bewährt. Über die meisten Wundermittel spricht man nach ½ Jahr nicht mehr. Und wenn es angeblich die Wiederentdeckung eines uralten Rezeptes ist, dann frage dich, ob es nicht vielleicht zu Recht in Vergessenheit geraten ist.

34 Der Gesunde und die MS

34.1 Wie gehe ich mit den Gesunden um?

Man hört viele Klagen von MS-Betroffenen über ihre gesunden Verwandten, Freunde und Bekannten. Die häufigsten sind:

> „Da habe ich zum Beispiel über sieben Ecken gehört, dass einer meiner Bekannten gesagt hat: ‚Der hat sich mit seiner Krankheit auf die faule Haut gelegt.‘ Das tut so weh, ich kann es Ihnen gar nicht sagen.“

> „Seitdem meine Freunde wissen, dass ich MS haben, lassen sie mich links liegen. Ich werde nicht mehr zu Geburtstagen eingeladen und auch sonst kümmert sich niemand um mich.“

> „Die Leute reden mit mir nur über MS, stecken mir Zeitungsausschnitte zu, die sie extra ausgeschnitten haben, und überhäufen mich mit guten Ratschlägen.“

> „Viele wissen nicht, wie sie mit mir umgehen sollen, versuchen über das Wetter oder andere banale Dinge zu sprechen, oder, was viel schlimmer ist, erzählen mir von jemandem, den sie kennen, der auch MS hat und in einem Pflegeheim dahinvegetiert.“

Wenn man eine Krankheit hat, über die in der Öffentlichkeit so viele Vorurteile existieren, wie das bei der MS der Fall ist, muss man eine Strategie entwickeln, wie man damit umgeht, und es den „Gesunden“ einfacher macht. Eine große Gefahr ist, dass man zu empfindlich wird und alles auf die Goldwaage legt.

MS-Patienten sind keine Engel – beileibe nicht. Manchmal sind sie sogar ungenießbar. Sie fauchen einen an, wenn man ihnen in den Mantel helfen oder eine Tür für sie öffnen will. „Ich brauche Ihre Hilfe nicht“, heißt es dann schroff, und der so Angefahrene fragt sich schuldbewusst, was er wohl falsch gemacht hat. Manche MS-Patienten sagen, sie hätten ein Gespür für „falsches Mitgefühl“, und es mache ihnen Spaß, Heuchlern die Maske vom Gesicht zu reißen. Ich glaube jedoch, dass sie sich häufig in ihren Mitmenschen täuschen und die Unsicherheit des „Gesunden“, der sich natürlich etwas tollpatschig anstellt, wenn er zum ersten Mal einen Rollstuhl über eine Bordsteinkante bugsiert, absichtlich fehldeuten. Oft ist der Hass gegen andere Ausdruck des Hasses gegen sich selbst.

Es ist sicher viel verlangt, aber manchmal muss der Behinderte Verständnis für den Gesunden aufbringen. Letzterer ist unsicher, weiß nicht, wie er reagieren soll. Dann kommt das Herzliche oft etwas rauhbeinig rüber, weil er seine Rührung nicht zeigen will. Der Behinderte empfindet das Unechte des Verhaltens, aber er sieht nicht die Schwäche, die Unsicherheit, sondern das Falsche, Herzlose, Abwehrende. Viele zerbrochene Verhältnisse beruhen auf Überempfindlichkeit und Fehlinterpretationen.

34.2 ☝ Soll ich mich outen?

Da ich in einem kleinen Dorf wohne, wurde viel geredet. Man sagte mir nach: Verantwortungslose Mutter - auf Tabletten, Alk und Drogen. Zuerst kränkte es mich, dann ging ich zum Gegenangriff über. Schrieb einen Artikel in der Dorfzeitung über MS und dass ich das auch habe. Seitdem viel Akzeptanz und Hilfsbereitschaft, Mütter, die mit meinem Kind Radtouren machen oder Eislaufen gehen - ist echt toll. Außerdem habe ich dadurch eine tolle Freundin gewonnen, die mich ganz normal behandelt und nicht immer mit Samthandschuhen anfasst. Manchmal muss man sich outen - damit die Leute es kapieren.

Das ist ein wunderbares Beispiel für den erfolgreichen Umgang mit der Krankheit.

Im Allgemeinen läßt sich sagen, dass es zwei extreme Methoden gibt, als Neubetroffener mit seiner MS umzugehen. Man kann die Diagnose ängstlich verbergen, als sei man an Aussatz erkrankt, und man kann sie jedem unter die Nase binden.

Für die zweite Variante ist Janet Lee James ein gutes Beispiel. Selbstkritisch schreibt sie in ihrem Buch „Der Hafen meines Lebens“:

„Ich sprach mit jedem, der zuhören wollte, über meine Diagnose. Ich konnte die Tatsache, dass ich MS hatte, in die nebensächlichsten Unterhaltungen einflechten, und so dauerte es nicht lange, bis ich bereitwillig völlig Fremde ... mit den intimsten Einzelheiten meines Zustands versorgte. Dabei versuchte ich mir einzureden, dass ich mich und die ganze Situation im Griff hatte ...

Unweigerlich sagte die Person, mit der ich gerade sprach, an einem bestimmten Punkt der Unterhaltung, wie tapfer ich doch sei, so frank und frei über meinen Zustand zu reden, und wie gut ich angesichts der ganzen Sache doch klarkäme. Genau das war die Reaktion, die ich angepeilt hatte, und wie ein eitles Mädchen, das um Komplimente buhlt, nutzte ich die Situation nach Kräften aus.

Ich reagierte zum Beispiel mit geheuchelter Bescheidenheit: ‚Oh, so schlimm ist es nicht. Es ist alles nur eine Frage der Einstellung.' Oder: ‚Ich glaube an positives Denken. Nicht jeder, der MS hat, muss auch im Rollstuhl enden, und ich habe bereits beschlossen, das wird mir nicht so ergehen.'"

Ein Beispiel für das andere Extrem ist Frau F., die als Bibliothekarin in der Berliner Staatsbibliothek arbeitet. Sie ist jetzt 32 Jahre alt und hat seit 10 Jahren eine MS, aber niemand sieht ihr etwas an. Ihr Arbeitgeber und ihre Kollegen wissen nichts von ihrer Erkrankung. Sie hat keine Sehstörungen, keine Kribbelparaesthesien und keine Lähmungen, das einzige, worunter sie leidet, ist eine bleierne Müdigkeit. Aber sie hat es gelernt, diese so geschickt zu verbergen, dass sie an ihrem Arbeitsplatz als besonders tüchtig, leistungsfähig und belastbar gilt. In ihrer Mittagspause geht sie nicht essen, sondern zieht sich in ihr Büro zurück und schläft dort eine halbe Stunde. Wenn sie um 17.00 Uhr nach Hause kommt, macht sie sich eine Kleinigkeit zu essen und fällt todmüde ins Bett. Seit Jahren hat sie sich nicht einmal aufraffen können, ins Konzert zu gehen, obwohl sie eine Musikliebhaberin ist, und die Wochenenden verbringt sie ebenfalls überwiegend in ihren vier Wänden, um für die nächste Arbeitswoche Kraft zu tanken.

Leider ist es nicht zu leugnen, dass die MS-Betroffenen in der Öffentlichkeit und im Berufsleben diskriminiert werden. Sie müssen damit rechnen, dass sie seltener befördert werden und eher eine Kündigung erhalten als ihre Kollegen und Kolleginnen, auch wenn sie eine bessere Leistung erbringen. Entweder wirft man ihnen vor, dass sie zu häufig krank sind oder ein Heilverfahren in Anspruch genommen haben, oder, wenn sie im Vergleich zu den anderen besonders selten krank sind, dann trennt man sich von ihnen „rechtzeitig", bevor sie häufiger ausfallen. In dieser Situation ist es verständlich, die Diagnose geheimzuhalten. Andererseits wird dadurch, dass die meisten MS-Betroffenen, die einen guten Verlauf haben, unerkannt unter uns leben, dem Vorurteil Vorschub geleistet, es gäbe nur schlimme Erkrankungen.

Viele MS-Betroffene schaffen es in bewunderungswürdiger Weise, den harmonischen Mittelweg zu finden. Sie verschweigen ihre MS nicht, trotzdem fallen sie nicht auf. Die Hilfe, die sie benötigen, wird ihnen so selbstverständlich und unbefangen gewährt, wie man jemandem hilft, der sich beide Beine gebrochen hat. Ich weiß nicht, wie sie das anstellen, ihre Krankheit mit einer unaufdringlichen Selbstverständlichkeit zu tragen, aber sie können es.

34.3 Leben Behinderte in einer eigenen Welt?

Es gibt leider MS-Patienten, die sich langsam aus der normalen Welt verabschieden.

> „Ich lebe in derselben Straße, in derselben Wohnung, aber nichts ist mehr wie früher", sagte mir einmal eine Patientin. Bordsteine und ein paar Treppenstufen können zu einem unüberwindlichen Hindernis werden, Tische zu hoch, Sessel zu tief und zu weich, Toiletten eng und sperrig, das Umsteigen auf Bahnhöfen, Fahrten im Bus, Parkplätze und Supermärkte, Waschbecken, Restaurants... Die Sorgen der anderen werden fremd, aber auch ihre Vergnügungen, wie Tanzen, Tennis, Joggen, Fahrradfahren, Fitness-Studios. „Plötzlich merkte ich, dass ich wie in einem Ghetto lebte."

Die Gefahr besteht, in eine Welt der Behinderten zu emigrieren, alle unbedachten Äußerungen von Gesunden auf die Goldwaage zu legen, zu suchen, was die Vorurteile über die Gedanken- und Rücksichtslosigkeit der Gesunden nährt, es geradezu darauf anzulegen, auch den Arzt zu reizen, um seine Ungeduld oder Verärgerung als zusätzliche Bestätigung zu nehmen, wie sehr Behinderte abgelehnt werden. Es ist sicher eine hohe Kunst, sich als MS-Kranker weiter am Leben zu beteiligen, andere über die Krankheit und die notwendige Hilfe zu informieren und die immer präsenten Angebote für Hilfe und Zuwendung anzunehmen.

35 Der Neurologe und die MS

35.1 Warum sind viele MS-Betroffene mit ihrem Neurologen unzufrieden?

Viele MS-Patienten sind unzufrieden mit der Art, wie sie von ihrem Neurologen behandelt werden. Allerdings sind auch nicht alle MS-Patienten Engel, und einige von ihnen können auch dem nettesten Arzt das Leben zur Hölle machen.

Die häufigsten Vorwürfe, die der MS-Patient seinem Arzt macht, lauten:

- Er hat mir meine Diagnose verschwiegen. Oder: Er hat mich nicht richtig aufgeklärt. *(⇨ 35.7 ✐ Immer die Wahrheit?).*
- Ich fühle mich von ihm im Stich gelassen: Er hat mir nie gleich einen Termin gegeben, wenn ich fürchtete, einen frischen Schub zu haben *(⇨ 35.4 ✐ Was mache ich, wenn ich keinen frühzeitigen Termin beim Neurologen bekomme?).*
- Er hat keine Zeit für mich, interessiert sich nur für meine Symptome und speist mich mit Rezepten ab *(⇨ 35.2 Was möchte mein Neurologe eigentlich hören?).*
- Er macht sich darüber lustig, dass ich Selen und Vitamine einnehme.
- Er zwingt mir seinen Willen auf und ist mir böse, wenn ich mich anders entscheide *(⇨ 35.3 Wer entscheidet: der Arzt oder der Patient?).*
- Er schiebt alles auf die MS.
- Er kennt sich mit der MS nicht gut aus.
- Seine Arztbriefe sind fehlerhaft und herabsetzend *(⇨ 35.5 ✐ Habe ich Einfluss auf meinen Entlassungsbericht?).*

Die Geschmäcker sind sicher sehr unterschiedlich: Der eine Patient möchte selbst entscheiden, der andere fühlt sich bei einem Arzt besser aufgehoben, der ihm haargenau sagt, was er tun oder lassen soll. Ich weiß, dass sich einige meiner Patienten unglücklich fühlen, weil ich ihnen zu viel diskutiere und ihnen keine klaren Anweisungen gebe. Den idealen Arzt gibt es nicht, aber für eine grobe Orientierung können die folgenden 10 Merkmale hilfreich sein:

1. Er ist einfühlsam, und er nimmt sich Zeit.
2. Was er sagt, ist verständlich, und Sie können ohne Angst nachfragen.
3. Er hält keine Monologe, sondern lässt Sie auch zu Wort kommen.
4. Sie dürfen mitentscheiden, und er ist nicht beleidigt, wenn Sie widersprechen.
5. Er hat Erfahrung und ist auf dem neusten Stand.
6. Er interessiert sich nicht nur für Ihre Symptome, sondern auch für Ihr Leben, Ihren Partner, Ihre Kinder, Ihren Beruf, Ihre Hobbys und Ihren Hund.
7. Er hat Respekt vor der Weisheit der Natur und ist nicht arrogant gegenüber Heilmethoden, die außerhalb der Schulmedizin stehen.
8. Er handelt uneigennützig.
9. Wenn er nicht weiter weiß, zieht er einen Kollegen zu Rate.
10. Er ist immer erreichbar, wenn Sie ihn brauchen.

Ja, so sollte ein Arzt oder eine Ärztin sein! Jeder wird das unterschreiben können. Aber indem ich diese zehn Punkte schreibe und noch einmal darüber nachdenke, wird mir quälend bewusst, dass ich einen Beruf gewählt habe, der ein hohes Ansehen genießt, gerade weil an ihn hohe Ansprüche gestellt werden, dass ich ihm aber nie gerecht werden kann – ebenso wenig wie ein Kamel durch ein Nadelöhr passt.

35.2 Was möchte mein Neurologe eigentlich hören?

Kein Arzt hört mir zu, wenn ich erzählen will, wie alles gekommen ist. Ich soll mich auf die Krankheitszeichen beschränken, sagt mein Neurologe, und der ganze Stress, den ich zuhause habe, interessiert ihn nicht. „Stress?“, hat er gefragt und mich groß angeschaut, „wenn Sie einmal von morgens bis abends hier in meiner Praxis wären, dann wüssten Sie, was Stress ist.“ Das mag ja sein, aber ihm macht es an-

scheinend Spaß, und er verdient ja auch nicht schlecht dabei, aber mein Stress mit meinem Mann, der arbeitslos ist und heimlich trinkt, der macht mich fix und fertig.

Es wäre schlimm, wenn Sie sich ständig überlegen müssten, wie Sie Ihrem Neurologen am besten gefallen. Natürlich ist es gut, wenn ein Sympathieverhältnis zwischen Arzt und Patient existiert und beide eine Wellenlänge haben; und es spricht auch sicher nichts dagegen, wenn ein Patient seinen Arzt nett behandelt. Aber wenn Sie merken, dass Sie miteinander nicht klar kommen, dann sollten Sie den Arzt wechseln, auch dann, wenn er so bequem ganz in Ihrer Nähe wohnt.

35.3 Wer entscheidet: der Arzt oder der Patient?

A: Ich spritze seit 3 Monaten Copaxone, und ich habe schon genug. Ich würde es echt gern absetzen. Mein Arzt will aber, dass ich weiter spritze. Wenn ich allein entscheiden könnte, würde ich sofort aufhören, weil die Nebenwirkungen zu heftig sind.

B: Warum kannst Du das nicht alleine entscheiden? Schließlich ist es doch Dein Körper. In dieser Beziehung ist meine Neurologin super. Als ich ihr eröffnete, dass ich nichts mehr spritzen will, war sie zwar auch nicht begeistert, sagte dann aber: „Ich kann Sie nur beraten und informieren - entscheiden müssen Sie, da es ja Ihr Körper ist."

Früher war ein paternalistisches Arzt-Patienten-Verhältnis selbstverständlich: „Der Arzt weiß es am besten.". Das hat sich in den letzten Jahren deutlich verändert. Viele Ärzte erkennen, dass sich das Wissen des Arztes und das Wissen des Patienten gerade bei chronischen Krankheiten ergänzen. Das hat zum Konzept der shared decision, der gemeinsamen Entscheidungsfindung, geführt. Darunter wird verstanden, dass jeder Patient eine ausgewogene, objektive Information über die Therapiemöglichkeiten erhält und diese mit dem Arzt erörtern kann. Der Patient hat so die Möglichkeit, sich als ganze Person – mit Gefühlen und Wertvorstellungen – einzubringen und mitzuentscheiden. Im Amerikanischen ist dies in der Formel: „medical evidence + your feelings = shared decision-making" (Medizinische Information + deine Gefühle = gemeinsame Entscheidungsfindung) zusammengefasst. Bezogen auf die Therapie bei Multipler Sklerose müssen die Patienten in die Lage versetzt werden, insbesondere die Vor- und Nachteile bzw. Risiken einer medikamentösen Behandlung zu verstehen: Der Arzt rät, der Patient entscheidet. Als Beispiel für ein „ideales“ Beratungsgespräch siehe *21.5 Soll ich von Betainterferonen auf Copaxone® umsteigen?*.

Unser derzeitiges Abrechnungssystem in der Arztpraxis macht es dem Arzt fast unmöglich, sich die nötige Zeit mit dem MS-Patienten zu nehmen und gleichzeitig kostendeckend zu arbeiten. Hier wäre eine Änderung dringend erforderlich.

35.4 ☝ Was mache ich, wenn ich keinen frühzeitigen Termin beim Neurologen bekomme?

Ich hatte vor einem Jahr eine einseitige Sehnervenentzündung und bei der Kernspin wurden verschiedene Entzündungsherde entdeckt. Die Krankheit MS wurde in keiner Weise von den Ärzten erwähnt. Mir wurde nur gesagt, dass ich einen Neurologen aufsuchen sollte, wenn ich solche Erscheinungen oder auch Taubheitsgefühle in Händen oder Beinen hätte.

Nun habe ich seit einigen Tagen Taubheitsgefühle in den Händen. Der obere Teil des Zeigefingers der rechten Hand ist richtig taub, weitere Finger und andere Stellen an den Händen kribbeln. Also habe ich versucht einen Termin beim Neurologen zu bekommen. Das Ergebnis: April oder Mai. Jetzt ist Anfang Januar! Beim siebten Versuch habe ich jetzt einen Termin für Mitte Februar. Ist zu befürchten, dass ich MS habe? Und wenn ja, reicht der Termin im Februar aus? Sollte man nicht vorher etwas machen?

Hier ist die Wahrscheinlichkeit groß, dass der zweite MS-Schub vorliegt. Die Fragestellerin sollte darauf bestehen, gleich, das heißt, innerhalb der nächsten Tage, einen Termin bei ihrem Neurologen zu bekommen. Nicht, weil sie so schnell wie möglich mit Cortison behandelt werden muss, sondern weil sie begreiflicherweise voller Angst ist und jemanden braucht, der sie beruhigt, klaren Wein einschenkt und ihr das Gefühl vermittelt, dass jemand da ist, an den sie sich wenden kann, wenn neue beunruhigende Symptome auftreten. Es gibt Neurologen, die sofort mit Ihren Patienten reden, wenn diese anrufen mit der Angst vor einem neuen Schub. Ich halte es für unbedingt erforderlich, dass einem Patienten ein tage- oder wochenlanges Warten in Sorge erspart wird. In vielen Fällen ist eine beruhigende Beratung wirksamer als ein Medikament.

35.5 Habe ich Einfluss auf meinen Entlassungsbericht?

Wegen eines frischen Schubes musste ich mich stationär behandeln lassen. Ich bin mit Cortisoninfusionen behandelt worden, die ich gut vertragen habe. Danach hat mir der Oberarzt eine Therapie mit Rebif® empfohlen. Die habe ich abgelehnt. Jetzt habe ich mir von meinem Hausarzt den Entlassungsbericht besorgt und war ganz entsetzt, was ich da über mich gelesen habe. Viele Angaben stimmen nicht, zum Beispiel das Alter meiner Kinder, oder wann meine MS begonnen hat. Viel schlimmer aber ist, wie man mich im psychischen Befund beschrieben hat. Ich hätte eine „hysterische Persönlichkeitsstruktur", sei „krankheitsuneinsichtig" und „unkritisch". Außerdem steht da auch noch, dass ich mich von meinen Arbeitskollegen „gemobbt" fühle, was ich so nie gesagt habe. Muss ich mir das eigentlich gefallen lassen oder kann ich gegen das Krankenhaus vorgehen?

Es gibt viele Patienten, die ihren Entlassungsbericht gelesen haben und schockiert sind. Vor vielen Jahren, als ich noch junger Assistenzarzt war, war es ein ungeschriebenes Gesetz, dass die Patienten die über sie verfassten Arztberichte nicht in die Hand bekommen durften. Das wurde damit begründet, dass sich die Ärzte andernfalls nicht mehr frei und ehrlich über ihre Patienten austauschen könnten. Ich habe das lange Zeit auch für richtig gehalten. Jetzt meine ich allerdings, dass es nicht zulässig ist, einem Patienten seinen Arztbrief vorzuenthalten. Schließlich geht es um ihn, und er hat ein Recht darauf, alles zu erfahren, was für ihn wichtig ist. Ich persönlich halte es auch immer für hilfreich, wenn mir die Patienten einen Ordner mitbringen, in dem sie alle ihre Unterlagen gesammelt haben; aber andere Ärzte mögen das schrecklich finden.

Unstrittig ist, dass jeder Patient einen juristischen Anspruch darauf hat, in die über ihn geführten Unterlagen einsehen zu können. Und davon gehe ich auch aus, wenn ich einen Bericht schreibe. Darum gebe ich mir größte Mühe, ihn so abzufassen, dass nichts Ehrenrühriges oder

Missverständliches darin steht. Ein wirkliches Problem stellt der psychiatrische Befund dar. In ihm sollen die Charakter- und Verhaltensauffälligkeiten eines Patienten kurz geschildert werden. Aber das ist natürlich eine sehr subjektive Sache, die von den eigenen blinden Flecken und Sympathien abhängt. Es wird gesagt, dass man oft eher den Arzt oder die Ärztin in einem psychiatrischen Befund wiedererkennt als den beschriebenen Patienten. Da ist etwas dran. Nicht ganz von der Hand zu weisen ist auch, dass sich ein Arzt (bewusst oder unbewusst) im Entlassungsbericht an einem Patienten, mit dem er unzufrieden ist, weil er sich kritisch geäußert oder einen Behandlungsvorschlag abgelehnt hat, durch eine herabsetzende Charakterisierung „rächen" kann.

Darum ist und bleibt der psychiatrische Befund eine heikle Angelegenheit. Meiner Ansicht nach sollte man nur dann Angaben zur Psyche eines Menschen machen, wenn es medizinisch relevant ist. Abwertende Äußerungen sind unbedingt zu meiden. Allerdings gibt es Begriffe, die im medizinischen Sprachgebrauch eine andere Bedeutung haben als in der Umgangssprache. Dazu gehört die von Ihnen erwähnte „Hysterie" *(⇨ 16.17 Was ist eine hysterische Persönlichkeit?).*

Natürlich haben Sie ein Recht darauf, dass falsche und herabsetzende Angaben im Arztbericht korrigiert werden. Allerdings ist das oft mit viel Mühe und Ärger verbunden. Ich kann das Gefühl hilfloser Wut verstehen, von dem mir ein Patient berichtete, den man als „querulatorisch" bezeichnet hatte und dem man, als er sich beschwerte, unterschwellig zu verstehen gab, dass seine Beschwerde genau das bestätigte, was er geändert haben wollte. Nicht unterschätzen sollte man auch, dass ein Patient zu einem Arzt, der ihn so beurteilt, kein Vertrauensverhältnis mehr haben kann. Einen guten Arztbrief zu schreiben ist eine Kunst, und dazu gehören nicht nur korrekte Angaben und Fachkenntnisse, sondern auch guter Geschmack und Samthandschuhe.

35.6 Was ist das Zauberberg-Syndrom?

Ich habe Thomas Manns Roman „Der Zauberberg" bereits erwähnt *(⇨ 24.4 ✍ Diskussion: Muss ich mich entschuldigen, weil ich keine immunmodulatorischen Medikamente einnehme?).* Darin geht es um einen jungen Mann, Hans Castorp, der nach bestandenem Ingenieur-Examen seinen lungenkranken Vetter in Davos besucht. Zunächst ist er von der eigentümlichen Lebensart der Menschen im Sanatorium Berghof befremdet, aber mehr und mehr wird er von diesem Leben, das durch Luxus und Todesverfallenheit gekennzeichnet ist, in den Bann gezogen. Im Grunde genommen ist er ein lebensuntüchtiger Mensch, der Angst hat, erwachsen zu werden. Darum ist er eigentlich erleichtert, als Geheimrat Behrens einen „Schatten" auf der Lunge feststellt und ihm rät, sich vorsichtshalber behandeln zu lassen. Sieben Jahre lang gibt er sich dem streng reglementierten Tageslauf hin, mit täglich mehrmaligem Temperaturmessen, den Ruhestunden auf der Terrasse in der frischen Luft, eingehüllt in Wolldecken, den üppigen Mahlzeiten.

Wenn ein junger Mensch erfährt, dass er eine MS hat, kann er, wie Hans Castorp, mit einem Rückzug aus dem Leben und den täglichen Pflichten reagieren. Alle seine Gedanken drehen sich nur noch um seine Krankheit, und er kann den Kontakt zur Realität verlieren. Das war einer der Gründe, warum Ärzte früher ihren Patienten bzw. Patientinnen die Diagnose so lange wie möglich vorenthielten. Nach meiner Erfahrung ist das „Zauberberg-Syndrom" jedoch sehr selten. Ich halte es für dringend erforderlich, dass die Aufklärung über die Diagnose so bald wie möglich erfolgen sollte, weil ich überzeugt bin, dass durch eine vernünftige Umstellung der Lebensweise der Krankheitsverlauf günstig beeinflusst werden kann *(⇨ 35.7 ☝ Immer die Wahrheit?).*

35.7 ☝ Immer die Wahrheit?

Ich bin meinem Nervenarzt lange böse gewesen, weil er mir die Diagnose lange Jahre verschwiegen hat. Jetzt habe ich jedoch erlebt, wie das Leben eines jungen Mädchens durch die Diagnose einer MS zerstört wurde, obwohl es sich nur um einen Verdacht handelt. Sie wird mit dem Gefühl, dass über ihr eine ständige Bedrohung wie ein Schwert schwebt, einfach nicht fertig. Ihr Freund hat sie verlassen, wahrscheinlich nicht einmal wegen der MS, sondern weil sie sich verändert hat, von nichts anderes mehr redet, sich nichts mehr zutraut, ihre Berufsausbildung abgebrochen hat, und ihm auch gesagt hat, dass sie keine Kinder bekommen könne. Wie soll man es nun mit der Wahrheit halten?

Eine gute Frage erkennt man daran, dass eine einfache Antwort nicht möglich ist. Früher dachte ich, es sei die Pflicht des Arztes, immer und ohne Ausnahme die Wahrheit zu sagen. Was könnte naheliegender sein? Jeder Mensch hat doch ein Recht darauf zu wissen, wie es um ihn bestellt ist, gerade und vor allem dann, wenn es um so wichtige Dinge wie die eigene Gesundheit geht.

Es gibt jedoch ein Dilemma, das ich an einem Beispiel zeigen möchte:

> Eine junge Studentin hat nichts anderes als eine Sehnervenentzündung erlitten. Die Untersuchung des Rückenmarkwassers hat einen normalen Befund ergeben, im Kernspintomogramm sind drei kleine MS-typische weiße Flecken nachweisbar. Die Wahrscheinlichkeit, dass es sich um den ersten Schub einer MS handelt, ist also groß *(⇨ 2.5 Ist die Sehnervenentzündung immer ein MS-Symptom?).*

Sollen Sie den jungen Menschen, der noch sein ganzes Leben vor sich hat, mit diesem Verdacht belasten? Wollen Sie das Risiko eingehen, dass er jetzt schon jede Entscheidung so trifft, als würde er einmal rollstuhlabhängig oder schwer behindert sein? Vielleicht bleibt es ja bei dem einen Schub. Ist es dann zu rechtfertigen, ihn zu einem kranken und ständig bedrohten Menschen zu machen? *(⇨ 35.6 Was ist das Zauberberg-Syndrom?).*

Sie entscheiden sich also und sagen der jungen Frau, sie brauche sich keine Sorgen zu machen, die weißen Flecken im Kernspintomogramm seien vermutlich völlig harmlos, sie habe eine kleine Sehnervenentzündung erlitten und nichts weiter. In der Gewissheit, ganz gesund zu sein, entschließt sie sich wenige Monate später, an einem Entwicklungsprojekt im Sudan teilzunehmen. Kaum ist sie in Afrika erleidet sie einen zweiten, jetzt sicheren Schub einer MS.

Wenn Sie mit ihr über Ihren Verdacht gesprochen hätten, hätte sie sich vermutlich gegen das Afrika-Abenteuer entschieden. So haben Sie ihr die wichtigste Information, die bei einer solchen Entscheidung zu berücksichtigen gewesen wäre, vorenthalten. Das gleiche Problem würde vorliegen, wenn sie schwanger geworden wäre und im Wochenbett den zweiten Schub erlitten hätte.

Wenn man dieses Argument ernst nimmt, so ist eine „fromme" Lüge in keinem Fall zu vertreten. Aber es gibt noch weitere gute Gründe, die auch im Verdachtsfall für eine Aufklärung sprechen. Meistens spüren die Betroffenen, dass mit ihnen etwas nicht in Ordnung ist. Sie sind unsicher, wissen nicht, was ihnen fehlt, fühlen sich als Simulanten abgestempelt, gerade wenn ein MS-typisches Müdigkeitssyndrom im Vordergrund steht. Selten ist die Wahrheit schlimmer als diese Ungewissheit.

Man könnte die Primärpersönlichkeit des Patienten mit in sein Kalkül einbeziehen, aber oft täuschen wir uns gewaltig in unseren Befürchtungen, wie es unsere Patienten aufnehmen werden. Der eine fleht: „Herr Doktor, egal was es ist, bitte sagen Sie mir die Wahrheit." Der Arzt hält ihn für sehr stabil, aber er bricht zusammen, wenn er ihm nur andeutet, dass auch an eine MS gedacht werden müsse. Bei einer anderen Patientin, die still und ängstlich wirkt, macht sich der Arzt große Sorgen, aber als er mit ihr über die Diagnose spricht, sagt sie schlicht: „Ich habe es die ganze Zeit gewusst. Dass ich jetzt Klarheit habe, ist eine große Erleichterung für mich."

Selbstkritisch sollten wir auch bedenken, dass wir manchmal versuchen, uns vor unserer eigenen Betroffenheit zu drücken. „Ich merkte deutlich, wie unangenehm es dem jungen Arzt war, mit mir darüber zu sprechen", sagte mir kürzlich eine Patientin. „Er schaute mich nicht an, stotterte und war offensichtlich heilfroh, als plötzlich sein Piepser ging und er zu einem Notfall musste."

Was ist also der ideale Weg? Gibt es ihn überhaupt? Ich kann nur für mich sprechen:

1. Ich glaube nicht, dass wir einem Patienten die Diagnose vorenthalten dürfen, auch wenn es sich nur um einen Verdacht handelt;

2. Die Aufklärung braucht Zeit, viel Zeit;

3. Die Aufklärung sollte stufenweise erfolgen;

4. Es empfiehlt sich, den Betroffenen nach der Erstaufklärung zu sagen, dass erfahrungsgemäß in den nächsten Tagen noch eine ganze Reihe von Fragen auftreten werden, die jetzt noch nicht oder nicht gründlich genug besprochen worden seien, und einen erneuten Termin in ein oder zwei Wochen auszumachen. Kein guter Weg ist es, den Patienten eine Broschüre mit den Worten in die Hand zu drücken: „Da steht alles viel besser drin, als ich es Ihnen erklären könnte." Was der oder die Betroffene in diesem Augenblick braucht, sind menschliche Nähe, Verständnis, Wärme und Trost.

Zur stufenweisen Aufklärung: Damit meine ich, dass man beim Verdacht auf eine MS zunächst sagen darf, man glaube, es liege etwas Harmloses vor, aber man wolle sicherheitshalber einen entzündlichen Prozess im Gehirn oder im Rückenmark ausschließen. Erst wenn dann das Rückenmarkswasser oder die Kernspintomographie den Verdacht erhärten, kann man vorsichtig zum Ausdruck bringen, dass sich der anfänglich bestehende Verdacht verstärkt hätte, bis es dann in einem dritten oder vierten Gespräch zur endgültigen Festlegung kommt. Auf diese Weise kann der oder die Betroffene behutsam an die Wahrheit herangeführt werden.

Schlusswort

Wenn ein Buch fertig ist und der Text nicht nur im Computer existiert, sondern leibhaftig als dicker Papierstapel vor einem liegt, dann ist man stolz und erleichtert. Natürlich zuckt es einem immer wieder in der Hand, noch dieses oder jenes zu korrigieren, elegantere Formulierungen und überzeugendere Beispiele zu finden und einige Kapitel zu aktualisieren. Aber damit muss man leben – einmal muss Schluss sein!

Es ist etwas anderes, das mich mehr beunruhigt als stilistische Ausrutscher oder mögliche Fehler: Ist das Buch tatsächlich Trost, Hilfe und Anleitung zum vernünftigen Umgang mit der MS, oder habe ich (zumindest bei einigen) das Gegenteil erreicht? Habe ich zuviel aus dem Nähkästchen geplaudert, zu tiefe Einblicke in die Denkfabrik der Neurologen gegeben, nicht nur die blitzblanken Labors und Forscher in blütenweißen Kitteln gezeigt, sondern auch zu genau in Rumpelkammern und Schmuddelecken geleuchtet? Durfte ich das? Und habe ich nicht die Patienten ermutigt, mehr wissen zu wollen als ihr Arzt? Nutzt ihnen das – oder macht es sie zwar klüger, aber einsam und entscheidungsunfähig? Geht es nicht zu weit, wenn sich Patienten von ihrem Neurologen ringförmige Gadoliniumanreicherungen, schwarze Löcher oder eine Balkenatrophie auf den Kernspinbildern zeigen lassen? Untergräbt das nicht einerseits die Autorität des Arztes und verunsichert andererseits den Laien, der sich auf zu schwieriges, ihm unvertrautes Terrain gewagt hat?

Fragen über Fragen – und weitere dazu: Quo vadis – Wohin wird die MS-Forschung gehen? Wird sich unsere Vermutung als richtig erweisen, dass sich die EAE, das Tiermodell der MS, als Irrweg erweist? Wie ist es mit unserer Befürchtung, dass Cortison mehr schadet als nutzt? Werden sich die Betainterferone und das Glatirameracetat in den nächsten Jahren als Flop herausstellen, der mit dazu beigetragen hat, unser Gesundheitssystem zu ruinieren? Wird sich Natalizumab (Antegren®) als der Durchbruch in der MS-Therapie erweisen? Wird man den Epstein-Barr-Virus als MS-Erreger überführen können? Stimmt die EBV-Stress-Hypothese? usw. usw.

Ich habe mehr als 300 Fragen beantwortet, aber viele neue tun sich auf. Newton hat unser Wissen mit einem Luftballon verglichen: Je mehr es wächst, desto größer wird der Berührungskontakt zum Unbekannten. Ich hoffe, unsere Gedanken berühren sich beim nächsten Buch wieder, und damit Schluss – endgültig Schluss – Punkt.

Anhang

36 Literaturempfehlungen

Alexander Burnfield: Multiple Sklerose. Ein Erfahrungsbericht, bei Urban und Fischer, ISBN 34370005359

Joseph Evers, Ute Volmert: Die Evers-Diät, bei Karl F. Haug ISBN 3030420730

Klinik Dr. Evers: Rezeptmappe, Dr. Evers Klinik, Sundern

Erich Fromm: Die Kunst des Liebens, Heyne, ISBN 3453199294

Janet Lee James: Der Hafen meines Lebens, Ullstein, ISBN 3548359949

Fritz Riemann: Grundformen der Angst, Reinhardt, München, ISBN 3497007498

Christine Wagener-Thiele: Natürliche MS-Therapien. Sanfte und wirksame Behandlung von Multipler Sklerose, Econ, ISBN 3548710336

Wolfgang Weihe: Warum die Multiple Sklerose besser ist als ihr Ruf, C.G.Carus, ISBN 393337801X

Wolfgang Weihe: Multiple Sklerose, C.G.Carus, ISBN 3933378001

Barbara Zaruba: Diagnose MS. Wie ich meine Hoffnung wiederfand, Nymphenburg, ISBN 3485008419

Barbara Zaruba, Sonja Wierk: Dem Leben wiedergegeben, Herbig, ISBN 3776622946

37 Erklärung der Fachwörter

akut: plötzlich, Gegenteil von chronisch. Akute Krankheiten sind z.B. die Kinderkrankheiten, aber auch der Herzinfarkt oder die Hirnblutung. Chronische Krankheiten sind das Rheuma und die MS.

Anamnese: Vorgeschichte einer Krankheit. Darstellung der Entwicklung der jetzigen und früherer Krankheiten durch den Patienten.

Antibiotikum (Mehrzahl: Antibiotika)**:** Medikament, das Mikroorganismen abtötet oder an ihrer Vermehrung hemmt. Das bekannteste Antibiotikum ist Penicillin.

Astrozyten: Gehören zu den Gliazellen und haben die Aufgabe, Narben zu bilden. Beispiel: Wenn sich MS-Herde rasch vergrößern, schaffen es die Astrozyten nicht, den Defekt vollständig auszustopfen.

Autoaggressionskrankheit = Autoimmunkrankheit: Krankheit, bei der die Lymphozyten irrtümlicherweise körpereigenes Gewebe angreifen.

Bakterien: Mikroorganismen, die im Gegensatz zu den Viren über einen eigenen Stoffwechsel verfügen.

benigne: gutartig, Gegenteil von maligne. Beispiel: Ihre MS, die nun schon seit 12 Jahren bekannt war, hatte zweifellos einen benignen Charakter.

Blut-Hirn-Schranke: Grenze zwischen dem Körper und dem Gehirn, die für viele im Blut gelöste Stoffe nicht passierbar ist. Sie wird von dem Endothel der Hirnkapillaren gebildet und hat die Aufgabe, das empfindliche Gehirn vor schädigenden Substanzen zu schützen.

Blutsenkungsgeschwindigkeit (BSG): Wenn sie erhöht ist, zeigt sie eine Entzündung im Körper an. Wegen der Blut-Hirn-Schranke treten Entzündungszeichen aus dem Gehirn nicht ins Blut über. Beispiel: Bei der MS ist die BSG normal.

Capsula interna: innere Kapsel. Eine kleine, bumerangartig geformte Hirnregion in der weißen Hirnsubstanz sowohl der linken wie der rechten Hirnhälfte, in der die Nervenfasern, die fächerförmig von der motorischen Hirnrinde kommen, auf engstem Raum gebündelt werden, um dann ins Rückenmark zu ziehen.

Charcotsche Trias: Jean-Martin Charcot (1825-1893) war ein berühmter französischer Neurologe. Zu seinen zahlreichen Schülern zählte unter anderen Sigmund Freud. Die berühmte Charcotsche Trias Intentionstremor-skandierende Sprache-Euphorie geht auf die Symptome zurück, die Charcot an seinem Dienstmädchen beobachtete.

Chlamydien: Galten früher als große Viren, werden jetzt aber zu den Bakterien gezählt. Wahrscheinlich sind sie harmlose Mitbewohner unseres Körpers, werden aber von einigen Wissenschaftlern angeschuldigt, die Ursache von Arteriosklerose, der Alzheimerschen Krankheit und auch der MS zu sein.

chronisch: dauernd, fortschreitend: Beispiele für chronische Krankheiten sind neben der MS der Diabetes mellitus und das Rheuma.

chronisch progredient: langsam fortschreitend. Beispiel: Ihre Erkrankung war etwa seit 3 Jahren in das chronisch progrediente Stadium übergegangen.

Cortison: Stresshormon, das durch ACTH aus der Nebennierenrinde freigesetzt wird. Beispiel: Cortison verkürzt die Schubdauer, nimmt jedoch keinen Einfluss auf den Gesamtverlauf der MS.

Differentialdiagnose: Abgrenzung einer Krankheit von einer anderen, die ihr ähnlich ist. Beispiel: Die wichtigste Differentialdiagnose der MS ist der zervikale Bandscheibenvorfall.

Encephalomyelitis disseminata (E.d.): Synonym für MS. Die genaue Übersetzung lautet: Entzündungserkrankung (= -itis) mit verstreuten (disseminierten) Herden, die das Gehirn (= encephalon) und das Rückenmark (= myelon) befällt.

Endorphine: morphinähnliche Substanzen, die vom Körper im Stress freigesetzt werden, um den Schmerz zu unterdrücken.

Euphorie: unangemessen fröhliche Stimmungslage, die im Gegensatz zur Schwere der Erkrankung steht. Die Euphorie wurde von Charcot fälschlicherweise als typische Wesensänderung bei MS beschrieben.

Exazerbation: Verschlimmerung, erneutes Ausbrechen einer Krankheit

Fatigue-Syndrom: vorzeitige Ermüdbarkeit von MS-Kranken, die oft mit den kernspintomographischen Veränderungen zunimmt, aber in Einzelfällen auch bei gutartigen Verläufen sehr ausgeprägt sein kann.

Finger-Nase-Versuch: gehört zur Untersuchung eines MS-Patienten unbedingt dazu. Der Patient wird gebeten, erst mit offenen, dann mit geschlossenen Augen mit dem Zeigefinger auf die Nasenspitze zu zeigen. Vor allem bei einer Schädigung des Kleinhirns wird das Ziel weit verfehlt.

Fluktuation: wellenförmige Verschlechterung und Verbesserung von MS-Symptomen im Gegensatz zum Schub.

funikuläre Myelose: chronische Rückenmarkserkrankung, die auf einem B12-Mangel beruht und Ähnlichkeiten mit der primär progredienten MS aufweisen kann. Spielt heutzutage kaum noch eine Rolle.

Gangataxie: Unsicherheit beim Gehen, die sich als staksiges Gangbild bemerkbar macht. Manchmal haben die Patienten das Gefühl, sie seien „wie betrunken".

Ganzheitsmedizin: beruht auf fünf Prinzipien: 1. soll die Therapie individuell auf die Bedürfnisse des kranken Menschen abgestimmt sein, 2. trägt der Patient Mitverantwortung für seine Gesundung, 3. wird eine Selbstheilungskraft des Organismus angenommen, die 4. mit Hilfe natürlicher Verfahren gefördert werden kann. 5. soll durch Medikamente kein zusätzlicher Schaden gesetzt werden, weshalb man auch von „sanfter" Medizin spricht.

Gliazellen: das Stütz- und Ernährungsgewebe des Gehirns, besteht im wesentlichen aus Oligodendrozyten (Markscheidenbildner) und den Astrozyten (Phagozyten des Gehirns und Narbenbildner).

Harndrang, imperativer: „befehlender" Harndrang: Sobald die Patienten einen geringen Harndrang verspüren, müssen sie sich auch schon beeilen, um rechtzeitig zur Toilette zu kommen, weil sie das Wasser nicht halten können. Sehr charakteristisches MS-Symptom, das meist auf einen Rückenmarksherd zurückzuführen ist.

Herpes-Viren: Eine Gruppe von Viren, die ganz unterschiedliche Krankheiten verursachen. Zu ihr gehören 1. das Herpes simplex-Virus; 2. das Herpes-B-Virus, das nur bei Affen vorkommt, aber auf den Menschen übertragbar ist und bei diesem eine schwere Encephalomyelitis verursacht; 3. das Varizellen-Zoster-Virus; 4. das Zytomegalie-Virus und 5. das Epstein-Barr-Virus. Im Juli 1996 wurde in einer amerikanischen Fachzeitschrift von einer jungen Frau berichtet, die an einer dramatischen Form der multiplen Sklerose erkrankte und kurze Zeit später starb. Im Gehirn fand sich ein ausgeprägter Befall mit einem neuen Herpesvirus, das bisher noch nicht bekannt gewesen war. Man hat ihm den Namen Herpesvirus Nr. 6 gegeben.

Hirnstamm: verlängertes Rückenmark, verbindet Rückenmark und Gehirn.

Hirnkammern: Ein kompliziertes Hohlraumsystem inmitten des Gehirns, in dem das Hirn- bzw. Rückenmarkswasser produziert wird.

Hormon: chemischer Stoff, der von Drüsen in die Blutbahn abgesondert wird und von dort aus zu den Zielorganen gelangt. Insulin ist z.B. ein Hormon, das von der Bauchspeicheldrüse freigesetzt wird und die Zellen dazu veranlasst, Glucose aus dem Blut aufzunehmen. Ein anderes Beispiel ist das Cortison. Es wird von der Nebennierenrinde ins Blut abgegeben und hemmt unter anderem die Tätigkeit der Lymphozyten.

humoral: durch die Körpersäfte wirkend, im Gegensatz zu *zellulär*. Antikörper oder Hormone wirken humoral, Makrophagen zellulär.

Hypaesthesie: verminderte Berührungsempfindlichkeit

Hypothese: begründete Vermutung

Illich, Ivan: Medizinkritiker. Erregte mit dem Buch „Die Enteignung der Gesundheit“ (1975) Aufsehen. Es beginnt mit dem Satz: „Die Medizin ist zu einer Hauptgefahr für die Gesundheit geworden...“

Infektion: Entzündung

Intentionstremor: ein typisches Symptom, wenn die Krankheit das Kleinhirn mitbefallen hat. Beim Versuch, die Nase mit dem Zeigefinger zu treffen, nimmt das Zittern des Fingers immer mehr zu, je näher er an sein Ziel herankommt.

Kernspintomographie (KST): Synonyme sind Magnetresonanztomographie (**MRT**) und Nuclear magnetic resonance tomography (**NMR**). Die Wasserstoffatome des Gehirns können als kleine Stabmagneten aufgefasst werden, die in einem mächtigen Magnetfeld in einer Richtung ausgerichtet werden. Durch Anregung mit einem hochfrequenten Impuls werden sie aus dieser Richtung abgelenkt. Nach Beendigung des Reizes trudeln sie wieder in ihre alte Ausrichtung zurück, wobei sie die aufgenommene Energie wieder abgeben. Diese wird dazu benutzt, ein Bild der Wasserstoffatomverteilung im Gehirn zu errechnen. Vorteile sind hohe Auflösung und keine Strahlenbelastung. Nachteile sind Platzangst und die hohen Kosten.

Komplikation: Folgeerkrankung. Beispiel: Eine häufige Komplikation der Cortisontherapie sind Magengeschwüre.

Koordinationsstörung: Störung, gezielte Bewegungen auszuführen

Korsettgefühl: charakteristisches MS-Symptom, das kaum bei anderen Krankheiten auftritt. Die Patienten haben das Gefühl, als ob eine Hand oder ein Unterschenkel in einen zu engen Handschuh bzw. Strumpf hineingezwängt sei. Oft wird auch von einem bandartigen Druckgefühl um die Brust berichtet.

Kribbelparaesthesien: Missempfindungen im Sinne von „Ameisenlaufen". Beispiel: Die Krankheit begann mit Kribbelparaesthesien in der linken Hand.

Leukozyten: Im Blut werden drei korpuskuläre (körperliche) Bestandteile unterschieden: Die Erythrozyten, die für den Sauerstofftransport zuständig sind, die Thrombozyten, die eine wichtige Rolle bei der Blutgerinnung spielen, und die weißen Blutkörperchen, deren Aufgabe es ist, den Körper vor schädlichen Eindringlingen zu schützen. Zu den weißen Blutkörperchen gehören die Leukozyten (zelluläre Abwehr) und die Lymphozyten (humorale Abwehr).

Lhermittesches Zeichen: hochgradig typisches MS-Symptom: Beim Beugen des Kopfes nach vorn kommt es zu elektrisierenden Schmerzen, die abwärts in die Wirbelsäule ausstrahlen.

Liquor: Rückenmarkswasser. Wird von einer blumenkohlartigen Ausstülpung der Arterien in die Hirnkammern gebildet, entspricht in etwa einem eiweißarmen Filtrat des Blutserums. Der Liquor dient zum einen als mechanischer Schutz des hochempfindlichen Gehirns, das sozusagen im Liquor schwimmt, zum anderen der Ernährung der Hirnzellen. Der Liquor ist die „Lymphe" des Gehirns.

Lymphozyten: Alle Lymphozyten stammen von Stammzellen im Knochenmark ab. Etwa die Hälfte, die T-Zellen, hat auf ihrem Reifungsweg den Thymus passiert, die andere Hälfte, die B-Zellen, nicht. T- und B-Zellen lassen sich an ihrer Form nicht unterscheiden. B-Zellen produzieren Antikörper, T-Zellen haben kompliziertere Aufgaben. Sie vermögen z.B. Krebszellen abzutöten (T-Killerzellen) und die Aktivität der B-Zellen entweder zu stimulieren oder zu hemmen (T-Helferzellen).

Makrophagen: Fresszellen, die genaue Übersetzung lautet: „große Fresser". Es handelt sich um weiße Blutkörperchen, welche Viren oder Zelltrümmer auffressen (phagozytieren).

Markscheide: Myelinscheide. Spiralige fetthaltige Umhüllung der Nervenfasern.

motorisch: die Bewegung betreffend

Myelin: Isolationsschicht der Nerven. Wird von den Oligodendozyten gebildet.

Myelopathie, zervikale: Die Strangulation des Rückenmarks durch einen Bandscheibenvorfall in der Halswirbelsäule. Ihr Leitsymptom ist die zunehmende spastische Lähmung beider Beine. Darum ist sie leicht mit einer MS zu verwechseln.

Nervenzelle: besteht aus den Dendriten, über die Erregungen in den Zellleib hineingelangen, dem Zellleib mit dem Zellkern und dem Axon, das die verrechnete elektrische Aktivität aus dem Zellleib hinaus zu anderen Nervenzellen weiterleitet.

Neurolues: Neurosyphilis. Die im 19. Jahrhundert und noch zu Beginn des 20. Jahrhunderts gefürchtete Syphilis konnte in späteren Krankheitsstadien zu chronischen Hirn- und Rückenmarksentzündungen führen, die nicht immer sicher von einer MS zu unterscheiden waren. So gilt es als umstritten, ob Heinrich Heine eine Neurolues oder eine MS hatte.

Neurose: seelisch bedingte Gesundheitsstörung, die auf einem Konflikt in der Kindheit beruht. Der Konflikt ist immer unbewusst.

Nystagmus: „tanzende“ Augen. Tritt meistens nur vorübergehend zu Beginn eines Schubes auf, wenn das Kleinhirn oder der Hirnstamm betroffen sind.

Oligodendrozyt: Sie gehören zum Stützgewebe des Gehirns (Gliazellen) und haben viele röhrenförmige Ausläufer, die sich am Ende blattartig verbreitern und sich spiralig um die Nervenfasern wickeln. Sie sind also die Myelinbildner im Gehirn. Beispiel: Bei der MS sollen „wildgewordene“ Lymphozyten die Oligodendrozyten und das Myelin zerstören.

oligoklonale Banden: Hierbei handelt es sich um Gammaglobuline, die jenseits der Blut-Hirn-Schranke hergestellt worden sind. Wenn man das Blut mit dem Liquor vergleicht, sind in der Elektrophorese zusätzlich im Liquor wenige streifenförmige Banden nachweisbar, die im Blut fehlen. Damit ist bewiesen, dass eine chronische Entzündung im Gehirn abläuft.

Optikusneuritis: Sehnervenentzündung. Wird manchmal auch als Retrobulbärneuritis bezeichnet.

oral: durch den Mund, also als Tablette oder Tropfen, einzunehmen

organisch: körperlich, im Gegensatz zu seelisch.

Paraesthesien: kribbelnde Missempfindungen, „Ameisenlaufen“.

Paraspastik: die spastische Lähmung beider Beine.

parenteral: Anwendung eines Medikaments unter Umgehung des Magen-Darm-Kanals, also als subkutane, intramuskuläre oder intravenöse Spritze bzw. als Infusion.

Parese: Lähmung.

Pathologe: Arzt, der sich speziell mit der Untersuchung von Verstorbenen beschäftigt, um die Todesursache festzustellen. Beispiel: Der Pathologe findet nicht selten bei der Sektion des Gehirns eine MS als völlig unerwarteten Zufallsbefund.

pathologisch: krankhaft.

pathologische Anatomie: die Lehre von den krankhaften Organveränderungen.

perakut: hochakut, stürmisch.

Phagozyt: „Fresszelle". Weißes Blutkörperchen, das in der Lage ist, z.B. Bakterien zu verspeisen (phagozytieren).

Plazebo: lat. „ich werde gefallen". Als Plazebos werden Leer- oder Blindpräparate bezeichnet, die in Form, Geschmack und Farbe einem bestimmten Medikament ähneln, aber keine pharmakologische Wirkung haben. Der Gegensatz zum Plazebo ist das Verum.

primär: an erster Stelle stehend. Beispiel: Die meisten MS-Erkrankungen beginnen primär schubförmig. Ein Teil davon kann nach Jahren sekundär in das chronisch fortschreitende Stadium übergehen.

Prognose: Vorhersage über den weiteren Verlauf und Ausgang einer Erkrankung. Beispiel: Die Prognose der MS ist wesentlich günstiger, als sie in den meisten Lehrbüchern dargestellt wird.

progredient: fortschreitend. Beispiel: Etwa seit einem Jahr nimmt die Gangunsicherheit langsam zu, so dass ein Übergang in das progrediente Stadium wahrscheinlich ist.

Protein: Eiweiß. Kette aus Aminosäuren.

Psychiater: Facharzt für Psychiatrie. Behandelt vorwiegend organisch begründbare Geisteskrankheiten wie die Alzheimer-Demenz, endogene Psychosen wie die manisch-depressive Gemütserkrankung oder die Schizophrenie, schwere Neurosen und Suchtkrankheiten.

psychisch: seelisch. Beispiel: Die MS ist sicher eine organische Krankheit, wobei seelische Belastungen jedoch auslösend wirken können.

psychogen: seelisch bedingt; oft in dem Sinn von eingebildet.

Psychoimmunologie: Auffassung, dass sich Stress und seelische Belastungen auf das Immunsystem auswirken und dieses beeinträchtigen.

Psychologe: hat im Unterschied zum Arzt Psychologie und nicht Medizin studiert. Schwerpunkte seiner Arbeit sind zum einen die Testpsychologie (Intelligenz- und Eignungstests) und das neuropsychologische Training von Patienten, die z.B. nach Hirnverletzungen Konzentrations- und Merkfähigkeitsstörungen haben, zum anderen sind Psychologen oft psychotherapeutisch (vor allem Verhaltenstherapie) tätig.

Psychosomatik: Auffassung, dass körperliche Krankheiten auch durch seelische Faktoren beeinflusst werden können.

Psychotherapeut: kann Arzt oder Psychologe sein, mit einer speziellen Zusatzausbildung. Psychotherapeuten behandeln Neurosen, aber auch Patienten mit aktuellen Lebensproblemen (Tod eines Kindes) oder Schwierigkeiten, sich mit einer Krankheit abzufinden.

Reaktivierung: Wiederaufflackern der Entzündung in einem älteren MS-Herd.

Rekonvaleszenz: Genesungsphase.

Remission: Rückbildung von Symptomen.

Remyelinisierung: Neuummantelung von entmarkten Nervenfasern mit Myelin.

Retrobulbärneuritis: Sehnervenentzündung. Dasselbe wie Optikusneuritis.

Rezidiv: Wiederauftreten von Krankheitszeichen

saltatorisch: springend. Beispiel: Bei der saltatorischen Erregungsleitung springt der elektrische Impuls von Schnürring zu Schnürring.

Schattenherd: MS-Herd, in dem eine weitgehende Remyelinisierung stattgefunden hat. Da er nahezu vollständig ausgeheilt ist, ist es mit dem bloßen Auge nur als Schatten wahrnehmbar.

Schub: Ein Schub liegt dann vor, wenn neu aufgetretene Krankheitszeichen länger als 24 Stunden bestehen. Wichtig ist die Abgrenzung zu Fluktuationen und zur Reaktivierung der Entzündung in älteren Herden.

Sehnervenentzündung: typisches MS-Symptom, führt für Tage und Wochen zu einem Schleiersehen auf einem Auge. Wird auch als Optikusneuritis oder Retrobulbärneuritis bezeichnet.

Seitenventrikel: Das Ventrikelsystem des Gehirns besteht aus 4 Kammern: den beiden Seitenventrikeln, dem 3. und dem 4. Ventrikel. Die Seitenventrikel sind die größten. In ihnen wird das Hirnwasser, der Liquor, hergestellt. Auf dem Kernspintomogramm stellen sie sich als schmetterlingsförmige Gestalt in der Mitte des Gehirns dar. MS-Herde sind besonders häufig an den „Ufern“ der Seitenventrikel nachweisbar.

sekundär: an zweiter Stelle stehend. Beispiel: Wir unterscheiden die primär progrediente von der sekundär progredienten MS. Letztere beginnt primär schubförmig und führt erst sekundär nach Jahren zu einer langsam fortschreitenden Verschlechterung.

skandierende Sprache: abgehackt wirkende Sprechweise.

Sklerose: bei der MS narbig verheilter Entzündungsherd. Die Narbe ist im Vergleich zu dem weichen Hirngewebe hart (skleros = trocken, hart). In anderem Zusammenhang (z.B. Arteriosklerose) handelt es sich um die teilweise verkalkte Ablagerung von Blutfetten in den Gefäßwänden.

somatisch: organisch, körperlich

Spastik: erhöhter Muskeltonus.

Stress: In der ersten Phase, der Alarmreaktion, erkennt der Körper die Stress-Situation und bereitet sich darauf vor, zu handeln – entweder zu fliehen oder sich auf einen Kampf einzulassen. In der zweiten Phase, der Widerstandsphase, baut der Körper die Stresshormone ab, die durch die Alarmreaktion ausgeschüttet wurden. Hält der Stress jedoch an, bleibt der Körper im Alarmzustand und kann schädliche Folgen nicht verhindern. Wird der Widerstand länger aufrechterhalten, tritt als dritte Phase die Erschöpfung ein, aus der eine stressbedingte Gesundheitsstörung resultieren kann. Dauerstress erschöpft die Energievorräte des Körpers und kann in Extremfällen zum Tode führen.

subklinisch: unterhalb (= sub) der klinischen Nachweisschwelle, also unbemerkt.

Symptom: Krankheitszeichen.

Syndrom: Gruppe von Symptomen, die typisch für eine Krankheit sind. Beispiel: Die Charcotsche Trias galt als ein typisches MS-Syndrom.

Verlaufsformen: Die Verlaufsformen der MS lassen sich grob wie folgt einteilen: 1. stummer Verlauf; 2. isolierte Sehnervenentzündung; 3. rein schubförmiger Verlauf; 4. primär schubförmiger, dann chronisch progredienter Verlauf; 5. primär chronischer Verlauf; 6. fortschreitend schubförmiger (treppenartiger) Verlauf und 7. perakuter Verlauf.

Viren: kleinste Krankheitserreger, die im Gegensatz zu den Bakterien keinen eigenen Stoffwechsel besitzen. Sie dringen in eine Zelle ein und zwingen den Zellkern, Kopien von sich selbst herzustellen. Es kommt zu einer explosionsartigen Vermehrung, bis der Zellsack reißt und Millionen von Viren freigesetzt werden.

zentrales Nervensystem (ZNS): besteht aus Gehirn und Rückenmark.

Zytostatikum (Mehrzahl Zytostatika): Krebsmittel, z.B. Azathioprin (Imurek®), Mitoxantron oder Endoxan®.

38 Personen- und Stichwortverzeichnis

A

B

C

D

E

F

G

H

I

N

O

P

R

S

T

Ü

U

V

Der Verkauf des Buches erfolgt über Buchhandlungen oder direkt vom Verlag

Einzelpreis: € 19,80 bei Inlandssendungen
€ 22,50 bei Auslandssendungen

Sonderpreise bei Sammelbestellungen (nur über den Verlag):

Ab 5 Exemplare: € 18,--
Ab 10 Exemplare: € 16,--

Postversand nur gegen Vorauszahlung an den Verlag:

Carl Gustav Carus Verlag, Zum Köpfchen 17
D-34594 Bad Zwesten, Postfach 1129
Tel. (05626) 8320, Fax: (05626) 925531
per Verrechnungsscheck oder Einzahlung auf das Konto Nr. 3274705
bei der Raiffeisenbank EG Borken (BLZ 520 613 03)
Im Internet finden Sie uns unter **www.verlag-carus.de**

Lieferzeit: 2 – 4 Tage !

Aus Wissenschaft und Forschung – Verständliche Medizin

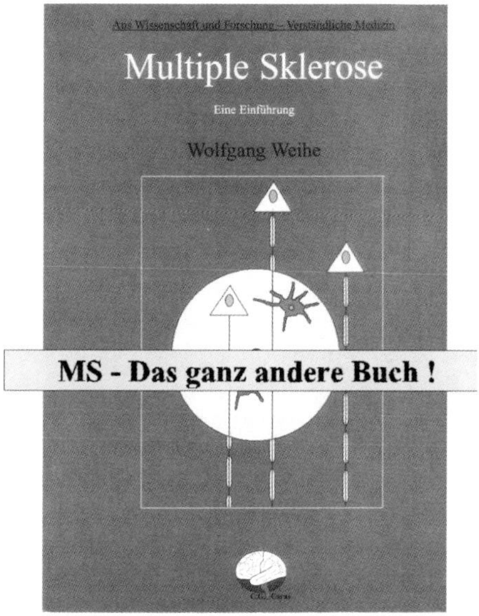

Aus langjähriger MS-Forschung und dem täglichen Umgang mit MS-Patienten ist ein MS-Buch in einem neuen und ungewöhnlichen Stil entstanden. Verständlich und anschaulich durch viele Fallbeispiele gibt es eine umfassende Einführung in die Krankheit und empfiehlt sich als Ratgeber.

Wolfgang Weihe: Multiple Sklerose – Eine Einführung
277 Seiten, 46 Abbildungen, 3. Auflage, ISBN 3 – 933378 – 00 – 1
Carl Gustav Carus Verlag, Postfach 1129, D-34594 Bad Zwesten,
Tel. (05626) 8320, Fax (05626) 925531, Internet: www.verlag-carus.de
Bank: Raiffeisenbank EG Borken, Konto Nr. 3274705, BLZ 520 613 03
Einzelpreis: € 15,40
Sonderpreise bei Sammelbestellungen (nur direkt beim Verlag):
ab 5 Exemplare € 12,80, ab 10 Exemplare € 11,80